ER・ICUで必要な 循環器薬の知識と使い方
―日米のエビデンスの狭間で― 新装版

編集 香坂 俊

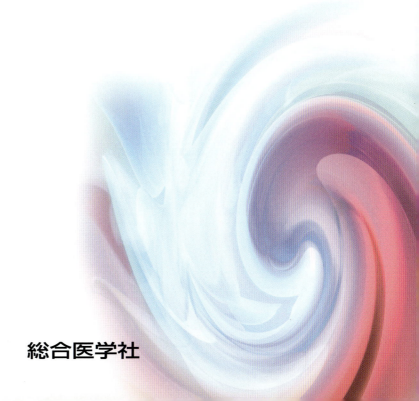

総合医学社

＊本書は，『救急・集中治療』vol. 25, No. 3・4, 2013 を書籍化したものです．総合医学社

ER・ICUで必要な循環器薬の知識と使い方 ―日米のエビデンスの狭間で―

長い前書き

循環器薬のさじ加減には難渋することが多いように思います．この分野ではデータが溢れるように存在するにもかかわらず，

「なぜ 教科書通りにいかないのか？」
「緊急の際にはエビデンス云々…言ってられない！」

などといった状況に日常的に遭遇します．そこで今回の特集では，こうしたエビデンスの狭間に落ちるような疑問をすくい取り，現状での方向性を示すということを目指しました．具体的には，編者が現場で困ったことがある（あるいは現在進行形で困っている）事例を中心にタイトルをまとめ，日米の臨床の第一線で活躍されている先生方に執筆を依頼させていただきました．以下に各章の依頼内容とその背景を記します．

タイトル / 執筆者	背　景	依頼事項
I カテコラミン		
果たしてノルアドレナリンはドパミンに勝るのか？ ―心原性ショックのマネジメントを中心に― 【執筆／田中竜馬】	ショックに対して，これまではあまり根拠なく選択がなされてくることが多かった昇圧薬や強心薬であるが，NEJMに発表された SOAP-2試験がそこに一石を投じた．	わが国ではこれまであまりなじみのなかったノルアドレナリン主体のマネジメントは果たして根づいていくのか？
心不全でミルリノンが役に立つ場面はあるのか？ ドブタミンとはどう使い分けるか？ 【執筆／田中寿一】	昇圧薬に対してドブタミンやミルリノンといった強心薬は，漠然と心不全，あるいはそれに近い病態に使われてくることが多かった．しかし，予後を改善するという期待は，OPTIME-CHF試験（JAMA）をはじめとする近年の臨床試験によって砕かれてきた．	強心薬を真の意味で使いこなすことは非常に難しい．敢えて予後を改善しない，ことによると悪化させるかもしれない，こうした薬剤のER/ICUでスポットライトの当たる場所とは，どういった状況になるか？
ドパミンの腎保護作用は過去のものか？ 【執筆／今井直彦】	ドパミンの腎保護作用に関してはメタ解析を含め，すでにトドメをさされたと言ってもいい状況にある．しかし，それでもドパミンのカテコラミンとしての曖昧さを長所として現場で使われるケースが多いのが現状である．	ドパミンが今後 ER/ICU のセッティングで使われてくるのはどういったケースか？あるいは，もはや完全に使われることはないのか？

タイトル / 執筆者	背　景	依頼事項
時代はバゾプレシンか？敗血症性ショックの治療 【執筆 / 柳 秀高, 石原 徹】	昇圧薬優位のカテコラミンの使用にパラダイムが移るさなか，バゾプレシンの使い方に注目が集まっている．特に敗血症性ショックにはノルアドレナリンに勝るとも劣らない成果を発揮すると考えられている．	バゾプレシンは ACLS においても，またER/ICUでのショックの治療にあたっても使用されることが多くなっているが，その具体的な使い分けは？
アドレナリンとバゾプレシン，どう使い分けるか？ 【執筆 / 本間洋輔, 志賀 隆】	アドレナリンは緊急蘇生の現場で広く用いられてきたが，その用い方や量の設定が決定的になったのは比較的最近であるように思われる．また，ACLS の場では，近年バゾプレシンも推奨されるようになってきており，その使い分けについての議論が進んできている．	救急の現場，特に ACLS でのアドレナリンとバゾプレシンの使い方について概説を．もしも使い分けは「不要」ということならば，その意見の背景も含めて．

II　降圧薬

結局，血圧を下げるときの第一選択薬は，血管拡張薬なのか？Ca拮抗薬なのか？ 【執筆 / 谷口俊文】	高血圧緊急症（hypertensive urgency/emergency）などの状況で，どの静注薬を選択するか明確な基準は設けられていないのが現状であり，わが国ではCa拮抗薬や血管拡張薬が広く用いられるように思われる．しかし，欧米では Nitroprusside など血管拡張薬が用いられることが多い．	日本では極めて選択肢も限られており，明確なエビデンスが存在するわけでもない．そうしたなかでER/ICU でどのように hypertensive urgency や emergency といった薬剤の選択を行うか？
脳血管障害で，血圧はどこまで下げるか？ 【執筆 / 河合 真】	わが国でも多くみられる脳血管障害であるが，どこまで血圧を下げるかということに関して，これまで明確なターゲットは存在しなかった．しかし，最近，脳出血領域にデータが出始めている．	脳梗塞，出血といった hypertensive emergencyを代表する疾患で，どの程度の血圧をターゲットに，どのくらいの期間で，どのような薬剤を使って降圧を図るのか？
虚血性心疾患急性期でβ遮断薬を導入したくないワケ（そして，なぜCa拮抗薬は好まれるのか？） 【執筆 / 遠藤彩佳】	β遮断薬は降圧薬，そして急性期の虚血性心疾患に広く用いられる薬剤であるが，日本ではそれほど広く用いられているわけではない．β遮断薬が米国で広く用いられる理由，そして日本で用いられない理由は，なぜなのか？	冠攣縮性狭心症の位置づけや，必ずしも PCI の時代になってβ遮断薬の威力が示されていないことが原因となっているものと思われる．その考え方の違い，そしてその打開策はどうあるべきなのか？
周術期短時間作用型β遮断薬の使い方 —日米の臨床現場での比較検討— 【執筆 / 森田泰央】	Labetalol や Metoprolol といった静注のβ遮断薬は海外では用いられることが多いが，日本には存在しない．そんな中，唯一の静注できるβ遮断薬として登場したのがランジオロールであるが，適応は限られている．	どのような症例に短時間作用型β遮断薬は用いられるべきか？日本での適応と欧米での使い方に若干乖離がみられるように思われる分野ではないか？

タイトル / 執筆者	背景	依頼事項
Ⅲ　抗血小板薬・抗凝固薬		
古典的な薬剤：アスピリンとヘパリンを適切に使うには 【執筆／西　裕太郎】	アスピリンやヘパリンはACS急性期のマネジメントにおいては外すべからず薬剤とされており，その基本的な用法，投与量，副作用については熟知すべきと思われる．	急性期におけるアスピリンの用量設定，そしてヘパリンにおける APTT のターゲット設定と用いる期間（いつ中止できるか？）とは？
新しい抗凝固薬—ダビガトランとリバーロキサバン：ワルファリンよりも便利かもしれないが… 【執筆／小田倉弘典】	新規抗凝固薬の導入とともに抗凝固のリスク評価の考え方は随分しっかりとしてきたように思える．こうした時代を迎え，現段階におけるワルファリンの使用に対する考え方，そこから RELY や ROCKET–AF さらには Apixaban のデータについて紹介が必要と思われる．	抗凝固薬の一般的な使い方について．特に心房細動に関しては，ダビガトランやリバーロキサバン などの新規経口抗凝固薬の登場によって，それがどのように変わったのか（あるいは変わっていないのか）？
ヘパリンと低分子ヘパリンなど新規の抗凝固薬—その使い分けの理想と現実— 【執筆／島田悠一】	低分子ヘパリンは，まだわが国では underuse されている状況にある．特にER/ICUでは使いやすい薬剤である．	日本では適応が認められていないこともあり，知見が少ない分野だが，低分子ヘパリンの具体的な使用法とは？
抗血小板薬クロピドグレルの正しい使い方：そして新しい世代の抗血小板薬prasugrelとticagrelorの役割は？ 【執筆／兼井由美子】	第二の抗血小板薬クロピドグレルに関しては，その効能に関するgenotyping とそれに伴う用量の設定，さらにはそのイベント後の使用期間などについての議論が進んでいる．日本ではまだ認可されていないが，presgurel や ticagrelor の使い方についても理解が深まっている．	現在，そして未来の日本のACS患者にとって現実的な選択肢の提示とは？　米国で臨床をされる医師の立場から提言をお願いしたい．
血栓溶解薬の使い方—脳梗塞急性期/肺血栓塞栓症急性期— 【執筆／齊藤茂樹】	日本で使用できる血栓溶解薬は限られており，必ずしも広く使用されているとは言えない．しかし，血栓溶解薬はいざというときにすぐに使う必要のある薬剤であり，その使用については知っておく必要がある．	日本では PCI へのアクセスが比較的恵まれているため，血栓溶解薬は脳梗塞と肺塞栓がメインのターゲットとなっている．その実践的な使用法とは？
出血合併症に対する考え方 【執筆／民田浩一】	出血と抗血小板・抗凝固療法はもはや切っても切れない関係となっており，こうした薬剤使用下（新規経口抗凝固薬を含む）での出血合併症の対応はER/ICUの現場にとって重要な情報である．	この分野に関しては，リスクに応じて抗血小板投薬の戦略を練っていくべきであるとの提言もなされており，予防的な考え方も重要ではないか？

タイトル／執筆者	背　景	依頼事項
IV　急性心不全で選択する薬剤		
血管拡張薬の使い方の実践—そしてカルペリチドはここに入るのか？— 【執筆／有田武史】	カルペリチドについては非常に幅広く使われているが，実はその使用の根拠は甚だ曖昧である．J-WIND などが有名であるが，そのエンドポイントは surrogate であったし，その他の有益とされるエビデンスはむしろ非心不全症例における腎不全予防といったところに多い．	カルペリチドは，欧米での nesiritide を反面教師として，低用量での丁寧な使用が今後も続けられていくのか？　それともそれは myth にすぎないのか？　また，クリニカルシナリオの導入に伴い使いやすくなっているのか？
利尿薬はなくてはならないもの？　量と切り替えのタイミングは？ 【執筆／村木浩司】	利尿薬は急性心不全のスタンダードとして，なくてはならないものとなり久しいが，その使い方に関しては議論が分かれており，DOSE-HF 研究が発表され，ようやくその使い方の取っ掛かりがつかめてきたところである．	現場でしばしば使われる利尿薬という薬剤について，そのターゲット，モニターの方法（体重，尿量など），量の調整などについて，どう考えればよいか？
いつβ？　いつACE？　そしていつアルドステロン拮抗薬か？ 【執筆／江頭　徹】	心不全の予後を改善する薬剤が取りざたされるようになってから久しい．しかし，その急性期における扱いについては，まだコンセンサスがないのが現況である．	こうした長期予後を改善する薬剤にすでにのっている患者が救急・集中治療に入ってきたらどう対応するのか？　そして，急性期を乗り切ったあとの導入のタイミングはどのように考えるか？
V　抗不整脈薬		
レートコントロールはβか？　Caか？　それでもどうにもならないときは？ 【執筆／齋藤雄司】	レートコントロールは心房細動の鉄則であるが，そのために用いられる薬剤はわが国ではCa 拮抗薬に偏っているように思われる．	が，特に急性期に β，さらにはアミオダロンが登場するべき，あるいはしてもよいときとは，どのような状況か？
心房細動や粗動でリズムコントロールを行うのはどんなとき？　そして，どんなクスリ？ 【執筆／稲川浩平，高月誠司】	症候性の心房細動についてはリズムコントロールが行われることが多いが，そのときの薬剤の選択について詳述していただきたい．	成績のうえではアミオダロンが最も優れるようであるが，他の Ia や Ic そして III の使い分けはどのように行うのか？　アブレーションの考え方は？
エビデンスはないけれども，ピルシカイニドはいろいろとよく使われる 【執筆／志賀　剛】	わが国で最も広く用いられる抗不整脈薬はピルシカイニドではないかと思われる．バランスがとれている，副作用がほとんどない，という意見がある一方，その効果に関しては，今ひとつはっきりしないように思われる．	ピルシカイニドは，それなり，の使い方でよいのか，それとも確固たる役割を果たすべき薬剤なのか？

タイトル / 執筆者	背　景	依頼事項
アミオダロン—もはや抗不整脈薬は一種類でいい?— 【執筆 / 源河朝広】	抗不整脈薬としてこれまでの ACLS のプロトコールでは，いくつもの薬剤が採り上げられては消えていった．現在のプロトコールで推奨されているのはアミオダロン一剤といってよく，アトロピンすらリストから消えている．	リドカインやアトロピンなど，過去に使われていた薬剤がどういった理由でプロトコールにのらなくなったのか？　その中でのアミオダロンの役割は？
ニフェカラントとアミオダロンは，どちらが有効か？ 【執筆 / 鈴木健樹】	VFやPulseless VTでは国際的にはアミオダロンが圧倒的に優位であるかと思われるが，わが国ではIk r 阻害薬であるニフェカラントのほうが先行して販売されている．いわば切り札的な役割を担う2剤であるが，その特性は大きく異なる．	ニフェカラントに関しては，とにかく現場での感覚を基に使用されることが多いものと（個人的に）思っているが，わが国でのこの薬剤の役割とは？　アミオダロンと比較しての長所は？

Ⅵ　その他の身近な疑問

タイトル / 執筆者	背　景	依頼事項
弁膜症急性期—大動脈弁狭窄症に使える薬物療法があるか?— 【執筆 / 坂田芳人】	大動脈狭窄症でショックや心不全を合併した場合の実践的な薬剤の使用の方法について概説いただきたい．	この場面についてはなかなか対処が難しいのが現状であるかと思われるが，例えば米国からデータが出たニトロプルシドは現実的か，それとも日本独自のカルペリチドなどを使っていくべきか？
弁膜症急性期—僧帽弁逆流症でバランスをとるための薬剤は?— 【執筆 / 猪又孝元】	大変難しい話題ではあるが，僧帽弁逆流症が重症の場合にどうバランスをとっていくかということは，日常の臨床で非常に頭を悩ませるシチュエーションである．ここで実践的な薬の使い方，特に利尿薬と血管拡張薬のバランスの考え方などについてご意見をいただきたい．	臨床の現場からの意見というものが非常に重要な分野．まだまだデータも少ないところだが，執筆者の「考え方」を伝授していただきたい．
感染性心内膜炎での抗菌薬の基本的な考え方 【執筆 / 丹羽一貴，本郷偉元】	感染性心内膜炎が疑われるようなケースで，どのタイミングでクスリ（すなわち抗菌薬）を使うか，ということに関する理解を進めるための項をお願いしたい．	編者は個人的に日本のガイドラインはセフトリアキソンを推しすぎてはいないかと思う．また，新世代のグラム陽性球菌に対する薬の使い方とは？
心不全と輸液 【執筆 / 南　太郎】	心不全での入院であったとしても「不感蒸泄」を補うために維持輸液だけは行われることが多い．しかし，これは正しいことなのか？　米国における診療では静注の利尿薬を使っている期間は通常，一切の輸液を行わない．	基本中の基本ともいえる輸液の考え方，そして心不全非代償期に果たして輸液を行うべきかどうか？　また，fluid overloadの評価について，理学的所見からエコーを用いた評価法とは？
腎機能悪化（WRF）を伴う心不全のマネジメントをどうするのか？ 【執筆 / 柴垣有吾】	心臓と腎臓は密接な関係にあり，特に患者が臨床的に溢水にあるときに腎障害が合併するようなケースでは，治療に難渋することが多い．また，虚血性心疾患に CKD がある場合も予後が悪いことが知られており，使うことのできる薬剤も減り，さらに造影剤の使用なども制限される．	・溢水が心不全主体か腎不全主体かわからないとき ・虚血性心疾患に腎不全が絡んだとき 上記のような難しい状況で，どのように薬剤を選択していくか？

タイトル / 執筆者	背　景	依頼事項
心疾患に相性の良い 糖尿病治療薬 【執筆 / 能登　洋】	糖尿病はしばしば循環器疾患に合併するが，そのときの実用的な薬剤の使い方については存外知られていない．標準的なところでは虚血性心疾患ではSU剤やPPARγ剤が，心不全疾患ではビグアナイドが使いづらい．	虚血性心疾患で使いやすい薬剤，心不全急性期/慢性期に許される薬剤などについてTipsをご紹介いただきたい．
心疾患に相性の良い 呼吸器改善薬，呼吸器疾患に相性の良い循環器薬 【執筆 / 福永真由子】	①喘息/COPDか心不全かわからない ②肺炎か心不全かわからない 上記のようなシチュエーションにどう対応していくかは極めてチャレンジングな命題である．	①は利尿薬や血管拡張薬を併用しつつ，抗コリン薬を使ったりすることが多いだろうか？ ②ではやはり，経過観察がカギか？

　諸先生方には，これらの疑問に対して誠に素晴らしい原稿をお寄せいただきました．前記の項目の多くは，データの少ない分野への，おそらくかなり答えにくい問いかけであったにもかかわらず，シンプルかつ具体的にお応えいただき，編者としては感謝の気持ちに堪えません．自分はこうした疑問の狭間でいつももがいている人間ですが，実は今回少しでもそのギャップを整理できればと思って編集作業に従事させていただいていました．ある意味，極めて自己本位な特集であったわけですが，こうした各章の現場に即した考え方こそ若い読者にとっても参考になるのではないでしょうか．

　また，この特集では，私の米国時代の知人も交えて，日米の考え方を混ぜて紹介することをもう一つの目標にしていました．半分くらいは米国のスタイルの意見で固め，もう半分は日本の医療の現場からの意見で，もしオーバーラップするところがあれば項目を互いに参照できるようにして紹介するようなフォーマットにしています．編集の方には非常な苦労を強いる結果となってしまいましたが，画一的にならず，少しでも広い視野で物事を論じることができれば，との気持ちを込めたつもりです．

　最後に，今回の特集の作成にあたり，建設的なフィードバックを寄せていただいた慶應義塾大学医療科学系「循環器プロ」コースの若手医師の皆さん，主任教授の福田恵一先生，田代晃子先生(Mayo Clinic)，そしてCADETの世話人諸氏(CArDiovascular Education Team [www.cadet32.com])に，この場をお借りし特に感謝させていただきます．

平成25年4月吉日
香坂　俊

ER・ICUで必要な 循環器薬の知識と使い方
―日米のエビデンスの狭間で― 新装版

編集　香坂　俊

長い前書き ······ 香坂　俊		i

I　カテコラミン

1. 果たしてノルアドレナリンはドパミンに勝るのか？
   ―心原性ショックのマネジメントを中心に― ······ 田中竜馬　1
2. 心不全でミルリノンが役に立つ場面はあるのか？
   ドブタミンとはどう使い分けるか？ ······ 田中寿一　11
3. ドパミンの腎保護作用は過去のものか？ ······ 今井直彦　17
4. 時代はバゾプレッシンか？ 敗血症性ショックの治療 ······ 柳　秀高，石原　徹　23
5. アドレナリンとバゾプレシン，どう使い分けるか？ ······ 本間洋輔，志賀　隆　30

II　降圧薬

6. 結局, 血圧を下げるときの第一選択薬は, 血管拡張薬なのか？ Ca拮抗薬なのか？ ······ 谷口俊文　37
7. 脳血管障害で，血圧はどこまで下げるか？ ······ 河合　真　44
8. 虚血性心疾患急性期でβ遮断薬を導入したくないワケ
   （そして，なぜCa拮抗薬は好まれるのか？） ······ 遠藤彩佳　53
9. 周術期短時間作用型β遮断薬の使い方 ― 日米の臨床現場での比較検討 ― ······ 森田泰央　61

III　抗血小板薬・抗凝固薬

10. 古典的な薬剤：アスピリンとヘパリンを適切に使うには ······ 西裕太郎　67
11. 新しい抗凝固薬 ― ダビガトラン と リバーロキサバン：
    ワルファリンよりも便利かもしれないが ······ 小田倉弘典　75
12. ヘパリンと低分子ヘパリンなど新規の抗凝固薬
    ― その使い分けの理想と現実 ― ······ 島田悠一　84

13	抗血小板薬クロピドグレルの正しい使い方：そして新しい世代の 抗血小板薬 prasugrel と ticagrelor の役割は？	兼井由美子	92
14	血栓溶解薬の使い方―脳梗塞急性期／肺血栓塞栓症急性期―	齊藤茂樹	99
15	出血合併症に対する考え方	民田浩一	109

IV 急性心不全で選択する薬剤

16	血管拡張薬の使い方の実践 ― そしてカルペリチドはここに入るのか？ ―	有田武史	121
17	利尿薬はなくてはならないもの？ 量と切り替えのタイミングは？	村木浩司	131
18	いつβ？ いつ ACE？ そして いつ アルドステロン拮抗薬か？	江頭 徹	137

V 抗不整脈薬

19	レートコントロールはβか？ Caか？ それでもどうにもならないときは？	齋藤雄司	145
20	心房細動や粗動でリズムコントロールを行うのはどんなとき？ そして，どんなクスリ？	稲川浩平, 高月誠司	154
21	エビデンスはないけれども，ピルシカイニドはいろいろとよく使われる	志賀 剛	162
22	アミオダロン ― もはや抗不整脈薬は一種類でいい？ ―	源河朝広	171
23	ニフェカラントとアミオダロンは，どちらが有効か？	鈴木健樹	177

VI その他の身近な疑問

24	弁膜症急性期 ― 大動脈弁狭窄症に使える薬物療法があるか？ ―	坂田芳人	183
25	弁膜症急性期 ― 僧帽弁逆流症でバランスをとるための薬剤は？ ―	猪又孝元	190
26	感染性心内膜炎での抗菌薬の基本的な考え方	丹羽一貴, 本郷偉元	195
27	心不全と輸液	南 太郎	209
28	腎機能悪化（WRF）を伴う心不全のマネジメントをどうするのか？	柴垣有吾	221
29	心疾患に相性の良い糖尿病治療薬	能登 洋	235
30	心疾患に相性の良い呼吸器改善薬，呼吸器疾患に相性の良い循環器薬	福永真由子	242

索 引		250

注意 本書に記載された医薬品の具体的な適応，用法，副作用については，出版時の最新情報に基づき確認するよう努力していますが，医学は日進月歩で進んでおり，情報は常に変化しています．読者は，薬物の使用にあたっては，必ず製薬会社の医薬品情報をご確認ください．執筆者ならびに出版社は，本書中の誤り，省略，および内容について保証するものではありません．また，本書の情報を用いた結果生じた いかなる不都合に対しても，責任を負うことは一切ありません．

執筆者一覧

編　集　香坂　　俊　慶應義塾大学病院　循環器内科・卒後臨床研修センター
執　筆（掲載順）
　　　　　田中　竜馬　Pulmonary & Critical Care Medicine LDS Hospital
　　　　　田中　寿一　東京慈恵会医科大学　循環器内科
　　　　　今井　直彦　聖マリアンナ医科大学　腎臓・高血圧内科
　　　　　柳　　秀高　東海大学　総合内科
　　　　　石原　　徹　東海大学　総合内科
　　　　　本間　洋輔　東京ベイ・浦安市川医療センター　救急科
　　　　　志賀　　隆　東京ベイ・浦安市川医療センター　救急科
　　　　　谷口　俊文　千葉大学大学院医学研究院　分化制御学教室
　　　　　河合　　真　The Methodist Hospital, Department of Neurology
　　　　　遠藤　彩佳　東京都済生会中央病院　循環器科
　　　　　森田　泰央　Mount Sinai Medical Center-New York　麻酔科
　　　　　西　裕太郎　聖路加国際病院　心血管センター　循環器内科
　　　　　小田倉弘典　土橋内科医院
　　　　　島田　悠一　Brigham and Women's Hospital, Harvard Medical School　循環器内科
　　　　　兼井由美子　Beth Israel Medical Center　循環器内科
　　　　　齊藤　茂樹　Tulane University　呼吸器・集中治療科
　　　　　民田　浩一　西宮渡辺心臓血管センター　循環器内科
　　　　　有田　武史　小倉記念病院　循環器内科
　　　　　村木　浩司　埼玉社会保険病院　循環器科
　　　　　江頭　　徹　慶應義塾大学医学部　循環器内科
　　　　　齋藤　雄司　Division of Cardiology, The State University of New York at Buffalo
　　　　　稲川　浩平　慶應義塾大学病院　循環器内科
　　　　　高月　誠司　慶應義塾大学病院　循環器内科
　　　　　志賀　　剛　東京女子医科大学　循環器内科
　　　　　源河　朝広　イムスグループ　横浜旭中央総合病院　循環器内科
　　　　　鈴木　健樹　Johns Hopkins大学病院　循環器・不整脈科
　　　　　坂田　芳人　池上総合病院　ハートセンター
　　　　　猪又　孝元　北里大学医学部　循環器内科学
　　　　　丹羽　一貴　武蔵野赤十字病院　感染症科／現　東京医科大学臨床検査科
　　　　　本郷　偉元　武蔵野赤十字病院　感染症科
　　　　　南　　太郎　Memorial Hospital of Rhode Island, Brown University
　　　　　柴垣　有吾　聖マリアンナ医科大学　腎臓・高血圧内科
　　　　　能登　　洋　国際医療研究センター病院　糖尿病・代謝・内分泌科／東京医科歯科大学　医学部
　　　　　福永真由子　Tufts University School of Medicine Maine Medical Center

I カテコラミン

1 果たしてノルアドレナリンはドパミンに勝るのか？―心原性ショックのマネジメントを中心に―

Pulmonary & Critical Care Medicine
LDS Hospital　田中竜馬（たなかりょうま）

ここがポイント！

- ☑ ショックの治療では，病態によって輸液，昇圧薬，強心薬を組み合わせて用いる．
- ☑ カテコラミン α，β 作用の割合の違いにより，ドパミンとノルアドレナリンの作用は異なる．
- ☑ 大規模無作為化比較試験の結果によると，ドパミンはノルアドレナリンと比べて有意に不整脈のリスクを上昇させる．

症例提示

　高血圧と高脂血症の既往のある 60 歳男性が，胸痛を主訴に救急室を受診しました．血圧 76/52 mmHg，心拍数 120 回/min．皮膚は冷たく，冷や汗をかいています．すぐさま心電図を取ったところ，前胸部誘導に ST 波の上昇があります．

Q　まず，何を疑うか？

A　**急性心筋梗塞**を疑います．血圧が低下しているので心原性ショックの合併が疑われ，一刻を争う状況です．あなたは冷や汗をかき，先輩医師は怒鳴り，看護師は走ります．急性心筋梗塞に対する初期治療を開始しつつ，中心静脈カテーテル挿入などの処置をしつつ，循環器内科の当直医を呼びます．「**急性心筋梗塞の院内死亡原因のうち，最も頻度が高いのは心原性ショックである**」と，いつかのカンファレンスで聞いたのが頭をよぎります．

　急速輸液を行いましたが，血圧は上がりません．心カテ室は準備中で，カテーテル検査に送るまでには，まだ少し時間がかかりそうです．血圧を保つために昇圧薬が必要だと思うのですが，どの昇圧薬を使うのか迷います．使い慣れているドパミン？　それとも，しばらく前に病棟で敗血症性ショック

に使ったノルアドレナリン？　あるいは，強心薬のドブタミン？

＊　　　＊　　　＊　　　＊　　　＊

　本稿では，このような状況で判断の助けとなるように，それぞれの薬剤の作用の違いと，現時点でのエビデンスを紹介します．

Q ショックとは？

A 　ショックとは「組織への灌流が不十分なために起こる臨床的症候群」と定義されます．灌流が不十分になると，酸素需要に比して組織への酸素供給が足りなくなります．血圧は組織灌流に影響し，また測定が簡便なためショック治療の指標に用いられますが，必ずしも「血圧＝灌流」ではありません．したがって，ショックの診断・治療においては，組織灌流も同時に評価します．

●酸素飽和度
組織への酸素供給の指標として，診断・治療に用いることができる．

　ショックでは，脳，皮膚，腎臓への灌流が不足していることから，身体所見としては，意識レベルの低下，網状皮斑，尿量低下が起こります．検査所見としては，酸素供給不足を反映して，中心静脈血（または混合静脈血）酸素飽和度の低下や，乳酸値の上昇がみられます．治療により組織への低灌流状態が改善すれば，これらの所見も改善するため，治療効果の指標としても用いることができます[1,2]．

Q ショックの分類は？

　もともとは電気生理の関係式として発見されたオームの法則

電位差＝電流×抵抗

ですが，循環生理や呼吸生理などの生理学の分野にも用いられることがよくあります．

　循環生理では，

圧較差＝心拍出量×血管抵抗

という関係式が用いられます．圧が高いほう（上流）から，低いほう（下流）へ向かって血液が流れるわけです．体循環の場合，上流は大動脈で下流は右房なので，圧較差は平均動脈圧と右房圧（中心静脈圧）との差となり，血管抵抗は体血管抵抗です．肺循環の場合は，上流が肺動脈で下流は左房なので，圧較差は平均肺動脈圧と左房圧（肺動脈楔入圧）との差となり，血管抵抗は肺血管抵抗です．

　ここでは，体循環の場合について，オームの法則の式を書き直すと

平均動脈圧−右房圧＝心拍出量×体血管抵抗……※

となります．ショックで平均動脈圧が低下する（式の左側が小さくなる）ということは，すなわち，①心拍出量低下，②体血管抵抗低下，③その両方，が存在することになります．

心拍出量は，

心拍出量＝心拍数×1回拍出量

と表され，さらに1回拍出量は前負荷，後負荷，心収縮力によって決まりますので，結果として心拍出量は心拍数，前負荷，後負荷，心収縮力の4項目によって決まることになります（**図1**）．

体血管抵抗が低下するために起こるショックは，敗血症性ショックを代表とする**血液分布異常性ショック**です．アナフィラキシーショックや神経原性ショックも，このタイプです．

一方，心拍出量が低下することで起こるショックとして，**循環血液量減少性ショック**と**心原性ショック**があります．前者では前負荷の低下から心拍出量が低下し，後者では主に心収縮力の低下から心拍出量が低下します．心拍出量が低下するため，代償的に体血管抵抗は上昇します．皮膚が冷たくなるのは，そのためです．

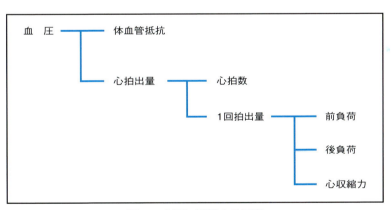

図1　血圧に影響する要素

●血液分布異常性ショック
体血管抵抗低下により起こるショックであり，以下のものが含まれる．
・敗血症性ショック
・アナフィラキシーショック
・神経原性ショック

●心拍出量低下により起こるショック
・循環血液量減少性ショック
・心原性ショック

Q ショックの治療について教えてください

A ショックの治療では，血圧を保ち，組織への灌流を維持することを目標にしますが，前出の※の式からわかるとおり，血圧を上げるためには心拍出量あるいは体血管抵抗を上げます．

原因に対する根本的治療を別にすると，ショックの治療には，①**輸液**，②**昇圧薬**，③**強心薬**の3つがあります．

輸液は前負荷を増やして心拍出量を増加させることで血圧を上昇させます．輸液だけでは血圧と灌流を維持できないときには，昇圧薬と，場合によっては強心薬を使用することになります．昇圧薬は，体血管抵抗を増加させることで血圧を上昇させます．心機能低下がある場合には，強心薬は心収縮力と心拍数を上昇させることで心拍出量を増加させて，血圧を上昇させます．ショックの治療では，状態に合わせてこれらを組み合わせます．

●ショックの治療
・目的：血圧を保ち組織への灌流維持．
・状態に合わせ，①輸液，②昇圧薬，③強心薬を組み合わせて行う．

Q 昇圧薬と強心薬について教えてください

A ショックの治療に用いられる主な昇圧薬にはドパミン，ノルアドレナリン，アドレナリン，フェニレフリンの4つがあります．

●ショックの治療に使われる昇圧薬
主なものは，以下の4つである．
・ドパミン
・ノルアドレナリン
・アドレナリン
・フェニレフリン

1．カテコラミン作用と昇圧薬

　それぞれの昇圧薬の働きを理解するために，カテコラミン作用を簡単におさらいしましょう．カテコラミン作用は，大きくαとβに分けられ，それぞれの心血管に対する作用は，以下のようになります．

　α_1：血管収縮
　β_1：心収縮力↑，心拍数↑
　β_2：血管拡張

　それぞれの昇圧薬には一つの作用しかないわけではなく，α作用とβ作用を異なる割合で併せ持っています．α作用の割合が強ければ，血管を収縮させる作用がより強く，β作用の割合が強ければ心収縮量や心拍数への影響がより大きくなります．血管作動薬のα，β作用の割合は，おおよそ図2のようになります．

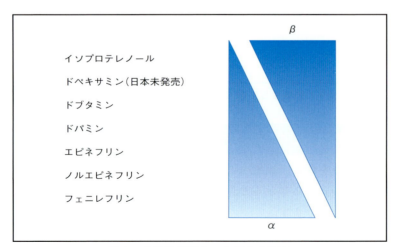

図2　血管作動薬のα作用とβ作用

2．心血管への作用別に見た昇圧薬の使い分け

フェニレフリンの作用は α のみであるため，血管収縮による昇圧作用はありますが，心収縮力は変化させません．ノルアドレナリン，ドパミン，アドレナリンには α 作用と β 作用の両方があるので，血管収縮によって血圧を上げるだけでなく，$β_1$ 作用により心拍出量を増加させます．それぞれの α 作用と β 作用の割合は異なり，これが薬剤作用の違いに反映されます．

ドパミンは β 作用の割合が高いので，他の昇圧薬よりも心収縮力と心拍数を上昇させます．ノルアドレナリンは，α 作用による強力な血管収縮のため，ドパミンよりも血圧を上昇させますが，β 作用の割合は低いので心拍出量の増加は軽度です．**昇圧薬を選択するときの根拠の一つは，このような各薬剤の作用の違いであり，患者の病態に応じて選択します**．

3．強心薬はどう使う？

ドブタミンの作用は β のみです．したがって，心収縮力を増加させ，心拍数を上昇させますが，血管収縮作用はありません．ドブタミンのように β 作用のみをもつ薬剤は強心薬に分類され，昇圧薬とは区別します．

ドブタミンを単独で使用すると，$β_2$ 作用による血管拡張のため，血圧が低下することがあります．したがって，初めに挙げた症例のような，**すでに血圧が低い患者に対して，ドブタミンを単独で開始してはいけません**．低血圧のある患者で，心拍出量を増加させる目的でドブタミンを投与する場合には，まずドパミンやノルアドレナリンなどの昇圧薬による血管収縮作用で血圧を上げておいてから併用するようにします．

Q 心原性ショックの治療について教えてください

A 心原性ショックとは，心拍出量の低下によるショックで，急性心筋梗塞が最も多い原因です．SHOCK Trial（SHould we emergently revascularize Occluded Coronaries for cardiogenic shocK）の大規模データによると，急性心筋梗塞でのショックの原因として**左心不全**が最も多く，急性僧帽弁閉鎖不全や心室中隔欠損，心タンポナーデなどの機械的な原因の頻度は約 12％でした（**図 3**）[3]．機械的原因によるショックには特異的治療があるので，ここからは左心不全に焦点を当てて話をします．

1．必ずしも輸液が禁忌ではない

心原性ショックであっても，必ずしも輸液が禁忌であるわけではありません．前述の SHOCK Trial のデータによると，心原性ショックであっても肺水腫のないことも少なくありません[4]．2004 年に発表された，American College of Cardiology（ACC）と American Heart Association（AHA）の合同

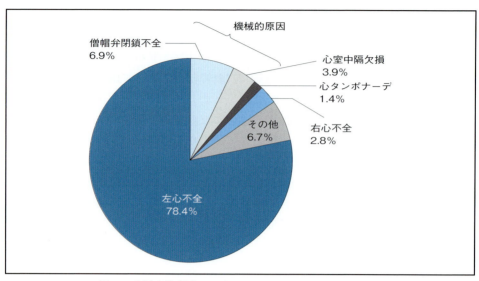

図3 急性心筋梗塞でのショックの原因（文献3より引用）

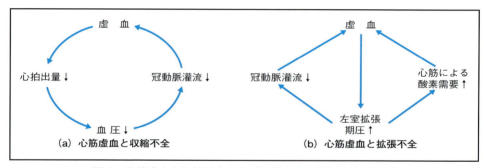

図4 心筋虚血と収縮不全および心筋虚血と拡張不全の関係

によるST上昇型心筋梗塞に対するガイドラインでは，**循環血液量過剰の所見がなければ，心原性ショックの患者には輸液を投与すべき**としています[5]．

2．心原性ショックに昇圧薬を用いる理由

心原性ショックでは，心拍出量が低下するため代償性に体血管抵抗は上昇しています．それにもかかわらず，低血圧に対して昇圧薬を用いるのは理由があります．

急性心筋梗塞による心原性ショックでは，虚血によって心収縮力が低下するために心拍出量が低下し，そのために血圧が低下します．血圧が低下すると，冠動脈への灌流圧が低下するため，冠動脈灌流が減少し，これによってさらに虚血が進むという悪循環が起こります（**図4a**）．心原性ショックの治療に昇圧薬が使われるのは，このような悪循環を断ち切るためで，昇圧薬によって血圧が上昇すれば，冠動脈への灌流が増加するというのが，その作用メカニズムです．

●昇圧薬の役割
虚血→心拍出量低下→血圧低下→冠動脈灌流減少→虚血の進行という悪循環を断つ．

column

心筋虚血と拡張不全

心筋虚血は収縮能だけでなく，拡張能も低下させます．拡張不全は左室の拡張期圧を上昇させるため，冠動脈の灌流圧を低下させます．また，左室壁張力の上昇から心筋による酸素需要が増えます（**図4b**）．このように拡張不全によっても悪循環が起こります．

Q ドパミン vs ノルアドレナリン：作用による比較は？

 ショックの治療に最もよく使われてきた昇圧薬は，ドパミンとノルアドレナリンの2剤ですが，心原性ショックの治療にはどちらが適しているでしょうか？

先に述べたとおり，ドパミンはノルアドレナリンと比較するとβ作用の割合が高く，心収縮力と心拍数を上昇させることで心拍出量を増加させるので，心原性ショックの治療にはドパミンのほうが適していると考えられてきました．一方で，血管収縮による強力な昇圧作用があるものの，心拍出量に対する作用の少ないノルアドレナリンは，血圧が著しく低いときの「最後の手段」的に用いられることがよくありました．

前述のACC/AHAによるST上昇型心筋梗塞に対するガイドラインでは，心原性ショックでの昇圧薬の第一選択はドパミンとしており，血圧が著しく低いときのみノルアドレナリンを投与するが，血圧が上昇すれば可能な限りドパミンへ切り替える，としています[5]．

Q ドパミン vs ノルアドレナリン：エビデンスによる比較は？

 薬剤の作用を考えると，心原性ショックにはノルアドレナリンよりもドパミンを使うことは理にかなっているようにもみえますが，最近までこの2つの昇圧薬を直接比較した大規模無作為化試験はなく，必ずしもエビデンスで支持されているわけではありませんでした．逆に，昇圧薬を要するショック（心原性ショック以外も含める）の患者1,058人を対象にした観察試験 Sepsis Occurence in Acutely Ⅲ Patients (SOAP)[6]では，ドパミンの投与が死亡率上昇と相関することが示され，ドパミンの安全性を懸念する意見もありました．

「ショックの治療に，ノルアドレナリンとドパミンのどちらが優れているか」という疑問に答えるため，多施設無作為化対照試験 Sepsis Occurence in Acutely Ⅲ Patients Ⅱ (SOAP Ⅱ)[7]が行われました．この臨床試験では，ショックの患者1,679人（敗血症性62.2％，心原性16.7％，循環血液量減少

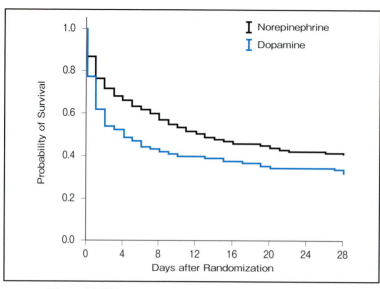

図5　心原性ショックの28日生存率曲線（文献7より引用）

●SOAP IIの結果
28日間死亡率では有意差なし．
不整脈合併率ではドパミン群がノルアドレナリン群より有意に高い結果となった．

性15.7%）を対象に，昇圧薬の第一選択としてドパミンを投与する群とノルアドレナリンを投与する群を比較しましたが，主要評価項目である28日間死亡率には両群間において有意差がありませんでした（52.5% vs. 48.5%，$p = 0.10$）．しかしながら，副次評価項目である有害事象をみると，不整脈（心房細動，心室性頻脈，心室細動）の合併率はドパミン群でノルアドレナリン群よりも有意に高い結果となりました（24.1% vs. 12.4%，$p<0.001$）．

さらに，SOAP IIでは事前に決められたサブグループに基づいて解析が行われました．敗血症性ショックと循環血液量減少性ショックのサブグループでは，ドパミン群とノルアドレナリン群の死亡率に有意差はありませんでしたが，心原性ショックの患者280人（ドパミン群135人，ノルアドレナリン群145人）でのサブグループ解析では，ドパミン群で有意に死亡率が高いという結果になっています（$p=0.03$）（図5）[7]．

《症例（続き）》

最初の症例に戻りましょう．

1）急速輸液で効果なし．次の対策は？

輸液を投与しても血圧が改善しないため，虚血による悪循環（図4a）を恐れたあなたは，昇圧薬を開始することにします．忙しいときによけいな仕事を頼むと看護師さんに冷たい目で見られそうなので，すでに適当な製剤があり希釈をする手間のないドパミンを開始しようとも考えましたが，「ショックにドパミンを使うと，およそ1/4の確率で不整脈が起こる」という文献をどこかで読んだような気がしたので，やはりノルアドレナリンにします．

2）ノルアドレナリン開始後，ドブタミンを追加

ノルアドレナリン開始後に平均動脈圧は 65 mmHg まで上昇します．しかし，中心静脈血酸素飽和度は 50％と低く（正常値 70％以上），乳酸値は 6 mmol/L と高いため（正常値 4 mmol/L 未満），心拍出量を増加させて灌流を増やすために，強心薬のドブタミンを追加します．この時点で，カテ室の準備ができたため，この患者はカテーテル検査へ送られ，経皮的冠動脈形成術（PCI）ののちに CCU へ入院となります．

救急室が落ち着いたところで，最近読んだ気がした文献を探し出したところ，SOAP II [7] というタイトルの大規模無作為化比較試験が New England Journal of Medicine に掲載されていたのを見つけます．読み直してみると，不整脈のリスクに加えて，今回の症例のような**心原性ショックのサブグループ解析では，ノルアドレナリンに比べてドパミンは死亡率を上昇させる**という結果になっています．サブグループ解析の結果とはいえ，積極的にドパミンを使う根拠もないことを考えると，面倒でもノルアドレナリンを選択したのは妥当だったと，胸をなで下ろしつつ救急当直を無事に終えます．

まとめ

SOAP II の結果によって，少なくとも現時点では「心原性ショックにはドパミン，敗血症性ショックにはノルアドレナリン」というように使い分ける必要はなくなり，「**ショックにはノルアドレナリン**」と単純明快にいえるようになりました．しかし，いずれの昇圧薬を使用した場合にも，リスクがないわけではないことを頭においておく必要があります．

心機能低下があるときに昇圧薬で過度に血管を収縮させると，後負荷の上昇から心拍出量は低下してしまいます．このような場合，血圧を高くしても，組織への灌流はむしろ低下することになります．

心拍出量を増加させる薬剤は，すべて心拍数を上昇させます．ドパミンが心原性ショックの死亡率を上昇させる因果関係は不明ですが，考え得る原因の一つに，β作用による頻脈で虚血が悪化することがあります [7]（ドブタミンを使ったストレステストは，まさにこの現象を使って虚血を誘発していますね）．しかし，程度の差こそあれ，ノルアドレナリンでも心拍数は上昇するので，頻脈が虚血を悪化させるというのが事実であれば，ノルアドレナリンも虚血を悪化させている可能性は否定できません．

ショックの治療に昇圧薬が必要になることがありますが，決して安全な薬でも万能薬でもなく，**病態を悪化させうる諸刃の剣**であることを意識しながら使うことが重要です．

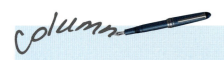

低用量ドパミン

　ドパミンには α, β 作用以外に，低用量ではドパミン受容体に作用して，腎血管および内臓血管を拡張するという作用があります．そのため，かつては低用量のドパミンを投与することで腎保護作用があると考えられたことがあり，低用量ドパミンは「腎用量 (renal-dose) ドパミン」とも呼ばれていました．しかし，2000 年に発表された無作為化比較試験においては，早期腎機能不全の患者に低用量ドパミンを投与しても，クレアチニン値もクレアチニンの上昇も，腎代替療法が必要になる頻度もプラセボと比較して有意差はなく，腎保護作用は示されませんでした[8]．

　低用量ドパミンは無害ではなく，別の冠動脈バイパス (CABG) 術後の患者を対象にした観察試験では，低用量ドパミンの使用が心房細動の発症と相関することが示されています[9]．

[文　献]

1) Jones AE, Shapiro NI, Trzeciak S et al：Lactate clearance vs central venous oxygen saturation as goals of early sepsis therapy：a randomized clinical trial. Jama 303：739-746, 2010
2) Rivers E, Nguyen B, Havstad S et al：Early goal-directed therapy in the treatment of severe sepsis and septic shock. N Engl J Med 345：1368-1377, 2001
3) Hochman JS, Buller CE, Sleeper LA et al：Cardiogenic shock complicating acute myocardial infarction--etiologies, management and outcome：a report from the SHOCK Trial Registry. Should we emergently revascularize Occluded Coronaries for cardiogenic shock? J Am Coll Cardiol 36：1063-1070, 2000
4) Menon V, White H, LeJemtel T et al：The clinical profile of patients with suspected cardiogenic shock due to predominant left ventricular failure：a report from the SHOCK Trial Registry. Should we emergently revascularize Occluded Coronaries in cardiogenic shock? J Am Coll Cardiol 36：1071-1076, 2000
5) Antman EM, Anbe DT, Armstrong PW et al：ACC/AHA guidelines for the management of patients with ST-elevation myocardial infarction：a report of the American College of Cardiology/American Heart Association Task Force on Practice Guidelines (Committee to Revise the 1999 Guidelines for the Management of Patients with Acute Myocardial Infarction). Circulation 110：e82-292, 2004
6) Sakr Y, Reinhart K, Vincent JL et al：Does dopamine administration in shock influence outcome? Results of the Sepsis Occurrence in Acutely Ill Patients (SOAP) Study. Crit Care Med 34：589-597, 2006
7) De Backer D, Biston P, Devriendt J et al：Comparison of dopamine and norepinephrine in the treatment of shock. N Engl J Med 362：779-789, 2010
8) Bellomo R, Chapman M, Finfer S et al：Low-dose dopamine in patients with early renal dysfunction：a placebo-controlled randomised trial. Australian and New Zealand Intensive Care Society (ANZICS) Clinical Trials Group. Lancet 356：2139-2143, 2000
9) Argalious M, Motta P, Khandwala F et al："Renal dose" dopamine is associated with the risk of new-onset atrial fibrillation after cardiac surgery. Crit Care Med 33：1327-1332, 2005

I カテコラミン

2 心不全でミルリノンが役に立つ場面はあるのか？ ドブタミンとはどう使い分けるか？

東京慈恵会医科大学 循環器内科　田中寿一

ここがポイント！

- ミルリノンもドブタミンもいずれも生命予後を改善するデータは存在しないが，いずれも「状況によっては」効果を発揮する薬剤である．
- ミルリノンとドブタミンに関しては，直接比較したランダム化比較試験がないので，その選択に関してはエビデンスレベルでは根拠が乏しい．
- 一方で，ミルリノンの使用がより薦められる局面もあるので，個々の症例の病態に対する検討と治療の目的を明確にする必要がある．
- いずれも重篤な副作用のある薬剤なので，安易に導入し「何となく」継続されることのないよう，最適な状況に対し，最適な強心薬を，必要最低限で使用すべきである．

Q 心不全における強心薬（ミルリノン，ドブタミン…）の役割を教えてください

A 心不全治療の概念はこの十数年で大きく変遷し，その主役はジギタリスや強心薬などの心臓の収縮をサポートする薬剤から，アンジオテンシン変換酵素阻害薬，アンジオテンシンⅡ受容体拮抗薬，β遮断薬，アルドステロン拮抗薬などの神経体液性因子を保護する薬剤へと様変わりしました[1]．

しかし，こうした状況下においても，**強心薬は「状況によっては」今なお効果を発揮する薬剤**であり，経口強心薬と静注強心薬の両者について，以下にそれぞれ簡単に説明したいと思います．

1．経口強心薬の使用は推奨されていない？

まず，経口強心薬は，1980年代から行われた種々の大規模臨床試験において，ことごとく否定的な結果に終わり，世界的にはその使用は推奨されていません．一方で，本邦では心臓移植や心室補助装置などのオプションが欧米とは異なり極めて門戸が狭いため，本邦の重症心不全治療は薬物療法が主流となっています．そのような背景を踏まえ，強心薬の持続静注が離脱困難な重症心不全例などに対して，一時的に経口強心薬を使用下にβ遮断薬を導入

check!

●経口強心薬
世界的には，その使用は強く推奨されていないが，日本では一時的に使用して効果をあげるケースもある．ただし，長期予後を改善させる効果は認められていない．

し，場合によっては症状改善目的に静注から内服に切り替え可能になる症例もあります．すなわち，最重症例に対するオプションが十分とはいい難い本邦では経口強心薬が威力を発揮するケースがあり，若干検討の余地が残されているといえるのではないでしょうか．

2．静注強心薬は「瀕死の馬を走らせるためのムチ」なのか？

一方，静注強心薬は，心原性ショック症例や慢性心不全の急性増悪例など心拍出量が低下した状況において，一定量の灌流を保持することにより主要臓器を保護するという目的で奏効する場面は少なくありません．静注強心薬を離脱できない重症心不全患者において，ミルリノン投与下でβ遮断薬を導入し，最終的に静注強心薬の離脱に成功することもあります[2]．ただし，**長期的な目で見ると，生命予後を改善するエビデンスはなく**，ミルリノンやドブタミンなどの強心薬はしばしば「瀕死の馬を走らせるために使う鞭（ムチ）」と表現されるとおり，不必要な状況下で長時間使用することにより，むしろ死期を早めることになりかねません．

米国では，心臓移植や心室補助装置の適応がない，もしくは本人がそれらの積極的治療を望まない場合，重症心不全の終末緩和医療の一環として，"home infusion therapy" と称し，小型の携帯用ポンプから中心静脈として上腕内側に挿入されたピックライン（peripherally inserted central catheter：PICC）からミルリノンなどの強心薬が投与され，自宅で最期を迎える治療オプションがあります[3,4]．

最期は病院ではなく，慣れ親しんだ愛着のある自宅で迎えたい，という患者自身の想いが万国共通であることは言うまでもありませんが，どのように人生の最期を迎えたいかという患者個人のリビングウィルが尊重される時代に，本邦でもこのような治療オプションがあってもよいのではないかと，自身の経験を通じて思います．ただし，米国で患者が帰宅を望む背景の一つに，長期入院に伴う高額な医療費の負担の要素もあり，本邦とは事情が多少異なることは念頭におく必要があります．

check!
●使い方に注意！
ミルリノンやドブタミンなどの強心薬は，不必要な状況下で長期間使用することで死期を早めてしまうことになりかねない．

Q そもそもミルリノン（ミルリーラ®）とは，どのような薬ですか？

A ミルリノンは，phosphodiesterase-Ⅲ inhibitor（PDE Ⅲ阻害薬）に分類される強心薬です．作用機序としては，心筋細胞や血管平滑筋内cAMP を分解する phosphodiesterase を阻害して細胞内 cAMP 濃度を上昇させることで，陽性変力作用と血管拡張作用を発揮し，理論上は心拍数・心筋酵素消費量を増加させずに肺動脈圧を低下させるとされています（もちろん反応には個人差があります）．このとき，βアドレナリン受容体には直接作用せず，その下流である細胞シグナリングに作用するので，その特性が，

例えばβ遮断薬隆盛の現在の心不全患者に対するオプションとして恩恵があると考えられます．

ミルリーラの心不全症例への使用については，「25．弁膜症急性期—僧帽弁逆流症でバランスをとるための薬剤は？」（p 428）の項でも述べていますので，そちらもあわせて参照してください．

Q 同じ強心薬でも，心不全治療に対するミルリノンとドブタミンは，どう違いますか？

A 先にも述べたとおり，心不全治療薬としての強心薬は，状況によっては症状を一時的に改善させる効果はあっても長期予後を改善させる効果は認められておらず，「**使わないで済むなら，それにこしたことはない薬剤**」であることを前提に話を進めてゆきたいと思います．

まずは，少しエビデンスの話をしたいと思います．

それぞれの強心薬には，優劣があります．まずドブタミンは，β刺激による陽性の変力作用で心臓を動かすことにより，低心拍出に効果を発揮しそうですが，ドブタミンが生命予後によかったというエビデンスは，実は全くありません．また，ミルリノンにおいては，OPTIME-CHFという，非常に重要な臨床試験があります．しかし，この試験でも結局，急性心不全の通常治療にルーチンで付加的に使用しても，プラセボと比較して生命予後を改善させませんでした（血圧低下例など最重症例は除外されており，比較的軽症の心不全という条件下）（**表1**）．それどころか，血圧が下がって，不整脈が増えてきたという，あまりよくない傾向も認められました[5]．下記の数少ない後ろ向き試験を除き，ドブタミンとミルリノンのどちらがいいかというのは，直接比較したランダム化比較試験がないので，エビデンスレベルでは根拠が乏しいのが現状です．

- Arandaらは，心臓移植待機患者36人に対し，ミルリノンとドブタミンの効果を比較検討する目的で両薬剤を無作為に割り付けたところ，血行動態や死亡率に差はなかったと報告しています[6]．
- また，Gorodeskiらは，心臓移植に登録されていない**ステージD心不全***患者を対象に，ミルリノンの持続静注とドブタミンの持続静注の予後をクリーブランドクリニック単施設で後ろ向きに比較検討しました．結果，予後に関しては，退院後のステージD患者における持続ミルリノン療法と持続ドブタミン療法において，両群間で有意差は認められませんでした[7]．

ミルリノンのようなPDE Ⅲ阻害薬がドブタミンと比較して優れている点

*ステージD心不全
心臓に構造異常があり，症状と徴候が出揃った症候性心不全状態．一般に治療抵抗性であり，特殊な介入（心臓移植・心室補助装置など）を要する難治性心不全のことを指す．

表1　主要転帰と入院

Outcome	Placebo (n=472)	Milrinone (n=477)	P Value
Days of hospitalization for cardiovascular causes within 60 days			
Median（IQR）*	7（4, 14）	6（4, 13）	0.71
Mean（SD）	12.5（14.0）	12.3（14.1）	
Days of hospitalization from infusion to initial discharge			
Median（IQR）	5（4, 8）	5（4, 7）	0.99
Mean（SD）	7.0（6.6）	7.0（6.2）	
Days of hospitalization for cardiovascular causes from discharge to 60 days			
Median（IQR）	0（0, 5）	0（0, 5）	0.59
Mean（SD）	5.9（12.5）	5.7（12.6）	
Days of hospitalization for any cause within 60 days			
Median（IQR）	8（4, 16）	7（4, 15）	0.83
Mean（SD）	13.5（14.4）	13.4（14.7）	
Death or readmission within 60 days, No./Total（%）	164/464（35.3）	166/474（35.0）	0.92

*IQR indicates interquartile range

（文献5より引用）

は，ドブタミンは確実に左室の線維化やモデリングを進行させるというデータが数多くあるのに対して，PDE Ⅲ阻害薬はそうしたデータが少ないということです．使うのならば，明確に「黒」といわれていないほうを使うという考え方で，ミルリノンを使う施設もあります．

Q 上記を踏まえて，ミルリノンとドブタミンをどのように使い分けたらいいですか？

A 心不全治療に対するミルリノンとドブタミンの使い分けに関しては，前述のごとく，それぞれが生命予後を改善したというエビデンスはなく，またこれら2つの薬剤を直接比較した臨床試験も存在しません．したがって，**エビデンスを用いて，クリアーカットに両者を使い分けることはできません．**あえて言うなら，

- ●肺動脈圧上昇例やβ遮断薬使用例に対してはミルリノンを
- ●極端な低血圧や腎機能障害例に対してはドブタミンの使用

が薦められます．ミルリノンなどのPDE Ⅲ阻害薬は，ドブタミンと比較すると強力な血管拡張作用があり，同時に肺動脈圧低下作用も強力です．したがって理論的には，肺高血圧を合併した左心不全例や右心不全例に対してミルリノンの効果が期待できます．加えて，ミルリノンはβ受容体を介さず作用を発揮するので，慢性心不全患者など，すでにβ遮断薬が投与されている症例では，β受容体において互いの作用を相殺し合うことなく効果を発揮で

きるという点から，そのような患者の急性増悪の際などに選択しやすい強心薬であり，各ガイドラインでも，ドブタミンよりPDE Ⅲ阻害薬の使用が推奨されています[8]．

1．日本と米国での違いは？

また，ミルリノンは強力な血管拡張作用を有するゆえ，しばしば低血圧の副作用が懸念されることがあります．筆者の経験から，例えば収縮期血圧が90 mmHgを下回る心不全の急性増悪の際，本邦ではドブタミンが好んで使用されるように思います．一方，米国の施設では，移植や人工心臓が必要な低左心機能の重症心不全例において，仮に収縮期血圧が90 mmHgを下回るケースに対しても躊躇することなくミルリノンが選択されていました．結果，血圧が必要以上に下がることはほとんどないどころか，使用直後から患者のエネルギー状態が上がり，倦怠感などの自覚症状が著明に改善したケースを何度も経験しています．ミルリノンに加えてドブタミンのサポートが必要なケースもありましたが，副作用のために使用できないケースを除き，所属施設では，第一選択としてはミルリノンで事足りていました．これらの経験からも，ミルリノンが使える状況では，ドブタミンでなければいけない理由というのが非常に少ない印象を個人的にもちあわせています．

補足として，ミルリノンとドブタミンの選択に関しては米国内でも施設間や循環器医の中でばらつきがあり，私の所属していた施設は特にミルリノンを好んで使用する傾向にあったことを付け加えておきます．

2．大切なのは，最適な強心薬を必要最低限で使うこと

このような日米の急性心不全における強心薬に対する感覚の違いは，米国ではドブタミンの使用頻度が著しく低いですが，日本と欧州では比較的多いことからもわかるように，諸国の心不全データベースからも明らかです．臨床研究の結果の捉え方に関しても，諸国間で認識が異なるのかもしれません．要は，ミルリノンとドブタミンのどちらを使用するかに関しては，**コンセプトを考えて選択すべきだということです．「必要悪」である強心薬では，なおさらだと思います．それらとエビデンスを混ぜ合わせて，最適な強心薬を最低量で使うべきではないでしょうか．**

おわりに

本稿で繰り返し述べてきたとおり，まずはじめに，**強心薬が心不全の長期予後を改善する万能な薬剤でないことを念頭におくことが大切です．**その点を踏まえ，「状況によっては」効果を発揮する場面があることを理解し，適切な状況において，どのようなコンセプトで使用するかを十分検討のうえ，ミ

---

check!

● 心不全の急性増悪の場合
・日本…ドブタミンの使用が多い．
・米国…施設間のばらつきはあるが，ミルリノンが選択されるケースも少なくはない．

● "必要悪" である強心薬をどう選択し使用するか
・コンセプトを考えて選択する．
・エビデンスも考えて最適な強心薬を必要最低限で使用する．

ルリノンもしくはドブタミンを適切に選択することが肝要です.

　そのうえで,患者の病態が強心薬依存性か否かについて早い段階で判断することが求められます. 依存性ではなく,治療に対する反応が良好で,ひとたび目的が達成されれば可及的速やかに漸減・中止し,依存性であればさらなる治療オプションの検討を要します. 重篤な副作用を有する薬剤なので,前述の点を踏まえ,決して安易に導入し,「何となく」継続されることのないよう,**最適な状況に対し,最適な強心薬を,必要最低限**で使用すべきではないでしょうか.

[文　献]

1) 日本循環器学会　編：慢性心不全治療ガイドライン（2010年改訂版）. 日本循環器学会, 2010
2) Kumar A, Choudhary G, Antonio C et al：Carvedilol titration in patients with congestive heart failure receiving inotropic therapy. Am Heart J 142（3）：512-515, 2001
3) Cesario D, Clark J, Maisel A：Beneficial effects of intermittent home administration of the inotrope/vasodilator milrinone in patients with end-stage congestive heart failure：a preliminary study. Am Heart J 135（1）：121-129, 1998
4) Young JB, Moen EK：Outpatient parenteral inotropic therapy for advanced heart failure. J Heart Lung Transplant 19（8 Suppl）：S49-57, 2000
5) Cuffe MS, Califf RM, Adams KF Jr et al：Short-term intravenous milrinone for acute exacerbation of chronic heart failure：a randomized controlled trial；Outcomes of a Prospective Trial of Intravenous Milrinone for Exacerbations of Chronic Heart Failure（OPTIME-CHF）Investigators. JAMA 287（12）：1541-1547, 2002
6) Aranda JM Jr, Schofield RS, Pauly DF et al：Comparison of dobutamine versus milrinone therapy in hospitalized patients awaiting cardiac transplantation：a prospective, randomized trial. Am Heart J 145（2）：324-329, 2003
7) Gorodeski EZ, Chu EC, Reese JR et al：Prognosis on chronic dobutamine or milrinone infusions for stage D heart failure. Circ Heart Fail 2（4）：320-324, 2009
8) Nieminen MS, Böhm M, Cowie MR et al：Executive summary of the guidelines on the diagnosis and treatment of acute heart failure：the Task Force on Acute Heart Failure of the European Society of Cardiology. Eur Heart J 26（4）：384-416, 2005

I カテコラミン

3 ドパミンの腎保護作用は過去のものか？

聖マリアンナ医科大学
腎臓・高血圧内科
今井直彦（いまい なおひこ）

ここがポイント！

- ☑ 低用量ドパミンはドパミン受容体への作用により腎血管を拡張させ腎血流を増加させる．
- ☑ 現在，低用量ドパミンをルーチンに使用することは推奨されない．
- ☑ ランダム化比較試験やメタ解析において低用量ドパミンが AKI の予防や治療に有効であるというエビデンスは存在しない．
- ☑ 一方で腎移植周術期や心不全の利尿管理として低用量ドパミンの有効性を示す報告がある．

Q ドパミンは海外でもよく使われているのですか？ また安全なのでしょうか？

A 米国の ICU でほとんど見かけない薬の一つがドパミンです．ドパミンはファーストチョイスではないのです．

一方，日本では「ドパミン神話」という言葉があるように，以前は今以上にドパミンが多用されていました．ドパミン神話とは「ドパミンは腎保護作用があり，安全である」という神話です．**米国の ICU の昇圧薬としては，ノルアドレナリンがファーストチョイスとなっています．**ショック患者へのドパミンとノルアドレナリンの比較試験が 2010 年に NEJM に報告されました[1]が，死亡率に有意差は認められませんでした．しかし，α作用をもつノルアドレナリンに比べてβ作用をもつドパミンは不整脈や腸管虚血を起こす可能性があり，実際，ドパミン投与群では有害事象の増加が報告されています[1]．

- ●米国では，ドパミンはファーストチョイスではない．
- ●米国 ICU の昇圧薬としてはノルアドレナリンがファーストチョイスである．
- ●ショック患者へのドパミン，ノルアドレナリン比較試験
  ・死亡率に有意差なし．
  ・ドパミンで不整脈や腸管虚血の可能性あり．

Q ドパミンはどのような特徴のある薬剤なのでしょうか？ また renal-dose dopamine とは，なんですか？

A ドパミンは面白い薬であり，ドパミンレセプター刺激作用とα・βアドレナリン刺激作用の両方をもっています．そしてドパミンの投与量

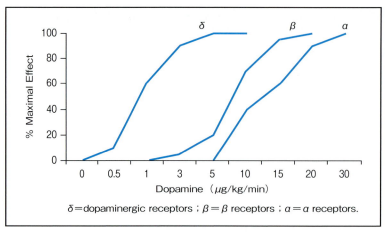

図1　投与量により異なるドパミンの作用（文献2より引用）

表1　ドパミンの投与量と効果

投与量	効　果
0.5〜2γ	ドパミンレセプター刺激作用
2〜5γ	ドパミンレセプター刺激作用＋βアドレナリン刺激作用
5〜10γ	βアドレナリン刺激作用＋αアドレナリン刺激作用
10〜20γ	βアドレナリン刺激作用＋αアドレナリン刺激作用

とその効果は**図1**[2]，**表1**のようになっています．ドパミンはその投与量により各交感神経受容体への作用が異なっていて，この中でいわゆる腎保護作用が期待された renal-dose dopamine とは，低用量でのドパミンのドパミン受容体への働きのことをいいます．

Q　ドパミンのエビデンスは，どのようなものがありますか？

A　1．ドパミンの有効性を示した報告

　1963年に Goldberg のグループが，うっ血性心不全患者4例にドパミン投与によりナトリウム利尿の効果が得られることを報告しました[3]．それをきっかけに，ICU の様々な病態において使用・報告されました．しかし，その有効性を示す研究の多くは，十分なエビデンスとはいえないケースシリーズ等でありました．

2．ドパミンの有効性への疑問，そして「ドパミン神話」崩壊へ

　その後，1990年代になり EBM が確立されると急性腎不全におけるドパミンの使用の有効性に疑問が投げかけられるようになりました．1991年に Annals of Internal Medicine [4]に，1994年には Lancet [5]に，ドパミンの有効

- ●1963年
- ・うっ血性心不全患者へのドパミン投与で「Na利尿効果あり」との報告．

- ●1990年代
- ・急性腎不全へのドパミンの有効性に疑問が投げかけられた．

性を否定する報告が出ており，**ドパミンの腎保護作用には確固たるエビデンスがなく腎保護作用を目的としたドパミンの使用は推奨されない**，とされました．その後，多くのドパミンの腎保護作用に関するRCTが行われ，これらの結果をまとめたレビューが1997年に急性腎不全患者についてCritical Care [6]に，1999年に周術期患者についてAnnals of Surgery [7]に報告されました．いずれにおいても再度，**腎保護目的にドパミンを使用すべきでないと**結論づけられました．ただし，1990年代のRCTの多くは単一施設での小規模なオープンラベル試験であり，依然としてエビデンスの質は高くないものが多かったです．このように，1990年代にしてドパミン神話は崩壊への道をたどるようになったのであります．

そのような中，ランドマークトライアルとして有名なANZICSの試験が2000年にLancetに発表されました[8]．この試験はANZICS-CTGによる低用量ドパミンの腎保護作用に関する多施設無作為二重盲検比較試験です．23施設の328人のICUのSIRS患者におけるAKIの徴候のある患者を対象に施行され，これらの患者に低用量（2γ）のドパミンまたプラセボが投与されました．一次エンドポイントは血清クレアチニン値の最高値，二次エンドポイントとして血清クレアチニン値の変化，尿量，腎補助療法の必要性，ICU滞在期間，病院滞在期間なども評価されました．これらすべての項目で低用量のドパミンとプラセボ投与の間に有意差を見いだせませんでした（**図2**）．これらより，**ICUにおけるAKIのリスクのある重症患者における低用量ドパミンの持続投与は臨床的に有意な腎保護作用を示せない**と結論づけられました．また，その後の2001年のCrit Care Medのメタアナリシスでも，低用量

● 2000年代
ドパミン使用で有意な
腎保護作用は示せない
ことが相次いで報告．

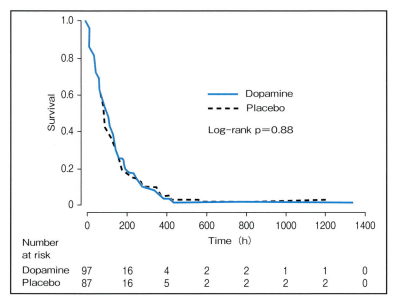

図2　ANZICS試験

のドパミン投与は急性腎不全の発症率，死亡率，透析の導入率のいずれにおいても有効でありませんでした[9].

> **MEMO**
>
> ● Bad Medicine とまでいわれたドパミン
>
> 2003年のChestのreviewではドパミンのデメリットが挙げられておりBad Medicineと言われ，ドパミンのデメリットが9つ挙げられています（**表2**）[2].
>
> 表2　ドパミンのデメリット9つ
>
> | | |
> |---|---|
> | 1 | The Renal Dose of Dopamine Is Not Predictable in the Critically Ill |
> | 2 | Increased Plasma Renin Activity Counteracts the Effects of Dopamine in the Critically Ill |
> | 3 | Hysteresis Exists in the Effect of Dopamine on Renal Blood Flow in Severe Sepsis |
> | 4 | Medullary Dysoxia Is a "Demand-Side" Problem, Not a Renal Blood-Flow Problem |
> | 5 | Diuresis May Be Harmful in the Oliguric Critically Ill |
> | 6 | Low-Dose Dopamine Harms the Splanchnic Circulation in the Critically Ill |
> | 7 | Low-Dose Dopamine Harms the Endocrine System in the Critically Ill |
> | 8 | Dopamine Harms the Immunologic System in the Critically Ill |
> | 9 | Low-Dose Dopamine Blunts Ventilatory Drive |
>
> （文献2より引用）

Q 低用量のドパミンの使用についてのガイドラインの現状はどうなっていますか？

A ドパミンの腎保護作用に関する無作為化比較試験が行われましたが，低用量ドパミンの腎保護効果のエビデンスは確立されておらず，急性腎不全患者，周術期患者，敗血症患者へ腎保護だけを目的にドパミンの投与は推奨しないと，いずれにおいても報告されています．このような結果を踏まえ，septic shock患者に対する治療のガイドラインであるsurviving sepsis campaign guidelineでも腎保護目的に低用量ドパミンを投与することを支持していません．

● 腎保護目的でのドパミン投与は推奨されない．

Q 今後の低用量ドパミンの使い方について教えてください

A AKIの発症予防や治療に低用量ドパミンの積極的な使用を支持する報告はなく，腎保護や利尿を目的としたルーチンの低用量ドパミンの持続投与は勧められません．そのような中で，症例を選び低用量ドパミンを使用していくことが大事となります．例えば，**腎移植周術期や急性心不全患**

者での低用量ドパミンの有効性を示す報告があります．繰り返しになりますが，低用量ドパミンはその利用を完全に否定するものではなく，今後は腎移植ドナーでの使用や急性心不全患者における低用量フロセミドとの併用といった，個々の症例に応じて考慮することが重要であると考えられます．

●個々の症例に応じた慎重な使用で低用量ドパミンの有効性を活かす．
・腎移植ドナーへの使用
・急性心不全患者への低用量フロセミドとの併用

TOPICS

■腎移植周術期や急性心不全患者での低用量ドパミンの有効性の報告

腎移植周術期に関しては，腎移植前脳死ドナーへの低用量ドパミンを投与することで，レシピエントの腎移植後の透析回数が減少することが報告されています．264人の脳死ドナーを対象とした多施設共同無作為化オープンラベル試験で脳死状態のドナー264人を無作為に2群に分け，一方には低用量ドパミン（4 μg/kg/min）を移植前

表3　腎移植脳死ドナーでの低用量ドパミン

End Point	Dopamine (n=227)	No Dopamine (n=260)	P Value
Dialysis during first week posttransplant, No. (%)			
Multiple use	56 (24.7)	92 (35.4)	
Single use	21 (9.2)	14 (5.4)	0.04
No dialysis	150 (66.1)	154 (59.2)	
Repeated dialysis during first week posttransplant, No. (%)			
Multiple use	56 (24.7)	92 (35.4)	0.01
No dialysis/single use only	171 (75.3)	168 (64.6)	

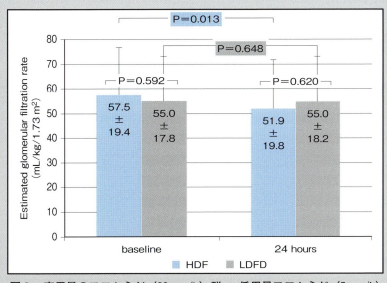

図3　高用量のフロセミド（20 mg/h）群 vs 低用量フロセミド（5 mg/h）＋低用量ドパミン群

に投与し，もう一方には投与しませんでした．その結果，ドパミン非投与のドナーから移植を受けたレシピエントで，複数回透析を受けたのは，35.4％だったのに対し，ドパミンを投与したドナーからのレシピエントは，複数回透析が24.7％で，ドパミン投与群のほうが有意に低率という結果になりました（p＝0.01）（表3）[10]．

また，急性心不全において低用量ドパミンは腎血管拡張作用による利尿効果を期待して使用されることがありますが，60人の急性非代償性心不全患者における高用量のフロセミド（20 mg/h）を単独で静注した群と低用量フロセミド（5 mg/h）に低用量ドパミン（5γ）を併用した群の比較では，後者に腎機能悪化や低カリウム血症の発症が少なかったとされています（図3）[11]．

[文　献]

1) De Backer D, Biston P, Devriendt J et al：Comparison of dopamine and norepinephrine in the treatment of shock. N Engl J Med 362：779-789, 2010
2) Holmes CL et al：Bad medicine：low-dose dopamine in the ICU．Chest 123：1266-1275, 2003
3) Goldberg LI, McDonald RH Jr, Zimmerman AM：Sodium diuresis produced by dopamine in patients with congestive heart failure. N Engl J Med 268：1060-1064, 1963
4) Szerlip HM：Renal-dose dopamine：fact and fiction. Ann Intern Med 115：153-154, 1991
5) Thompson BT, Cockrill BA：Renal-dose dopamine：a siren song? Lancet 344：7-8, 1994
6) Kellum JA：The use of diuretics and dopamine in acute renal failure：a systematic review of the evidence. Crit Care 1：53-59, 1997
7) Belzberg H, Rivkind AL：Routine use of prophylactic renal-dose dopamine in surgical patients is not supported by the literature. Ann Surg 229：444-445, 1999
8) Bellomo R, Chapman M, Finfer S et al：Low-dose dopamine in patients with early renal dysfunction：a placebo-controlled randomized trial. Australian and New Zealand Intensive Care Society（ANZICS）Clinical Trials Group. Lancet 356：2139-2143, 2000
9) Kellum JA, Decker MJ：Use of dopamine in acute renal failure：a meta-analysis. Crit Care Med 29：1526-1531, 2001
10) Schunelle P, Gottmann U, Hoeger S et al：Effects of donor pretreatment with dopamine on graft function after kidney transplantation：a randomized controlled trial. JAMA 302：1067-1075, 2009
11) Giamouzis G, Butler J, Starling RC et al：Impact of dopamine infusion on renal function in hospitalized heart failure patients；results of the Dopamine in Acute Decompensated Heart Failure（DAD-HF）Trial. J Card Fail 16：922-930, 2010

I カテコラミン

4 時代はバゾプレッシンか？ 敗血症性ショックの治療

東海大学総合内科 柳 秀高, 石原 徹

ここがポイント！

- 敗血症性ショックにおける昇圧薬（血管収縮薬）の第一選択薬はノルアドレナリンである．アドレナリンはノルアドレナリンの代替薬として位置づけられるが，第一選択ではない．
- バゾプレッシンはノルアドレナリンと併用することで，さらなる平均動脈圧の上昇やノルアドレナリン使用量の減量を達成できる可能性がある．
- バゾプレッシンは，ステロイド投与下ではノルアドレナリンと比較して成績が良いというデータがあるが二次解析であり，さらなるスタディが必要である．

Q 敗血症性ショックの標準的な初期治療は？

A 敗血症性ショックは，集中治療室での死因の原因で最も頻度が高く[1,2]，死亡率は40〜60％にもなります[2,3]．敗血症は，感染による全身性炎症反応と，広範囲にわたる臓器障害が起こり得ます．臓器障害の数と死亡率は相関しており，臓器障害を最小限にとどめるために，初期治療（初期蘇生）とその後の支持療法が重要になります．現在，初期蘇生の主流となっているのは，Surviving Sepsis Campaign Guidelines（SSCG）2012で推奨されているearly goal-directed therapy（EGDT）[4]です．

1．初期蘇生の手順

初期蘇生で最優先されることは，**気道確保**と**呼吸の安定**であり，その次に組織灌流の治療を行います．すべての敗血症で酸素は供給されるべきであり，必要であれば，気管挿管と人工呼吸器管理となります．

呼吸状態が安定したら，循環動態を評価します．組織灌流低下の指標として血圧低下が最も一般的な指標ですが，早期の敗血症では，**低血圧ではないのに組織低灌流が存在する**ことがあります．そのため，低灌流の臨床所見を検索する必要があり，徴候としては，四肢の冷感（敗血症の初期相では四肢が温かく皮膚潮紅が存在することもある）や不穏状態，乏尿あるいは無尿，乳酸アシドーシスなどがあります．また普段の血圧と比較（40 mmHg以上

check!
●敗血症性ショックでの初期蘇生
・まず，気道確保と呼吸の安定をはかる．
・次に，組織灌流の治療を行う．
・必要であれば，気管挿管および人工呼吸管理を行う．

低下しているか）することも大事です．組織低灌流が疑われる患者は，多臓器不全を防ぐためにも，迅速に動脈圧ラインおよび中心静脈カテーテルを挿入し，早期に治療する必要があります．

2．SSCG 2012 推奨の初期蘇生

　SSCG 2012 で推奨される初期蘇生は，最初の 6 時間以内に，中心静脈圧 8 ～ 12 mmHg，平均動脈圧≧65 mmHg，中心静脈血酸素飽和度≧70％もしくは混合静脈血酸素飽和度≧65％，尿量≧0.5 mL/kg/h を達成しなければなりません．なお，乳酸クリアランス≧10％は中心静脈血酸素飽和度の代用になる目標といわれています[5]．初期治療は輸液による蘇生（fluid resuscitation）であり，**晶質液**か**膠質液**のどちらかを用いますが，最初の 30 分では晶質液 1,000 mL あるいは膠質液 500 mL を投与します．その後も，組織低灌流が回復するまでは急速大量投与を行います．組織低灌流を改善できない場合は，昇圧薬や強心薬や輸血を使用します．低血圧の遷延で最初に投与される昇圧薬はノルエピネフリンあるいはドパミンとされていますが，はたして両薬剤が同等に有効であるのかは，後述します．大量の輸液負荷や昇圧薬の使用後も中心静脈血酸素飽和度＜70％が遷延する場合は，強心薬の使用を考慮します．

　以上のような EGDT プロトコールを達成しつつ，感染源に対する治療を行うことも必要不可欠です．感染源を同定し培養検体を採取することや適切な抗菌薬の投与開始は，発症 1 時間以内に行う必要があります．ただし，培養検体の採取に 45 分以上の時間がかかり抗菌薬投与が遅れることはあってはなりません．また，ドレナージなどコントロールが必要な感染源は，発症後 6 時間以内で可能な限り速やかに行う必要があります．相対的副腎不全に対するステロイド療法や初期治療後の全身管理・支持療法なども非常に重要ですが，本稿では割愛します．

- ●低灌流の臨床所見検索
- ・四肢の冷感
- ・不穏状態
- ・乏尿あるいは無尿
- ・乳酸アシドーシス
- ・血圧（普段より 40 mmHg 以上低下）

- ●初期治療は輸液による蘇生（組織灌流回復まで急速大量投与）
- ・晶質液または膠質液のどちらかを用いる．
- ・最初の 30 分で晶質液 1,000 mL あるいは膠質液 500 mL を投与する．

- ●十分な輸液投与でも組織灌流を維持できない場合の対応
- ・昇圧薬の使用
- ・強心薬（ドブタミン）の使用
- ・輸血

Q 敗血症性ショックにおいて，最も優れている昇圧薬の選択は？

A 1．組織灌流維持のためには最低限の血圧を保つ

　敗血症性ショックにおいて，最低限の血圧を保てなければ組織灌流を維持することができないので，たとえ輸液が十分に投与される前であっても，昇圧薬が必要なことがあります．平均動脈圧の目標は 65 mmHg におかれることが多いですが，もともと高血圧や動脈硬化があるケースでは，より高い圧を保つことが組織灌流を維持するために必要なことがあります．逆に若い，高血圧のないケースでは，もっと低い値でも大丈夫かもしれません．血圧のみならず，乳酸，意識，尿量などの組織灌流の指標となる所見も参考にするべきなのはもちろんです．

2．ノルエピネフリンとドパミンとの比較

　一つの昇圧薬が他の昇圧薬と比べて優位である決定的な証拠はなく，死亡率やICU滞在期間や病院滞在期間などに，有意な差が認められたものはありませんでしたが[6]，2010年に行われた大規模RCTで様々なショックにおいてノルエピネフリンとドパミンの間で予後に差はないものの，不整脈がドパミンで多かったとするものがありました[7]．これは多施設共同RCTで，ショック患者1,679名が登録され，血圧維持のために第一選択薬の昇圧薬として，ドパミン（858名）あるいはノルエピネフリン（821名）を割り付けられました．Primary outcomeは28日死亡率で，ドパミン投与群とノルエピネフリン投与群の間で有意差はありませんでした（52.5% vs 48.5%，$p=0.10$）．しかし，secondary outcomeである有害事象では，ドパミン投与群がノルエピネフリン投与群と比較して不整脈の有害事象が有意に多くなりました（24.1% vs 12.4%，$p<0.001$）．また，サブグループ解析では，心原性ショック（280名）でドパミン投与群のほうが28日死亡率の増加に関与しており，敗血症性ショック（1,044名）や循環血液量減少性ショック（263名）の間では有意差はありませんでした（心原性ショック $p=0.03$，敗血症性ショック $p=0.19$，循環血液量減少性ショック $p=0.84$，Kaplan-Meier法）．

　同じ著者による，敗血症性ショック患者で，ドパミン投与群がノルエピネフリン投与群と比較して，死亡率が増加〔ドパミンの相対リスク＝1.10（95%信頼区間1.01〜1.20, $p=0.035$）〕したという最近のメタ・アナリシスもあります[8]．

　これらの結果を受けて，**SSCG 2012では，ノルエピネフリンが第一選択の昇圧薬として推奨されています**．ドパミンでは頻脈や不整脈が増加しますし，ノルアドレナリンのほうが強力な昇圧薬ゆえに，より早く目標血圧に到達できるので，後者の成績が良好なのでしょう．

> check!
> ● SSCG2012ではノルエピネフリンが第一選択昇圧薬として推奨されている．

Q 敗血症性ショックにおいて，エピネフリンは第一選択薬剤にならないのか？

A ■エピネフリンとノルエピネフリン

　SSCG 2012で，エピネフリンはノルエピネフリンの代替薬としては推奨されていますが，第一選択ではありません．エピネフリンをノルエピネフリンと比較した試験では，死亡率などのアウトカムがエピネフリンで悪いという証拠はありませんが，有害事象として組織灌流や内臓血流量を損なうことが示されており[9]，また骨格筋由来の乳酸を増やすことも知られていることなども，第一選択にならない理由に含まれるでしょう．以下に，個々のスタディについて概括します．

　エピネフリンとノルエピネフリンは，CAT Study[10]で比較されました．多施設前向き二重盲検RCTで，計280名が登録され，エピネフリンあるいはノルエピネフリンをMAP≧70 mmHgを維持するように割り付けられました．Primary outcomeは，昇圧薬なしにMAP≧70 mmHgを24時間以上維

> check!
> ● エピネフリンが第一選択薬とならないワケ
> ・組織灌流や内臓血流量を損なうことが示された．
> ・骨格筋由来の乳酸を増やす．
>
> ● CAT Study
> エピネフリンとノルエピネフリンの比較：28日，90日死亡率で有意差なし．

持できるまでの時間とし，secondary outcomes は 28 日と 90 日の死亡率でした．重症敗血症患者 158 名のサブグループで，primary outcome の有意差はなく（p＝0.18），secondary outcomes の 28 日と 90 日の死亡率も有意差は認められませんでした．

　ノルエピネフリン＋ドブタミン vs エピネフリン単独は，CATS study [11]で報告されました．多施設前向き二重盲検 RCT で，計 330 名の敗血症性ショック患者で，ノルエピネフリン＋ドブタミン（169 名）あるいはエピネフリン（161 名）を MAP≧70 mmHg を維持するように割り付けられました．Primary outcome は 28 日の死亡率とし，ノルエピネフリン＋ドブタミン投与群は 58 名（34％）で，エピネフリン投与群は 64 名（40％）が死亡し，両群の間に有意差は認められませんでした（p＝0.31）．また，90 日の死亡率，ICU 死亡率，退院の時期，血液浄化移行までの時間，昇圧薬離脱までの時間，SOFA スコアの推移に有意差は認められませんでした．有害事象の出現率も同程度でした．そのため，敗血症性ショックの管理において両群の間で，有効性と安全性に差がある証拠はありません．

●CATS study
ノルエピネフリン＋ドブタミン vs エピネフリン単独の比較：有意差なし．

> **Q** 時代はバゾプレッシンか？　敗血症性ショックでのバゾプレッシンの有効な使用方法は？

　バゾプレッシンは，下垂体性尿崩症（抗利尿作用）や食道静脈瘤出血の緊急処置（腹部臓器細動脈が収縮し，門脈血流減少で門脈圧下降）に使用されてきましたが，最近では，ACLS で無脈性心停止での使用（初回あるいは 2 回目のエピネフリン投与の代わりにバゾプレッシン 40 単位 IV）や血管拡張性ショックの治療で使用されることが多くなっています．バゾプレッシンには血管平滑筋収縮作用があり，敗血症性ショックなど血管拡張性ショックでのカテコラミンに次ぐ，第二選択薬剤として使用されてきました [12〜16]．

　SSCG 2012 では，「**敗血症性ショックにおいてバゾプレッシンを単独で用いることは推奨されない**」とされています．一方で，バゾプレッシン 0.03 単位/min までの用量をノルエピネフリンに加えることで，平均動脈圧のさらなる上昇，あるいはノルエピネフリンの減量が期待できるかもしれない，と述べています．

1．ノルエピネフリン＋バゾプレッシン併用群とノルエピネフリン投与群の比較

　VASST トライアル [17]は，敗血症性ショックにおけるノルエピネフリン＋バゾプレッシン併用群とノルエピネフリン投与群とを比較した，多施設前向き二重盲検 RCT です．合計 778 名の患者が無作為化に，396 名はバゾプレッシン併用を，382 名はノルエピネフリン単剤投与を割り付けられました．最低 5 μg/min のノルエピネフリンの投与を必要とした敗血症性ショック患者に，低用量バゾプレッシン（0.01〜0.03 U/min）あるいはノルエピネフリ

（5〜15 μg/min）が投与され，MAP 65〜75 mmHg を維持するようにプロトコールに従って調節されました．Primary end point は，28日死亡率で，バゾプレッシン併用群は 35.4%，ノエルエピネフリン単剤投与群は 39.3% であり，両群の間で有意差はありませんでした（p=0.26）．Secondary end point である 90 日死亡率でも，両群の間に有意差は認められませんでした（p=0.11）．また，重篤な有害事象も有意差はありませんでした（10.3% and 10.5%，p=1.00）．一方，サブグループ解析では，非重症の敗血症性ショック患者（あらかじめ定義された，5〜14 μg/min といった中等度用量のノルエピネフリン投与や血清乳酸値が低いケース）では，バゾプレッシン併用群はノルエピネフリン単独投与群に比べて 28 日死亡率が低くなりました（26.5% vs 35.7%，p=0.05）．重症な敗血症性ショック（ノルエピネフリン 15 μg/min 以上）の患者では，28 日死亡率に有意差はありませんでした（44.0% and 42.5%，p=0.76）．結論として，カテコラミンで治療された敗血症性ショック患者で，低用量のバゾプレッシンを併用することは，ノルエピネフリン単独の投与群と比較して，死亡率を有意には低下しませんでした．しかし，**非重症の敗血症性ショック患者には，低用量バゾプレッシンの併用が効果的である可能性がありました**．

2．有害事象の評価は？

VASST トライアルでは，バゾプレッシン併用群とノルエピネフリン投与群の有害事象に関しても評価され，両群の間で重篤な有害事象に有意差はありませんでした（10.3% and 10.5%，respectively，p=1.00）．敗血症性ショックでの両薬剤の有害事象について，**表1**に示します．

さらに，同じグループによる VASST トライアルの二次解析で，ステロイド投与群ではノルエピネフリンよりもバゾプレッシンのほうが死亡率は低い

表1　敗血症性ショック患者で重大な有害事象

	ノルエピネフリン投与群 （n=382）	バゾプレッシン併用投与群 （n=396）	P Value
重大な有害事象が一つ以上	40（10.5%）	41（10.3%）	1.00
急性心筋梗塞や狭心症	7（1.8%）	8（2.0%）	1.00
心静止	8（2.1%）	3（0.8%）	0.14
致命的な不整脈	6（1.6%）	8（2.0%）	0.79
急性腸間膜虚血	13（3.4%）	9（2.3%）	0.39
低 Na 血症	1（0.3%）	1（0.3%）	1.00
指の虚血	2（0.5%）	8（2.0%）	0.11
脳血管障害	1（0.3%）	1（0.3%）	1.00
他	2（0.5%）	5（1.3%）	0.45

＊Two-sided P values are based on Fisher's exact test
＊低 Na 血症は，血漿 Na 130 mmol/L 以下と定義
＊他の副作用は，急性肝炎，顆粒球減少症，肺塞栓症，痙攣，投薬ミス，2 例は中心静脈カテーテルからの管外遊出

（ノルエピネフリン群44.7% vs バゾプレッシン群35.9%，p＝0.03）が，ステロイド非投与群では逆にバゾプレッシン群のほうが死亡率は高い傾向が認められました（ノルエピネフリン群21.3% vs バゾプレッシン群33.7%，p＝0.06）．ステロイドとバゾプレッシンの間に統計学的に有意な（p＝0.008）相互作用が示されました[18]．

2011年のメタアナリシス[19]では，primary end pointとして短期の死亡率を設定して，10個の無作為化比較試験が抽出され，そのうち6個が解析されました．バゾプレッシンのみでなく同様の作用機序をもつとされるterlipressinを扱ったスタディも含まれています．バゾプレッシン群では，プラセボ群に比して死亡率を低下させませんでした（40.2% vs 42.9%，p＝0.21）．

3．では，バゾプレッシンはどう使う？

現時点では，バゾプレッシンはSSCG 2012に推奨されるとおり，血管収縮薬として第一選択としては使用せず，ノルエピネフリンだけでは不十分な場合に，なるべく早期にステロイドと併用し，平均動脈圧を上昇させ，ノルエピネフリンの使用量を減らすのに使える可能性があると考えています．

症例提示

症　例：46歳，男性．

RAのためプレドニンとメトトレキセートを服用中．昨日から左下肢の激痛と発熱，悪寒戦慄があり，ロキソニンを内服して様子をみていた．

本日は左下肢痛がさらに増悪し，紫斑を認め，意識状態が悪くなったため救急搬送された．アレルギーなし．喫煙飲酒なし．曝露歴，家族歴なし．

来院時検査所見：来院時意識レベルJCS 10，BP 80/40 mmHg，P 130回/min，R 28回/min，T 39.6℃．

血液ガスでは乳酸アシドーシスと呼吸性アルカローシスを認め，血算では左方移動を伴う白血球減少（WBC＝2,000，bandemia＝45%），血清，生化学検査では炎症反応高値，腎機能障害，肝機能障害を認めた．画像検査では胸部に問題なく，左下肢には軟部組織の炎症所見を認めたが，ガス産生所見はなかった．

もともとステロイドを服用していたので，ステロイドカバー（ハイドロコルチゾン100 mg 8時間おきに投与）をしたうえに，EGDTを開始して，最初の5時間で生理食塩水を10 L投与し，ノルエピネフリンを15 μg/min投与したが，平均血圧は65 mmHgに達しなかった．この時点でさらにボリューム負荷を行い，低用量バゾプレッシン（0.03 U/min）を併用したところ，最初の6時間で平均動脈圧は80 mmHgまで上昇し，血行動態は安定した．

壊死性筋膜炎と診断し，血液培養を提出後，バンコマイシン（トラフ15〜20 μg/mL）＋ピペラシリン・タゾバクタム，クリンダマイシンを投与開始した．形成外科医にコン

サルトし，速やかにデブリードマンを行った．血液培養，組織の培養ではMRSAが分離され，ピペラシリン・タゾバクタムを中止した．

[文　献]

1) Angus DC, Linde-Zwirble WT, Lidicker J et al：Epidemiology of severe sepsis in the United States：analysis of incidence, outcome, and associated costs of care. Crit Care Med 29：1303-1310, 2001
2) Annane D, Aegerter P, Jars-Guincestre MC, Guidet B：Current epidemiology of septic shock：the CUB-Réa Network. Crit Care Med 168：165-172, 2003
3) Friedman G, Silva E, Vincent JL：Has the mortality of septic shock changed with time. Crit Care Med 26：2078-2086, 1998
4) Dellinger RP, Levy MM, Rhodes A et al：Surviving Sepsis Campaign：International Guidelines of Severe Sepsis and Septic Shock, 2012. Intensive Care Med 39（2）：165-228, 2013
5) Jones AE, Shapiro NI, Trzeciak S et al；Emergency Medicine Shock Research Network（EMShockNet）Investigators：Lactate clearance vs central venous oxygen saturation as goals of early sepsis therapy：a randomized clinical trial. JAMA 303（8）：739-746, 2010
6) Havel C, Arrich J, Losert H et al：Vasopressors for hypotensive shock. Cochrane Database Syst Rev 2011
7) De Backer D, Biston P, Devriendt J et al：SOAP II Investigators Comparison of dopamine and norepinephrine in the treatment of shock. N Engl J Med 362（9）：779, 2010
8) De Backer D, Aldecoa C, Njimi H, Vincent JL：Dopamine versus norepinephrine in the treatment of septic shock：a meta-analysis. Crit Care Med 40（3）：725-730, 2012
9) Meier-Hellmann A, Reinhart K, Bredle DL et al：Epinephrine impairs splanchnic perfusion in septic shock. Crit Care Med 25（3）：399, 1997
10) Myburgh JA, Higgins A, Jovanovska A et al；CAT Study investigators：A comparison of epinephrine and norepinephrine in critically ill patients. Intensive Care Med 34（12）：2226-2234, 2008［Epub 2008 Jul 25］
11) Annane D, Vignon P, Renault A et al；CATS Study Group：Norepinephrine plus dobutamine versus epinephrine alone for management of septic shock：a randomised trial. Lancet 370（9588）：676, 2007
12) Mutlu GM, Factor P：Role of vasopressin in the management of septic shock. Intensive Care Med 30：1276-1291, 2004
13) Sharshar T, Blanchard A, Paillard M et al：Circulating vasopressin levels in septic shock. Crit Care Med 31（6）：1752, 2003
14) Dünser MW, Mayr AJ, Ulmer H et al：Arginine vasopressin in advanced vasodilatory shock：a prospective, randomized, controlled study. Circulation 107：2313-2319, 2003
15) Kill C, Wranze E, Wulf H：Successful treatment of severe anaphylactic shock with vasopressin. Two case reports. Int Arch Allergy Immunol 134（3）：260, 2004
16) Schummer C, Wirsing M, Schummer W：The pivotal role of vasopressin in refractory anaphylactic shock. Anesth Analg 107（2）：620, 2008
17) James AR, Keith RW, Joel S et al；for the VASST Investigators：Vasopressin versus Norepinephrine Infusion in Patients with Septic Shock. N Engl J Med 358：877-887, 2008
18) Russell JA, Walley KR, Gordon AC et al；Dieter Ayers for the Vasopressin and Septic Shock Trial Investigators：Interaction of vasopressin infusion, corticosteroid treatment, and mortality of septic shock. Crit Care Med 37（3）：811-818, 2009
19) Polito A, Parisini E, Ricci A et al：Vasopressin for treatment of vasodilatory shock：an ESICM systematic review and meta-analysis. Intensive Care Med 38：9-19, 2012

I カテコラミン

5 アドレナリンとバゾプレシン，どう使い分けるか？

東京ベイ・浦安市川医療センター 救急科　本間洋輔，志賀　隆

ここがポイント！

- ☑ 心肺蘇生において，血管収縮薬の使用は蘇生率を改善するが，長期予後を改善させるとはいわれていない．
- ☑ アドレナリンは心拍再開率を改善させるが，蘇生後はその副作用が問題となる．
- ☑ アドレナリンとバゾプレシンは，蘇生においてどちらが優れているかは結論が出ていない．

Q 蘇生において，なぜ血管収縮薬が効果的なのですか？

A 心肺蘇生の際必要とされるのは，心筋にいかに酸素を供給するかということです．そのためには**冠灌流圧**が重要といわれています．冠灌流圧は大動脈圧と右房圧の差で表されます[1]．

現在，心肺蘇生で使用されている血管収縮薬（アドレナリン，バゾプレシン）は冠動脈と脳血管以外の組織の血管を収縮させ，相対的に冠動脈への血流量を増やすことで冠灌流圧を上昇させ，蘇生に寄与しているといわれています[2]．

しかし，薬剤投与の有無で比較した報告によると，短期的な予後改善には寄与したが長期予後は改善しなかったという報告や[3]，薬剤投与が独立した予後不良因子という報告もあります[4]．

> **check!**
> 冠灌流圧＝
> 大動脈圧－右房圧

Q アドレナリンの作用機序と効果を教えてください

A
1．アドレナリンの効果──血管収縮作用

アドレナリンは α_1, α_2, β_1, β_2 受容体に対するアゴニスト作用をもっています（**表1**）．この α 作用に血管収縮作用があり，蘇生に有用と考えられています．特に α_2 受容体に作用すると，中枢神経系では血管拡張作用を示すものの，末梢血管に対しては血管収縮作用があり，その結果，**冠灌流圧を上昇させるため蘇生に対し有用**であるといわれています[5]．動物実験でも，投与後冠灌流圧の上昇が認められています[6]．

> **check!**
> ● α 作用→ α_2 受容体に作用→末梢血管に対し血管収縮作用→冠灌流圧上昇→蘇生に有用

表1　アドレナリンの作用機序

受容体	標的臓器	作用
α_1	血管平滑筋	収　縮
	心　臓	収縮力増強
	瞳孔散大筋	収縮（瞳孔散大）
α_2	末梢血管平滑筋	収　縮
	中枢神経	鎮静，鎮痛
		循環調整中枢を介した血管拡張
	血小板	凝　集
	膵臓 β 細胞	インスリン分泌抑制
β_1	心　臓	心拍数上昇，心収縮増強
	腎　臓	レニン分泌促進
β_2	血管平滑筋	弛　緩
	気管支，子宮，胃腸平滑筋	弛　緩
	肝臓，骨格筋	グリコーゲン分解

2．アドレナリンの副作用

最近の研究では副作用も多く報告されています．β 作用として，陽性変力作用，陽性変時作用，血管拡張作用があり，**心筋の酸素需要の増加，心室性不整脈，心内膜下の血流減少，肺動静脈シャントによる低酸素血症**が起こるといわれています．また，蘇生後も効果は継続するため，蘇生後の心筋酸素需要増加による心筋機能障害も報告されています[2]．α 作用に関しても，中枢神経の微小循環を減少させるという報告があり，蘇生後も継続するため中枢予後を悪化させる可能性があるといわれています[7,8]．

●副作用
・β 作用：心筋酸素需要増加，心室性不整脈，心内膜下の血流減少，肺動静脈シャント
・α 作用：中枢神経の微小循環の血流減少

Q アドレナリンの使用に関する具体的なエビデンスについて教えてください

A アドレナリンは心肺蘇生においてガイドライン上 1974 年から推奨されていますが，その効果について最近まで十分な研究は行われていませんでした．

1．蘇生率は？

蘇生率に関してですが，アドレナリンの使用にて蘇生率が改善したという報告と[7,9]，有意差はなかったという報告，両方があります[2]．特に接触時波形が PEA/Asystole の場合は薬剤投与で心拍再開率は有意に上昇しましたが，VF/Pulseless VT では薬剤投与しても心拍再開率は上昇しなかったと報告されています[3,10]．日本，米国，ヨーロッパのそれぞれのガイドラインに

●アドレナリン初回投与のタイミングの違い
〔波形が VF/pulseless VT の場合〕
・JRC（日本蘇生協議会）：アドレナリンは除細動を遅らせないタイミングで投与する．
・AHA（アメリカ心臓協会）：初回の除細動を行った後にアドレナリンを投与する．
・ERC（ヨーロッパ蘇生協議会）：3 回の除細動を行った後にアドレナリンを投与する．

おいて，VF/pulseless VT 時のアドレナリン投与のタイミングは，統一化されていません[11〜13]．

2．生存退院率と中枢神経予後は？

生存退院率，中枢神経予後になると有意差がないばかりか[3,9]，悪化したという報告まであります．前述の副作用の影響があると考えられます[2,8]．

このようなアドレナリンのデメリットをなくすために，選択的 β 遮断薬などと同時投与することが研究されています[14]．

Q アドレナリンの量や投与間隔，投与タイミングについて教えてください

A 1．投与量は？

投与量について動物実験では，蘇生に対して効果的な濃度は 0.045〜0.2 mg/kg であったという報告があります．ヒトにおいては通常量と比較して大量投与で蘇生率が改善したという報告もありますが，変わらなかったという報告のほうが多いです．また，長期予後に関して有意に改善したという報告はありません[2,15]．また，大量投与では副作用が大きいといわれています[16]．大量投与の結果，冠灌流圧が上昇するものの，蘇生後の心筋酸素需要量が上昇することが要因と考えられています[17]．大量投与での有意な効果が認められず，蘇生後の副作用のリスクがあるため，**慣習的な 1 mg という量が推奨**されています[15]．

check!
●投与のタイミング
アドレナリンの半減期を考慮して 3〜5 分ごとに投与する．初回投与は早期がよいとの報告がある．

2．投与の間隔とタイミングは？

タイミングに関しては，アドレナリンの半減期が 3〜5 分であるため，3〜5 分ごとに投与することが一般的です．初回投与のタイミングですが，早期投与が冠灌流圧上昇および蘇生率上昇に寄与するという報告があります[10]．

Q バゾプレシンの作用機序と効果を教えてください

A

バゾプレシンは，非アドレナリン性の血管収縮薬で，脳血管の血管拡張作用と冠動脈，腎動脈の収縮作用がもともと報告されています．アドレナリン受容体を経由しないため，**蘇生において副作用となり得る心筋に対する β 作用はありません**[2]．

代謝性アシドーシス下でも血管収縮作用は減弱しないといわれており[18]，蘇生した群において蘇生しなかった群と比較して内因性バゾプレシン濃度が高かったことより蘇生治療に有用なのでは，と考えられました[19]．血中半減期が 10〜20 分とアドレナリンと比べ長く，またそれゆえ 1 回の投与でいい

check!
●バゾプレシンの血中半減期
アドレナリンより長く，10〜20 分である．

●効果
・冠灌流圧の上昇
・脳血流の微小循環改善
・脳血流の酸素飽和度改善

のでは，といわれています．
　効果としては，冠灌流圧の上昇，脳血流の微小循環改善，脳血流の酸素飽和度改善が報告されています[20〜22]．

Q 蘇生の場では，どちらが優れているのですか？

A 動物実験において，アドレナリン単剤投与とバゾプレシン単剤投与を比較した場合，バゾプレシン単剤投与のほうが蘇生率が高かったという報告もありますが[23]，変わらないという報告もあります[24,25]．ヒトにおける研究では単剤同士の比較はなく，アドレナリン単剤とバゾプレシン＋アドレナリンでの比較研究が行われています．バゾプレシンとアドレナリンを両方投与した場合のほうが蘇生率が高かったという報告があり[26]，特に接触時波形が心静止であった場合に有意であったと報告されています[19]．しかし，蘇生率に関して差はないという報告も多くあり[27]，メタ解析やシステマティックレビューではどちらが有効であるとはいえない，と報告されています[2,28]．

　国際的にもどちらが優れているという結論は出ておらず[15]，**日本と米国のガイドラインにおいて優越なく並列表記されています**[11,12]．

　今後は，アドレナリンの蘇生後の副作用を考えたバゾプレシンの併用，また波形に応じた薬剤投与の検討がされるべきだと考えられます．

Q 蘇生後の神経予後において，どちらが優れているのですか？

A 動物実験において，アドレナリン単剤投与と比較すると，バゾプレシンとアドレナリン両方を投与するほうが中枢神経の微小循環を増加させ，脳血流酸素飽和度も上昇させると報告されています[21,27]．しかし，神経予後には寄与しなかったと報告されています[29]．**現時点では神経予後においてどちらが優れているという結論は出ていません．**

Q 蘇生後はどの薬剤を使用するべきですか？

A 2010年発表のILCOR（国際蘇生連絡協議会）のCoSTRにおいて，初めて心肺停止蘇生後の集中治療が言及され，各国のガイドラインにも記載されるようになりました．アドレナリンは前述の副作用があるため推奨されません．蘇生後はpost-cardiac arrest myocardial dysfunctionなどで，心臓は低左心機能になり，またサイトカインストームにて末梢血管は拡張するため，血管収縮薬であるノルアドレナリンや陽性変力作用のあるドブタミンを使用する報告が多いです[15,30]．

[文　　献]

1) Paradis NA, Martin GB, Goetting MG et al：Simultaneous aortic, jugular bulb, and right atrial pressures during cardiopulmonary resuscitation in humans. Insights into mechanisms. Circulation 80：361-368, 1989
2) Sunde K, Steen PA：The Use of Vasopressor Agents During Cardiopulmonary Resuscitation. Crit Care Clin 28：189-198, 2012
3) Olasveengen TM, Sunde K, Brunborg C et al：Intravenous drug administration during out-of-hospital cardiac arrest：a randomized trial. JAMA 302：2222-2229, 2009
4) Holmberg M, Holmberg S, Herlitz J：Low chance of survival among patients requiring epinephrine or intubation after out-of-hospital cardiac arrest in Sweden. Resuscitation 54：37-45, 2002
5) Cao L, Weil MH, Sun S et al：Vasopressor agents for cardiopulmonary resuscitation. J Cardiovasc Pharmacol Ther 8：115-121, 2003
6) Lindberg L, Liao Q, Steen S：The effects of epinephrine/norepinephrine on end-tidal carbon dioxide concentration, coronary perfusion pressure and pulmonary arterial blood flow during cardiopulmonary resuscitation. Resuscitation 43：129-140, 2000
7) Callaway CW：Epinephrine for cardiac arrest. Curr Opin Cardiol 28：36-42, 2013
8) Ristagno G, Tang W, Huang L et al：Epinephrine reduces cerebral perfusion during cardiopulmonary resuscitation. Crit Care Med 37：1408-1415, 2009
9) Hagihara A, Hasegawa M, Abe T et al：Prehospital epinephrine use and survival among patients with out-of-hospital cardiac arrest. JAMA 307：1161-1168, 2012
10) Hayashi Y, Iwami T, Kitamura T et al：Impact of early intravenous epinephrine administration on outcomes following out-of-hospital cardiac arrest. Circ J 76：1639-1645, 2012
11) 日本蘇生協議会：ガイドライン2010，第2章　成人の二次救命処置（ALS）．http://jrc.umin.ac.jp/pdf/G2010_02_ALS_120208.pdf
12) Neumar RW, Otto CW, Link MS et al：Part 8：adult advanced cardiovascular life support：2010 American Heart Association Guidelines for Cardiopulmonary Resuscitation and Emergency Cardiovascular Care. Circulation 122：S729-767, 2010
13) Deakin CD, Nolan JP, Soar J et al：European Resuscitation Council Guidelines for Resuscitation 2010 Section 4. Adult advanced life support. Resuscitation 81：1305-1352, 2010
14) Xanthos T, Bassiakou E, Koudouna E et al：Combination pharmacotherapy in the treatment of experimental cardiac arrest. Am J Emerg Med 27：651-659, 2009
15) Deakin CD, Morrison LJ, Morley PT et al：Part 8：Advanced life support：2010 International Consensus on Cardiopulmonary Resuscitation and Emergency Cardiovascular Care Science with Treatment Recommendations. Resuscitation 81：e93-e174, 2010
16) Ditchey RV, Lindenfeld J：Failure of epinephrine to improve the balance between myocardial oxygen supply and demand during closed-chest resuscitation in dogs. Circulation 78：382-389, 1988
17) Mally S, Jelatancev A, Grmec S：Effects of epinephrine and vasopressin on end-tidal carbon dioxide tension and mean arterial blood pressure in out-of-hospital cardiopulmonary resuscitation：an observational study. Crit Care 11：R39, 2007
18) Fox AW, May RE, Mitch WE：Comparison of peptide and nonpeptide receptor-mediated responses in rat tail artery. J Cardiovasc Pharmacol 20：282-289, 1992
19) Wenzel V, Krismer AC, Arntz HR：A comparison of vasopressin and epinephrine for out-of-hospital cardiopulmonary resuscitation. N Engl J Med 350：105-113, 2004
20) Morris DC, Dereczyk BE, Grzybowski M：Vasopressin can increase coronary perfusion pressure during human cardiopulmonary resuscitation. Acad Emerg Med 4：878-883, 1997
21) Ristagno G, Sun S, Tang W：Effects of epinephrine and vasopressin on cerebral microcirculatory flows during and after cardiopulmonary resuscitation. Crit Care Med 35：2145-2149, 2007

22) Lindner KH, Prengel AW, Pfenninger EG et al：Vasopressin improves vital organ blood flow during closed-chest cardiopulmonary resuscitation in pigs. Circulation 91：215-221, 1995
23) Wenzel V, Lindner KH, Krismer AC et al：Repeated administration of vasopressin but not epinephrine maintains coronary perfusion pressure after early and late administration during prolonged cardiopulmonary resuscitation in pigs. Circulation 99：1379-1384, 1999
24) Mayr VD, Wenzel V, Voelckel WG et al：Developing a vasopressor combination in a pig model of adult asphyxial cardiac arrest. Circulation 104：1651-1656, 2001
25) Babar SI, Berg RA, Hilwig RW et al：Vasopressin versus epinephrine during cardiopulmonary resuscitation：a randomized swine outcome study. Resuscitation 41：185-192, 1999
26) Guyette FX, Guimond GE, Hostler D et al：Vasopressin administered with epinephrine is associated with a return of a pulse in out-of-hospital cardiac arrest. Resuscitation 63：277-282, 2004
27) Gueugniaud PY, David JS, Chanzy E et al：Vasopressin and epinephrine vs. epinephrine alone in cardiopulmonary resuscitation. N Engl J Med 359：21-30, 2008
28) Sillberg VA, Perry JJ, Stiell IG et al：Is the combination of vasopressin and epinephrine superior to repeated doses of epinephrine alone in the treatment of cardiac arrest-a systematic review. Resuscitation 79：380-386, 2008
29) Popp E, Vogel P, Teschendorf P et al：Vasopressors are essential during cardiopulmonary resuscitation in rats：Is vasopressin superior to adrenaline? Resuscitation 72：137-144, 2007
30) Gaieski DF, Band RA, Abella BS et al：Early goal-directed hemodynamic optimization combined with therapeutic hypothermia in comatose survivors of out-of-hospital cardiac arrest. Resuscitation 80：418-424, 2009

II 降圧薬

6 結局，血圧を下げるときの第一選択薬は，血管拡張薬なのか？ Ca拮抗薬なのか？

千葉大学大学院医学研究院
分化制御学教室
谷口俊文（たにぐちとしふみ）

ここがポイント！

- ☑ 高血圧緊急症（hypertensive emergency）と高血圧切迫症（hypertensive urgency）に分ける．
- ☑ 高血圧緊急症はその後，数年にわたり血管内皮機能不全を起こしうる．
- ☑ 降圧薬の選択は，高血圧緊急症の原因を分類して決定する．
- ☑ 高血圧緊急症の治療で血圧は下げすぎない．
- ☑ 欧米での静注降圧薬の新薬に注目．

Q 高血圧緊急症の定義を教えてください

A ■臓器障害を伴うか否かの区別が重要

英語では「Hypertensive Crisis」という言葉があります．これは一般的に，収縮期血圧＞179 mmHg もしくは拡張期血圧＞109 mmHg の状態を指します．しかしこの言葉自体はあまり意味をもちません．20 年前に米国の JNC（Joint National Committee）が **hypertensive urgency（高血圧切迫症）**と **hypertensive emergency（高血圧緊急症）**に分けることを提唱[1]して以来，現在でも，この言葉は臨床的に有用であるため使用されています．すなわち，臓器障害を伴うものを emergency，無症状で臓器障害を伴わないものを urgency と区別します．この二つは**治療戦略が異なる**ため，区別することは重要です．Urgency では 24～48 時間かけて降圧するのに対し，emergency では ICU/CCU などに入院のうえ，静注降圧薬などを用いてすぐに治療を開始します．なお，「悪性高血圧」という言葉は，一部で高血圧緊急症と同義で使用される場合がありますが，使用は推奨されません．本邦では，難病医療費助成金の申請などに使用されており，法律的な定義は各書類を確認すべきです．

check!
- hypertensive urgency（高血圧切迫症）と hypertensive emergency（高血圧緊急症）は治療戦略が異なるので，区別して考える．
- urgency：24～48 時間かけて降圧
- emergency：入院し，静注降圧薬にてすぐに治療開始

Q 高血圧緊急症はどんな病態ですか？ 血圧が高いだけとは違うのですか？

A 高血圧緊急症は様々な原因によってひき起こされますが，正確な機序はまだよくわかっていません．液性血管収縮因子による突然の全身性血管性収縮がきっかけとなり，血圧が急激に高くなります．それにより機械的負荷や血管内皮の傷害を起こし，血管透過性亢進，凝固系亢進やフィブリンの蓄積などにつながります[2,3]．結果として虚血となり，さらなる血管収縮因子の放出が起こるという悪循環に陥ります．

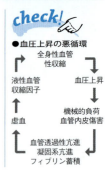

●血圧上昇の悪循環

Q 高血圧緊急症の症状を教えてください

A これは，高血圧緊急症のきっかけとなった原疾患（表1）の症状を考えなければなりません．疫学研究としては最近，The Studying the Treatment of Acute hypertension（STAT）[4]という米国25施設，1,588名のコホート・データが出たので，これで高血圧緊急症の症状を見てみましょう．

呼吸苦（26％），**胸痛**（26％），**頭痛**（23％），**意識障害**（20％）や**局所神経脱落症状**（11％）などです．過去の報告を見ても同様です．身体所見で見落としがちなのが，**眼底**を確認することです．これは，高血圧性網膜症の所見は腎傷害を伴う微小血管障害と強く相関しているため[5]，非常に重要です．しかし，本邦の救急の現場では，ほぼ眼底鏡を使用する姿は見かけませんし，米国の STAT のデータでも眼底所見の記載は13％にとどまりますので，意識的に習慣づける必要があるでしょう．

●身体所見のポイント
身体所見で重要なのは，眼底の確認．
高血圧性網膜症は，腎傷害を伴う微小血管障害と強く相関する．

表1　原因疾患に合わせた静注降圧薬の選択

原因疾患	静注降圧薬
急性肺水腫（収縮機能不全）	血管拡張薬とループ利尿薬
急性肺水腫（拡張機能不全）	低用量血管拡張薬±ループ利尿薬とβ遮断薬
急性心筋虚血	血管拡張薬＋β遮断薬
高血圧性脳症	Ca拮抗薬
急性大動脈解離	β遮断薬（もしくはCa拮抗薬）
子癇前症，子癇（SBP＞150 mmHg）	Ca拮抗薬（もしくはβ遮断薬）・ヒドララジン
急性腎不全/微小血管症性貧血	Ca拮抗薬
急性術後高血圧症	Ca拮抗薬（もしくはβ遮断薬）
脳梗塞（SBP＞180～200 mmHg）	Ca拮抗薬
脳出血（SBP＞140～160 mmHg）	Ca拮抗薬

高血圧緊急症の原因として他にもカテコラミンの過剰（褐色細胞腫のクリーゼ，モノアミン酸化酵素阻害薬と食品・薬物との相互作用など）などがある．治療は各自，添付文書等を参照頂きたい．

> **Q** 高血圧緊急症を治療するためには，どのような薬を使えばいいのですか？

A 覚えておきたい静注降圧薬のクラスは 2 種類．**Ca 拮抗薬**と**血管拡張薬**です．どちらを使用すべきかに関しては，高血圧緊急症を起こしている原因次第です．高血圧緊急症を原因別に分けた降圧薬の選択を表 1 にまとめました．本邦では β 遮断薬がない，もしくは保険適用外であるため，多くの疾患が Ca 拮抗薬で治療することになる点に注意してください．また，本邦で使用できる静注降圧薬の使用方法を表 2 にまとめました．添付文書の使用方法では米国の用量を超えることがあるため，それを超えない範囲内としました．

血管拡張薬は様々な制約があるのに対して，Ca 拮抗薬は無難に血圧を下げてくれることを以下に示します．

1. 血管拡張薬

a）ニトロプルシド

血管拡張薬であるニトロプルシドは強力な降圧薬であり，**脳血流を減少させ頭蓋内圧亢進などを呈する**ため，高血圧性脳症や脳血管障害発症後の高血圧性緊急症の治療には不向きです．また，**冠血管疾患の患者で冠動脈血流の減少（coronary steal）を起こす**[6]ため，急性心筋梗塞に伴う高血圧緊急症には不向きです．ECLIPSE 試験[7]は，心臓手術周術期の高血圧緊急症に対して Ca 拮抗薬の新薬である clevidipine（本邦未発売）と既存薬（ニトログリセリン，ニトロプルシド，ニカルジピン）を比較しました．本試験の結果，ニトロプルシドは有意に死亡率が高く出ました．シアン化物代謝の蓄積などの問題もあり，現在では，欧米でもニトロプルシドの使用は一般的でなくなりつつあります．

b）ニトログリセリン

ニトログリセリンの静注は，ニトロプルシドと比較すると，より強い血管

---

check!

●覚えておきたい静注降圧薬
・Ca 拮抗薬
・血管拡張薬
※どちらを選択するかは原因次第．

●ニトロプルシド使用の注意点
ニトロプルシドは，強力な降圧薬である．
・高血圧性脳症，脳血管障害発症後の高血圧緊急症には不向き．
・急性心筋梗塞に伴う高血圧緊急症にも不向き．

●ニトログリセリン使用の注意点
脳血流量や腎血流量が減少する．
・使用は，冠動脈疾患や急性肺水腫に伴う高血圧緊急症などに限られる．

表 2　静注降圧薬の使用方法

Ca 拮抗薬	ニカルジピン（ペルジピン®）	1γ より開始，5〜15 分ごとに 0.5γ ずつ漸増．
血管拡張薬（硝酸薬）	ニトログリセリン（ミリスロール®）	0.1γ より開始，目標値まで 5〜15 分ごとに 0.1〜0.2γ ずつ漸増．
	ニトロプルシド（ニトプロ®）	0.25γ より開始，5〜15 分ごとに 0.5γ ずつ漸増．最高 2γ まで．
その他	ヒドララジン（アプレゾリン®）	5 mg 静注，20〜30 分ごとに再投与，1 日 20 mg まで．

注）添付文書の記載とは異なるが，記載の範囲内での使用にまとめてある．
　　γ＝μg/kg/min

拡張作用をもっています．前負荷と心拍出量を減らすことにより血圧を低下させますが，脳血流量や腎血流量が減少しますので，使用は**冠動脈疾患や急性肺水腫に伴う高血圧緊急症**などに限られます．

2．Ca拮抗薬

Ca拮抗薬の静注降圧薬の代表は，**ペルジピン®（ニカルジピン）**です．冠動脈血流や脳血流を奪うことなく降圧するために使いやすいのです．米国では体重で調整することなく用量を決定しますが，表2では，添付文書に従い，γ計算にて用量決定としました．ニカルジピンの欠点はその半減期であり，短期型と分類されるも，高血圧緊急症の治療に用いるには少々長いとされています．その欠点を補うように登場したのが，欧米で使用される超短時間作用型のclevidipineです（本邦未承認）．高血圧緊急症での使用はVELOCITY試験[8]で実証されており，今後のためにも，覚えておいて損はないでしょう．

●ニカルジピンの長所
冠動脈血流や脳血流を奪わず降圧するので，使いやすい．

●ニカルジピンの欠点
半減期：高血圧緊急症の治療薬としては長い．欧米では，超短時間作用型のclevidipineが使用されている．

> **MEMO**
>
> ●ペルジピン®の暗い過去？
>
> 　脳虚血におけるペルジピン®の使用は，暗い過去があります．安全に降圧できることを示した論文[9]もありますが，本邦では脳出血時や頭蓋内圧亢進時にペルジピン®は使用禁忌でした．脳出血時にペルジピン®を使用して死亡した症例が訴訟にまで発展したため，他の降圧薬（ヘルベッサー®，ニトログリセリン）の選択は望ましくないにもかかわらず，使用せざるを得ない状況がありました．2011年6月には，この禁忌事項は警告に移動しましたが，科学的根拠に基づかない添付文書のために，多くの患者の不利益につながっていたことは残念です．

3．その他のクラス

a）β遮断薬

β遮断薬は，欧米では静注薬が揃っているため高血圧緊急症に使用できるのですが，本邦では限られており，積極的に使用できない状況です．欧米ではラベタロールやブレビブロック®（エスモロール）を高血圧緊急症に使用します．救急の現場における高血圧緊急症の治療でラベタロールとペルジピン®を比較したスタディがあります（CLUE[10]）が，ペルジピン®のほうが30分以内に血圧目標値に到達しやすいという結果が出ていますので，β遮断薬の適応がなければ特に積極的に使用する理由もなく，急性心筋虚血や急性大動脈解離など以外の場合にはCa拮抗薬を選択することになると思われます．いずれにせよ，病態に応じて選択すべきでしょう．

b）アプレゾリン®

アプレゾリン®（ヒドララジン）は，本邦で高血圧緊急症の適応のある静注降圧薬ですが，3時間程度の短い半減期と裏腹に，降圧作用時間は10時間と長いため，血圧管理の予測が難しく，使いにくい薬です．子癇などの降圧に使用されることがあります．添付文書の1回20 mgを，静注は過度の降圧の危険があるため，表2では変更しています．

c）ループ利尿薬

高血圧緊急症を治療するうえで重要なのが，体液量の評価です．ループ利尿薬は収縮機能不全による急性肺水腫など体液量過剰のときに使用しますが，それ以外にはあまり出番はありません．

Q 高血圧切迫症を治療する経口降圧薬の選択は，どのようにしたらよいのでしょうか？

本邦では，救急外来などへのアクセスの良さから「血圧が高い」と受診してくる患者が多くいます．臓器障害の有無を評価することが重要ですが，これらが問題なければ高血圧切迫症として治療開始することになります．

1．高血圧治療中の患者

服用中の降圧薬に別のクラスを足す，用量増加など，降圧薬に対するアドヒアランスも確認すべきです．アドヒアランスが悪い場合には，そのまま再開でもよいでしょう．

2．高血圧未治療の患者

まずは血液検査で血算，腎機能，肝機能，血清カリウム値などを知る必要があります．その後，背景疾患の有無に合わせてカルシウム拮抗薬（アダラート®など），ACE阻害薬（レニベース®など），β遮断薬を使用します．ニフェジピン（アダラート®）の舌下投与は急激で予測できない降圧の可能性がありますので，使用してはいけません．

 経口降圧薬で効果がみられないときの対策は？

経口降圧薬にて治療を試みるもなかなか降圧できない場合には，普段はあまり使用しないカタプレス®（クロニジン）やトランデート®（ラベタロール）の併用で降圧できることがあります．カタプレス®は高用量では鎮静作用があり，また服用を中止するとリバウンドで急激な血圧の上昇を伴うことがあるので，使用上は注意を要します．ラベタロールの静注薬は本邦未発売ですが，経口薬はトランデート®として入手可能です．

《使用方法》
- カタプレス® 75〜150 μg 1回1錠1日3回，重症例では1回300 μg 1日3回まで増量．
- トランデート® 50 mg 1回1錠1日3回，1日450 mg まで増量可．

Q 高血圧切迫症・緊急症の患者を治療開始しました．どこまで血圧を下げればよいのでしょうか？

A ### 1．臓器障害がない場合

臓器障害のない高血圧切迫症では，24〜48時間かけて160/100 mmHg以下に降圧することが推奨されています．これは脳・冠・腎血流が自己調整能により保たれているため，急速な降圧が自己調整能を超えてしまい，主要臓器の虚血が懸念されるからです．これらの推奨にはあまりエビデンスがありませんが，ニフェジピン（アダラート®）の舌下投与による急激な降圧により，脳・冠血流の減少を招き，死亡率の上昇につながること[11]がわかっていますので，やはり緩徐な降圧のほうがよさそうです．

2．臓器障害がある場合

臓器障害のある高血圧緊急症では，モニタしながら目標値までしっかりと血圧をコントロールすべきでしょう．舌下投与や筋注は薬物動態の予測が難しいため，静注薬を用いることになります．目標や降圧の仕方もエビデンスはほとんどなく，現在の推奨はエキスパート・オピニオンによるものですが，おおまかにはどれも似ています．平均血圧を2時間程度かけて20〜25%低下させる[12]，30〜60分で拡張期血圧を15〜20%低下もしくは110 mmHgまで降圧させる[13]，などです．大動脈解離の場合には，収縮期血圧120 mmHg未満/平均動脈血圧80 mmHg未満を5〜10分で達成すること[14]になります．

> **check!**
> ●臓器障害がない高血圧切迫症の治療
> 緩徐な降圧を心がける．
> ・24〜48時間かけて160/100 mmHg以下に降圧
>
> ●臓器障害がある高血圧緊急症の治療
> 舌下薬や筋注ではなく，静注薬を使用し，モニタしながら目標値までしっかりと血圧コントロールを行う．

Q 静注薬で目標値まで下げることができました．その後，どのような経口薬に切り替えればよいのでしょうか？

A 初期目標達成後のマネジメントは原因疾患次第ですが，臓器障害の徴候などが治まり，血圧が安定した段階で経口降圧薬を開始して，静注降圧薬を漸減させ中止します．

どのような経口薬を使用するかは，比較試験がなくエビデンスが乏しい領域でありますが，患者の背景疾患に合わせた長期的な高血圧治療を考慮に入れることが推奨されています．具体的には，**Ca拮抗薬，ACE阻害薬，β遮断**

> **check!**
> ●初期目標達成後の薬剤の切り替え方
> 臓器障害の徴候改善・血圧安定→経口降圧薬開始→静注降圧薬漸減→静注降圧薬中止

薬などです．

　臓器障害を起こしている場合には，次の目標として2〜3ヵ月かけて拡張期血圧を85〜90 mmHgまで降圧するように設定します．これらの目標も，特にエビデンスはなく，専門家の意見です．臓器障害を伴わない場合は，初期目標である160/100 mmHgを数時間かけて達成したならば，帰宅にて治療で構いません．その後は外来にてフォローアップして背景疾患に合わせた降圧薬の選択を行います．

[文　献]

1) The fifth report of the Joint National Committee on Detection, Evaluation, and Treatment of High Blood Pressure (JNC V). Arch Intern Med 153 (2)：154-183, 1993
2) Wallach R, Karp RB, Reves JG et al：Pathogenesis of paroxysmal hypertension developing during and after coronary bypass surgery：a study of hemodynamic and humoral factors. Am J Cardiol 46 (4)：559-565, 1980
3) Ault MJ, Ellrodt AG：Pathophysiological events leading to the end-organ effects of acute hypertension. Am J Emerg Med 3 (6 Suppl)：10-15, 1985
4) Katz JN, Gore JM, Amin A et al：Practice patterns, outcomes, and end-organ dysfunction for patients with acute severe hypertension：the Studying the Treatment of Acute hyperTension (STAT) registry. Am Heart J 158 (4)：599-606, e1, 2009
5) Van den Born B-JH, Löwenberg EC, Van der Hoeven NV et al：Endothelial dysfunction, platelet activation, thrombogenesis and fibrinolysis in patients with hypertensive crisis. J Hypertens 29 (5)：922-927, 2011
6) Cohn JN, Franciosa JA, Francis GS et al：Effect of short-term infusion of sodium nitroprusside on mortality rate in acute myocardial infarction complicated by left ventricular failure：results of a Veterans Administration cooperative study. N Engl J Med 306 (19)：1129-1135, 1982
7) Aronson S, Dyke CM, Stierer KA et al：The ECLIPSE trials：comparative studies of clevidipine to nitroglycerin, sodium nitroprusside, and nicardipine for acute hypertension treatment in cardiac surgery patients. Anesth Analg 107 (4)：1110-1121, 2008
8) Pollack CV, Varon J, Garrison NA et al：Clevidipine, an intravenous dihydropyridine calcium channel blocker, is safe and effective for the treatment of patients with acute severe hypertension. Ann Emerg Med 53 (3)：329-338, 2009
9) Narotam PK, Puri V, Roberts JM et al：Management of hypertensive emergencies in acute brain disease：evaluation of the treatment effects of intravenous nicardipine on cerebral oxygenation. J Neurosurg 109 (6)：1065-1074, 2008
10) Peacock WF, Varon J, Baumann BM et al：CLUE：a randomized comparative effectiveness trial of IV nicardipine versus labetalol use in the emergency department. Crit Care 15 (3)：R157, 2011
11) Grossman E, Messerli FH, Grodzicki T, Kowey P：Should a moratorium be placed on sublingual nifedipine capsules given for hypertensive emergencies and pseudoemergencies? JAMA 276 (16)：1328-1331, 1996
12) Vaughan CJ, Delanty N：Hypertensive emergencies. Lancet 356 (9227)：411-417, 2000
13) Marik PE, Varon J：Hypertensive crises：challenges and management. Chest 131 (6)：1949-1962, 2007
14) Khan IA, Nair CK：Clinical, diagnostic, and management perspectives of aortic dissection. Chest 122 (1)：311-328, 2002

II 降圧薬

7 脳血管障害で，血圧はどこまで下げるか？

The Methodist Hospital, Department of Neurology　河合　真

ここがポイント！

- ✓ 脳梗塞と脳出血は病態が異なるので，別々に分けて議論しなければならない．
- ✓ 脳梗塞急性期の血圧は，高すぎても低すぎても予後が悪化．
- ✓ 脳出血では降圧による血腫縮小効果と脳灌流圧の維持が問題になる．
- ✓ 脳出血では収縮期血圧 140 mmHg 以下にしてもよい可能性があるが，その理由を理解する．

はじめに

"70 歳男性，高血圧，糖尿病の既往あり．食事中突然右半身の麻痺と呂律が回らなくなり，救急車で搬送されてきた．"

救急に携わっていると，こういう症例は非常に多く遭遇します．病歴，身体所見をとって頭部 CT を撮るところまでは，おそらく多くの救急室で流れるように行われることでしょう．こんなときにバイタルを測定すると，驚くような血圧上昇に遭遇することになります．

■下げないほうがいい？　それとも下げたほうがいい？

脳血管障害の急性期に血圧が上昇することは，よく知られています．収縮期血圧（SBP）が 200 mmHg を超えることも珍しくありません．この血圧上昇はほとんどが一過性のものであり，数日で元の血圧に戻ります．

急性期の血圧上昇はストレスに対する反応である，梗塞や出血により壊死に陥った部分を取り巻く部位への脳血流を途絶えさせないための生理的な反応である，もしくは浮腫や出血により上昇した脳圧に打ち勝って脳血流を維持するための反応である，という意見もあり，こういう意見を聞くと「下げないほうがいいのじゃないか？」という気になってきます．

一方で，急性期にバイタルを測定するするたびに，SBP が 180 mmHg を超

える状況に遭遇すると「下げたほうがいいのじゃないのか？」という疑念が湧いてきます．急性期の降圧治療の理由としては，posterior reversible encephalopathy syndrome（PRES）もしくは reversible posterior leukoencephalopathy syndrome（RPLS）とも呼ばれる高血圧脳症に伴う脳浮腫を予防すること，脳梗塞後の出血を予防することなどです．

　ここでまず最初に押さえておきたいことは，脳血管障害，脳卒中，ストロークなど様々な名称が使われますが，日本脳卒中学会が発表している脳卒中治療ガイドラインにもあるように**脳梗塞**と**脳出血**は分けて議論されるべきです[1]．

　この分野は，オブザベーションスタディのデータが蓄積され，それから介入試験のデータが蓄積されている段階です．最近になり，出血の場合は，降圧による血腫の減少効果が，降圧によるリスクを上回りそうなデータが出てきたりしています．

　2001年に発表されたCochraneレビューでは，5つの降圧薬による急性期脳卒中への介入試験をシステムレビューしていますが，推奨を出すには十分なエビデンスがないという結論になっています[2]．

　以下に，脳梗塞と脳出血をできるだけ区別して解説していきます．

check!
●脳血管障害急性期の降圧治療が必要なワケ
・高血圧脳症に伴う脳浮腫の予防
・脳梗塞後の出血の予防

Q 急性期の脳梗塞の場合は？

A　脳梗塞における一過性の血圧上昇のメカニズムは，コアの周辺の「ペナンブラ」と呼ばれる，虚血にはなっていますが壊死していない部分の脳血流を維持させようとする反応性の血圧上昇であるというのが一般的です．歴史的に，急性期には「よほどの高血圧でないと治療するべからず」と教えられてきたし，私もその一人です．この「よほど」というのが，どの程度なのかが難しい．また，もし降圧治療するならば，何を，いつ使うのかも難しいです．

1．現行のガイドライン

　遺伝子組み換え組織プラスミノゲンアクチベーター（rt-PA）を用いる場合には，米国では**収縮期血圧＞185 mmHg，拡張期血圧＞110 mmHg**，日本では**収縮期血圧＞180 mmHg，拡張期血圧＞105 mmHg**時には積極的降圧療法の開始，というガイドラインが出ています．しかし，これは本題とは少し論点がずれる状況であるので，これ以上は議論しません．

　rt-PAを用いない場合は，**収縮期血圧＞220 mmHg，拡張期血圧＞120 mmHgで降圧治療を開始してもいい**というガイドラインになっています．これは，日本も2007年の米国のガイドラインに準じています[3]．そして治療開始した場合は，発症後24時間で15％以内の降圧にとどめるように求め

check!
●rt-PAを使用する場合の血圧の基準
・米国：収縮期血圧＞185 mmHg，拡張期血圧＞110 mmHg時
・日本：収縮期血圧＞180 mmHg，拡張期血圧＞105 mmHg時

●rt-PAを使用しない場合の血圧の基準
・収縮期血圧＞220 mmHg，拡張期血圧＞120 mmHgで降圧治療を開始してもよい．
・治療開始の場合は発症後24時間で15％以内の降圧にとどめる．
・高血圧の既往あり：発症24時間以降に降圧薬を再開あるいは開始．
・頸動脈や脳動脈に重度の狭窄あり：降圧薬開始は遅らせる（発症後7〜10日）．

ています．そして，高血圧の既往がある場合は，発症24時間以降に降圧薬を再開もしくは開始するように求めていますが，頸動脈や脳動脈に重度の狭窄がある場合はさらに降圧薬開始は遅らせるように（発症後7～10日）求めています．

2．オブザベーションスタディによるデータの蓄積

1）血圧が低い場合に予後不良のデータ

ブラジルの115名の患者のオブザベーションスタディでは収縮期血圧が低いほど3ヵ月の時点での予後が不良（10％の降圧のたびにオッズ比が1.9上昇）であるというデータが出ました[4]．オーストリアの372名のスタディでは24時間以内に拡張期血圧の25％以上の低下が予後不良のリスク（オッズ比3.8）でした[5]．

2）高くても低くても予後不良のデータ

スペインの304名のオブザベーションスタディにおいて，収縮期血圧180 mmHg，収縮期血圧100 mmHgを境に，上でも下でもU字型に予後が悪化するというデータが出ました[6]．

さらに大規模なInternational stroke trialというスタディで17,398名のデータを解析した結果，早期の死亡リスクが収縮期血圧150 mmHgを境にU字型を描き，高くても低くても上昇しました[7]（図1）．このスタディでは14日以内の脳梗塞再発率は収縮期血圧が10 mmHg上昇するたびに4.2％増加するというデータも示しました[7]（図2）．

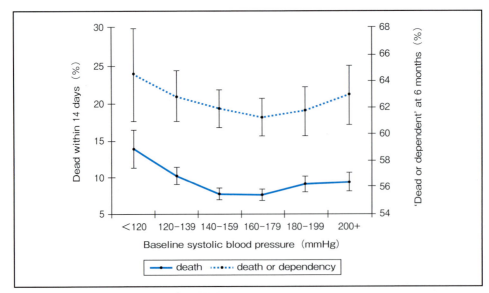

図1 発症時の収縮期血圧と予後の関係
実線部分は発症14日以内の死亡率，点線は発症6ヵ月以内の死亡率と重度障害の発生率を示している．

（文献7より引用）

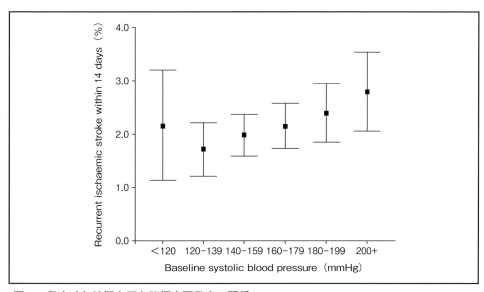

図2　発症時収縮期血圧と脳梗塞再発率の関係
　14日以内の脳梗塞再発率が（120 mmHg以上の場合）血圧上昇に伴い増加している．

（文献7より引用）

3）介入スタディによるデータ

　脳梗塞の295名に対するカルシウム拮抗薬のニモジピン（本邦未承認）による介入では高用量で予後悪化，低用量で有意差なしでした[8]．

　リシノプリルとラベタロールとプラセボを用いた小規模の179名に対するCHHIPSという，脳梗塞と脳出血を区別していない介入スタディでは，収縮期血圧160 mmHg以上で介入し実薬群で予後が悪化しなかったという結果が出ました[9]．

　脳梗塞の342名に対してアンジオテンシンII受容体拮抗薬であるカンデサルタンを用いたACCESSというスタディでは，収縮期血圧160 mmHg，拡張期血圧100 mmHgで介入し，発症1日目から投与した群で12ヵ月後の死亡率と血管イベントが有意に低下しました[10]．ただし，もともとこのスタディは安全性確認のための第II相試験であるため，効果に関して決定的なことは述べられません．ただし，カンデサルタンによる降圧で予後が悪化しなかったことは注目されるべきと思われます．

　その後，2,029名に対するSCASTというカンデサルタンを用いた試験では，収縮期血圧140 mmHg以上の場合にカンデサルタンとプラセボで介入しましたが，予後改善，悪化ともに有意差が認められませんでした[11]．この介入スタディでも，脳梗塞と脳出血を区別していませんでした．

　脳梗塞のみに対する介入試験には，763名の高血圧で降圧薬を服用していた脳梗塞患者を，降圧薬を継続する群と停止する群に分けて比較したCOS-

SACSというスタディがあります．2週間の時点で予後に有意差を生じませんでした[12]．

3．では，どのようにすべきでしょうか？

　長々とスタディを列挙してきましたが，結局のところ，降圧目標は現行のガイドラインに従わざるを得ません（降圧の詳細については「6．結局，血圧を下げるときの第一選択薬は，血管拡張薬なのか？ Ca拮抗薬なのか？」を参照）．どの薬剤を使うかですが，米国では静脈注射薬としてはβ阻害薬のラベタロール，Ca拮抗薬のニカルジピン，硝酸薬などが使用され，経口薬としてはCa拮抗薬，アンジオテンシン変換酵素阻害薬，アンジオテンシンⅡ受容体阻害薬が使用されています．日本脳卒中学会のガイドラインでは，具体的な薬剤は推奨されていません．全くもって困るのですが，**原則として半減期の短い薬剤（ニフェジピンなど）は避け，米国のガイドラインに従っておくほうが無難で**しょう．今後，さらにスタディが発表され，ガイドラインの変更があると思われますので，知識をアップデートしていく必要があります．

●米国で使用される薬剤
〈静脈注射薬〉
・ラベタロール（β阻害薬）
・ニカルジピン（カルシウム拮抗薬）
・硝酸薬
〈経口薬〉
・カルシウム拮抗薬
・アンジオテンシン変換酵素阻害薬
・アンジオテンシンⅡ受容体阻害薬
日本脳卒中学会のガイドラインでは，具体的な薬剤の推奨がない．

Q 脳出血の場合は？

A　「出血ならば血圧を下げたほうが血腫は小さくて済むに違いない」と単純に考えたくなるのですが，血腫が増大するに伴い脳圧が上昇することを考慮に入れ，血腫周辺の脳血流を維持するために適切な血圧がどの程度なのかが問題になります．ここで**脳灌流圧**（平均血圧から脳圧を引いたもの）という言葉が出てきます．これが議論されるということは，「**脳圧が上昇することがあるので無視してはいけません**」，ということを意味します．

　また，使用薬剤に関してですが，硝酸薬，Ca拮抗薬，β遮断薬，アンジオテンシン変換酵素阻害薬，アンジオテンシンⅡ受容体拮抗薬などがあります．ここで問題になるのは，硝酸薬，Ca拮抗薬は脳血流を増加し，脳圧を亢進させるため，平均血圧を下げてしまうことと併せて脳灌流圧を二重に下げてしまうのではないかという懸念があります．そのため，欧米で一般的に用いられているニカルジピンなどのCa拮抗薬は，日本では脳圧上昇が疑われる脳卒中急性期には使用禁忌になっています[1]．

硝酸薬，Ca拮抗薬：脳血流を増加させ，脳圧を亢進させる→脳灌流圧を大幅に下げてしまうことになるのでは？

Ca拮抗薬は，日本では脳圧上昇が疑われる脳卒中急性期には禁忌．

1．日米のガイドライン

　2010年に発表された米国のガイドラインでは，2段階に推奨が分かれています．

1段階目は，

> 収縮期血圧が 200 mmHg 以上もしくは平均血圧が 150 mmHg 以上の場合は，積極的に降圧療法を行う．この際，持続静脈注射で降圧剤を使用し，血圧測定を頻回（五分ごと）に行う．
>
> 収縮期血圧が 180 mmHg 以上もしくは平均血圧が 130 mmHg 以上の場合で脳圧亢進が疑われる場合は，脳圧モニター使用を考慮しながら，持続もしくは間欠的に静脈注射で降圧剤を使用し，脳灌流圧（平均血圧−脳圧）が 61〜80 mmHg になるようにコントロールする．
>
> 収縮期血圧が 180 mmHg 以上もしくは平均血圧が 130 mmHg 以上の場合で脳圧亢進が疑われない場合は中等度の降圧を行う．目標となる血圧は平均血圧で 110 mmHg 以下，収縮期血圧 160 mmHg，拡張期血圧 90 mmHg 以下を目標とし，持続もしくは間欠的に静脈注射で降圧剤を使用し臨床症状を 15 分ごとに調べる．

というもので，2007 年から変化していません[13,14]．

2段階目は，

> 収縮期血圧が 150〜200 mmHg の場合は収縮期血圧 140 mmHg 以下に降圧してもおそらく安全であろう．

というもので，2010 年につけ加えられたものです[14]．

日本脳卒中学会のガイドラインでは，収縮期血圧 180 mmHg 未満もしくは平均血圧 130 mmHg 未満を目標に管理をするということにとどまっています．特に脳圧亢進をひき起こす可能性のある脳血管拡張作用のある降圧薬（硝酸薬と Ca 拮抗薬のこと）の使用に慎重を期すように求めています[1]．

2．観察試験から前向き介入試験へ

後ろ向き検定で降圧が良好な症例では予後が良いことが示されています[15]．一方で，前向き観察では，血腫の増大と血圧などの血行動態の関連を認めなかったという報告もされています[16]．

前向きの介入試験としては，INTERACT 試験と ATACH 試験があります．INTERACT 試験では 404 名を対象に積極的な降圧薬使用で収縮期血圧を 150 mmHg 以下にすると血腫のボリュームが有意に減少したというデータが出ました．ここでは，使用する降圧薬は特に指定はなく，収縮期血圧 140 mmHg という降圧目標だけが設定されました．血腫のボリュームが介入以前に介入グループと非介入グループで異なるという批判があり，現在 INTERACT II という試験が行われています．

ATACH 試験は，パイロット試験として 60 名対象にニカルジピンを使用

して目標血圧を 170～199 mmHg，140～169 mmHg，110～139 mmHg の 3 群に分けて降圧による安全性を確認した試験で，3 ヵ月の時点で降圧による神経症状に有意な差を認めていません．現在，さらに大規模な ATACH II 試験が進行中です．

　これらのデータをもとにして，「脳出血に関しては収縮期血圧 140 mmHg まで下げてもよい」と米国ガイドラインは推奨しています．では，どこまで下げられるのか，という問題は解決されておらず，大規模試験の結果が待たれます．また，使用薬剤に関しては，現時点でニカルジピンが予後を悪化させるというデータはありません．米国では頻用されており，個人的に使用に関する抵抗はなくなっていますが，果たして血管拡張による脳圧亢進は無視できるのか，という答えは出せていません．

おわりに

　脳梗塞，脳出血ともに血管障害であることに変わりはないのですが，影響を受ける臓器が脳であることで問題が複雑になっています．何度も言いますが，脳梗塞と脳出血を分けて議論することが重要で，さらに使用薬剤にも注意を払う必要があります．なんともとりとめのない結論になってしまいましたが，大規模臨床試験の結果が待たれる分野であることを強調しておきたいと思います．

[文　献]

1) 日本脳卒中学会ガイドライン 2009．Available at：http://www.jsts.gr.jp/jss08.html．
2) Interventions for deliberately altering blood pressure in acute stroke. Cochrane Database Syst Rev 2001：CD000039．
3) Adams HP Jr, del Zoppo G, Alberts MJ et al：Guidelines for the early management of adults with ischemic stroke：a guideline from the American Heart Association/American Stroke Association Stroke Council, Clinical Cardiology Council, Cardiovascular Radiology and Intervention Council, and the Atherosclerotic Peripheral Vascular Disease and Quality of Care Outcomes in Research Interdisciplinary Working Groups：the American Academy of Neurology affirms the value of this guideline as an educational tool for neurologists. Stroke 38：1655-1711, 2007
4) Oliveira-Filho J, Silva SC, Trabuco CC et al：Detrimental effect of blood pressure reduction in the first 24 hours of acute stroke onset. Neurology 61：1047-1051, 2003
5) Vlcek M, Schillinger M, Lang W et al：Association between course of blood pressure within the first 24 hours and functional recovery after acute ischemic stroke. Ann Emerg Med 42：619-626, 2003
6) Castillo J, Leira R, Garcia MM et al：Blood pressure decrease during the acute phase of ischemic stroke is associated with brain injury and poor stroke outcome. Stroke 35：520-526, 2004
7) Leonardi-Bee J, Bath PM, Phillips SJ, Sandercock PA：Blood pressure and clinical outcomes in the International Stroke Trial. Stroke 33：1315-1320, 2002
8) Ahmed N, Nasman P, Wahlgren NG：Effect of intravenous nimodipine on blood pressure and outcome after acute stroke. Stroke 31：1250-1255, 2000
9) Potter JF, Robinson TG, Ford GA et al：Controlling hypertension and hypotension immediately post-stroke (CHHIPS)：a randomised, placebo-controlled, double-blind pilot trial. Lancet Neurol 8：48-56, 2009

10) Schrader J, Luders S, Kulschewski A et al : The ACCESS Study : evaluation of Acute Candesartan Cilexetil Therapy in Stroke Survivors. Stroke 34 : 1699-1703, 2003
11) Sandset EC, Bath PM, Boysen G et al : The angiotensin-receptor blocker candesartan for treatment of acute stroke (SCAST) : a randomised, placebo-controlled, double-blind trial. Lancet 377 : 741-750, 2011
12) Robinson TG, Potter JF, Ford GA et al : Effects of antihypertensive treatment after acute stroke in the Continue or Stop Post-Stroke Antihypertensives Collaborative Study (COSSACS) : a prospective, randomised, open, blinded-endpoint trial. Lancet Neurol 9 : 767-775, 2010
13) Broderick J, Connolly S, Feldmann E et al : Guidelines for the management of spontaneous intracerebral hemorrhage in adults : 2007 update : a guideline from the American Heart Association/American Stroke Association Stroke Council, High Blood Pressure Research Council, and the Quality of Care and Outcomes in Research Interdisciplinary Working Group. Stroke 38 : 2001-2023, 2007
14) Morgenstern LB, Hemphill JC, 3rd, Anderson C et al : Guidelines for the management of spontaneous intracerebral hemorrhage : a guideline for healthcare professionals from the American Heart Association/American Stroke Association. Stroke 41 : 2108-2129, 2010
15) Dandapani BK, Suzuki S, Kelley RE et al : Relation between blood pressure and outcome in intracerebral hemorrhage. Stroke 26 : 21-24, 1995
16) Jauch EC, Lindsell CJ, Adeoye O et al : Lack of evidence for an association between hemodynamic variables and hematoma growth in spontaneous intracerebral hemorrhage. Stroke 37 : 2061-2065, 2006

Post-Cardiac Arrest Syndrome

Neuro critical care for PCAS
—indication, method, efficacy—

PCAS
心停止後症候群に対する神経集中治療
— 適応，方法，効果 —

編著：黒田　泰弘　　香川大学医学部救急災害医学講座　教授
　　　　　　　　　　同　　附属病院救命救急センター長

話題の好評書

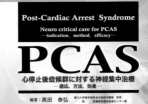

心停止後症候群（PCAS）に対する
神経集中治療の**適応・方法・効果**の
最新知見を集約したテキスト‼

B5判/本文約260頁/定価
（本体6,800円+税）

 総合医学社　〒101-0061　東京都千代田区三崎町1-1-4
TEL 03(3219)2920　FAX 03(3219)0410　http://www.sogo-igaku.co.jp

II 降圧薬

8 虚血性心疾患急性期でβ遮断薬を導入したくないワケ（そして，なぜCa拮抗薬は好まれるのか？）

東京都済生会中央病院 循環器科　遠藤彩佳（えんどうあやか）

ここがポイント！

- ☑ 虚血性心疾患に対するβ遮断薬は，国内外のガイドラインで推奨されている薬剤である．
- ☑ それに対しCa拮抗薬は，すべての虚血性心疾患に対し推奨されている薬剤ではない．
- ☑ しかし，Ca拮抗薬が推奨されている冠攣縮性狭心症は，欧米人に比べ日本人で発症率が高いのが現実である．
- ☑ 冠攣縮性狭心症は器質的冠動脈疾患にも合併し，増悪すると急性冠症候群を発症する可能性がある．

Q 虚血性心疾患にはβ遮断薬がよいと習いましたが，本当ですか？

A 本当です．

β遮断薬は，虚血性心疾患に対して大変効果的な薬剤だといわれています．1982年に米国で発表された多施設無作為二重盲検試験であるBHAT試験（Beta Blocker Heart Attack Trial）[1]では，心筋梗塞に対するβ遮断薬の有効性が初めて証明されました．その後，約20年間にわたり世界で様々な大規模臨床研究が発表され，β遮断薬は虚血性心疾患の死亡率を約10〜15%抑制することが証明されました．β遮断薬は，虚血性心疾患に伴う狭心

check！
● 虚血性心疾患に対するβ遮断薬の生命予後改善効果
① 抗虚血作用
② 抗不整脈作用
③ 心筋梗塞後の心破裂や再梗塞の予防
④ 抗リモデリング作用
⑤ 突然死を含む死亡率の抑制

表1　日本と海外でのガイドラインの比較

虚血性心疾患	日本		欧米諸国	
	β遮断薬	Ca拮抗薬	β遮断薬	Ca拮抗薬
急性冠症候群	クラス1	クラス2a-3	クラス1	なし（クラス2 b）*
安定狭心症	クラス1	クラス2a-3	クラス1	なし（クラス1〜2a）*
心血管疾患の二次予防	クラス1	クラス2a-3	クラス1	なし
冠攣縮が関与	クラス2a-3	クラス1	なし	なし（クラス1）*

*ESCガイドラインでは，βが無効あるいは禁忌の場合のみCaが考慮される
（日本循環器学会およびAHA/ACC，ESCガイドラインを参照して作成）

症症状の改善だけでなく，急性心筋梗塞後の虚血進行や急性冠閉塞，致死的不整脈である心室頻拍/心室細動，心機能悪化などによる突然死を予防するといわれており，虚血性心疾患の予後改善効果と二次予防効果のための重要な薬剤に位置づけられています．そのため，AHA（米国心臓協会）/ACC（米国心臓病学会）およびESC（欧州心臓病学会）ガイドラインでは，急性冠症候群，安定狭心症，心血管動脈硬化症に対する二次予防，すべての虚血性心疾患において第一に推奨されているとても重要な至適薬剤なのです．JCS（日本循環器学会）ガイドラインでも急性冠症候群に対する二次予防として同様に推奨されています（表1）．

Q 日本の臨床現場でも実際にβ遮断薬は使われているのでしょうか？

A 前記で説明したとおり，AHA/ACC，ESCガイドラインだけでなくJCSガイドラインでも，β遮断薬は虚血性心疾患に対して第一推奨薬ですので，当然，日本でも処方率は高いはずと，皆さん考えますよね．

でも実際は，日本と諸外国の間で少し温度差があるようです．試しに虚血性心疾患に対してこれまでに実施されてきた大規模臨床研究を，日本と海外で比較してみましょう（表2）．

■欧米諸国ではβ遮断薬が多く使われるが，日本ではCa拮抗薬の処方が多い

このように比較してみると，日本と海外では処方内容に違いがあることに，皆さん気がつきましたか？ ガイドラインで第一推奨薬であるβ遮断薬の処方率は，海外で6〜9割と高い処方率であるのに対し，日本では2〜4割ほどしか処方されていません．それとは対照的に，海外では処方率の低いCa拮抗薬が，なぜか日本では多く処方されています．もちろん，AHA/ACC，ESCガイドラインおよびJCSガイドラインにおいて，虚血性心疾患に対するCa拮抗薬は原則至適薬剤に位置づけられていません．でも，日本の臨床現場では，β遮断薬よりCa拮抗薬のほうが虚血性心疾患に対して多く処方されている傾向があります．皆さん，奇妙に感じませんか？

check!
- β遮断薬は海外で処方率が高く日本で低い．
  - 海外での処方率：6〜9割
  - 日本での処方率：2〜4割
- Ca拮抗薬は海外で処方率が低く日本で高い．

表2　日本と海外での大規模臨床研究の比較

レジストリー名	日本			欧米諸国		
	REACH	CREDO-Kyoto	J-Cypher	REACH	ACS I	PREMIER
抗血小板薬	79%	89%	99%	82%	88%	96%
β遮断薬	20%	22%	38%	52%	76%	93%
Ca拮抗薬	65%	60%	—	33%	28%	—

Q 日本ではどうしてCa拮抗薬が好まれるのですか？

A ■日本の医師がCa拮抗薬を好む理由とは？

欧米と比較すると，日本の医師は，昔からCa拮抗薬を好む傾向があります．国内の高血圧に対する降圧薬処方率を参考にしても，やはりCa拮抗薬が1位を占めているのが現実です．なぜ日本ではCa拮抗薬が好まれるのか？　その理由を考えないといけません．

●欧米人と日本人との違い
・日本人には冠攣縮性狭心症が多い．

1）β遮断薬には徐脈作用もあるため使用が難しい？

β遮断薬は，血圧降下作用だけでなく徐脈作用をもつため，高度徐脈やⅡ度以上の房室ブロックが存在する患者さんには使用が難しくなります．また，気管支喘息や閉塞性肺疾患などの呼吸器疾患をもつ患者さんにも原則禁止になりますので，他の降圧薬と比較して扱いづらい印象を臨床医に与えていることが，人気のない理由の一つなのかもしれません．しかし，循環器科医の私たちにとってのβ遮断薬とは，なくてはならない身近な存在です．もちろん虚血性心疾患に対しては，ガイドラインでの第一推奨薬ですから，臨床現場ではβ遮断薬の処方を積極的に検討しているはずです．しかし，β遮断薬と仲の良いそんな循環器医でも，欧米と比べ虚血性心疾患に対しβ遮断薬の処方率が低い理由は一体，何なのでしょうか．

2）日本人に多い冠攣縮性狭心症には使用できない？

虚血性心疾患の多くは，β遮断薬が効果的に働く器質的な動脈硬化性冠動脈病変が原因です．これは日本人でも同じです．しかし，欧米人と日本人の間で違いを挙げるとしたら，**日本人では冠攣縮性狭心症が多く存在する**という事実です．日本では，虚血性心疾患の約40％に冠攣縮が関与していると考えられており，これは欧米人と比較すると数倍以上に高い頻度になります[2]．この事実が，処方薬に影響している可能性はあります．なぜならば，従来の虚血性心疾患に効果的なβ遮断薬は，残念ながら冠攣縮には効かないからです．それどころか，冠攣縮を悪化させてしまう恐れもあるため[3]，日本循環器学会ガイドラインでは，**冠攣縮性狭心症が関与する場合，冠攣縮を増悪させる可能性のあるβ遮断薬の単独投与を禁止しており，Ca拮抗薬が第一選択薬として推奨されている**からです．

Q 冠攣縮性狭心症って，なんですか？

A 1．冠攣縮が生じる要因とは？

血管の攣縮は，一般的に，細胞内のCaイオン濃度上昇に伴う血管平滑筋の過収縮が原因といわれています．ですから，Ca拮抗薬が効果的に働

表3　冠攣縮性狭心症の要因

環境要因	①喫　煙 ②飲　酒 ③脂質異常症 ④耐糖能異常 ⑤高血圧 ⑥肥　満 ⑦過労・精神ストレス　など
遺伝的要因	①内皮型一酸化窒素合成酵素（eNOS） ②遺伝子 Glu298Asp 多型 ③ eNOS 遺伝子-786T/C 多型 ④ eNOS 遺伝子におけるその他の多型 ⑤ホスホリパーゼ C-δ1 蛋白の遺伝子変異 ⑥その他の遺伝子多型
血行再建術後の要因	①カテーテル治療：薬剤溶出性ステント（DES） 　　　　　　　　　　　ベアメタルステント（BMS） ②バイパス術

（文献2より引用）

表4　冠攣縮性狭心症の治療

日常生活の管理	①禁　煙 ②血圧管理 ③適正体重の維持 ④耐糖能障害の是正 ⑤脂質異常症の是正 ⑥過労・精神ストレスの回避 ⑦節　酒
薬物療法	①硝酸薬 ② Ca 拮抗薬 ③ニコランジル ④ HMG-CoA 還元酵素阻害薬（スタチン）など

（文献2より引用）

くのは，皆さん，わかりますよね．冠攣縮を起こす原因は飲酒や喫煙など様々ですが（表3，4），動脈硬化に伴う血管内皮機能の障害も，冠攣縮の原因になります．血管内皮機能が障害されると血管収縮物質の生成抑制に関わる一酸化窒素（NO）の産生が低下するため，その結果，血管の収縮性が高まり冠攣縮が誘発されてしまいます．動脈硬化と深く関連している冠攣縮が，必ずしも独立した疾患ではなく器質的冠動脈疾患と合併することも，日常臨床でよく遭遇します．また，最近では冠動脈のカテーテル治療に用いる薬剤溶出性ステントも原因になることがあります．ステントに塗られている薬剤や，薬剤のポリマーが内皮障害の原因になると考えられており，薬剤溶出性ステント留置後に冠攣縮が発症してしまうこともあります[4]．さらに冠攣縮の頻度が増すと，不安定化し急性冠症候群を発症することもあります．

●冠攣縮の機序
血管内皮機能障害→一酸化窒素の産生低下→血管の収縮性 up →冠攣縮誘発

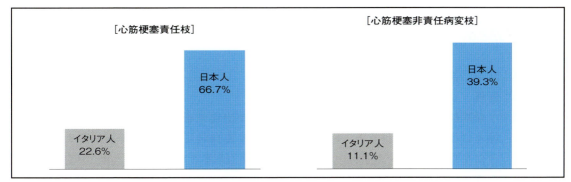

図1　Ach負荷試験での冠攣縮誘発率（%）（文献5より引用）

2．日本人の虚血性心疾患は，器質的冠動脈疾患と冠攣縮性疾患が複雑に関与するケースが多い

　血栓溶解療法が施行された急性心筋梗塞の梗塞責任枝と梗塞非責任枝にアセチルコリン負荷試験を施行したところ，日本人ではイタリア人に比べ約3倍の頻度で冠攣縮が生じたと報告されています（図1）5)．冠動脈に器質的病変を認めているから，急性冠症候群を発症しているから，カテーテル治療やバイパス手術の既往があるからといって，冠攣縮が関与していないとはいえないということです．また，冠攣縮性狭心症の症状も多様です．典型的な症状としては，安静時胸痛ですが労作で誘発される冠攣縮も存在しますので，労作に伴う胸痛だからといって，冠攣縮性狭心症ではないとはいえません．先入観をもって診療すると冠攣縮の関与を見逃してしまうので，広い視野で虚血性心疾患の診療に当たることが大切なのです．
　このように，日本人における虚血性心疾患は器質的冠動脈疾患と冠攣縮性疾患が複雑に関与している可能性があるため，その背景が日本のβ遮断薬とCa拮抗薬の処方率に反映されているのではないでしょうか．

●器質的冠動脈疾患と冠攣縮性疾患が複雑に関与していることが日本での薬剤使用法に影響している可能性がある．

Q 虚血性心疾患急性期には，β遮断薬とCa拮抗薬，どちらを処方したらよいのでしょうか？

A　これまで説明してきたように，現在までのガイドラインにおいて虚血性心疾患に対する至適薬剤として推奨されている薬剤は，β遮断薬です．器質的冠動脈疾患に対するCa拮抗薬の有効性はまだ確立されていません．しかし，**冠攣縮性狭心症が関与している場合は，Ca拮抗薬を第一推奨薬として選択してください**．冠動脈に器質的病変をもつ患者さんで冠攣縮性狭心症を合併，または冠攣縮が原因で発症した心筋梗塞にも，できればβ遮断薬も継続したいですよね．その場合は，β遮断薬を単独で使用することは禁忌ですので，必ずCa拮抗薬を併用しましょう．それでも冠攣縮が改善しない場合は，Ca拮抗薬を優先することを忘れないでくださいね．

●虚血性心疾患の至適薬剤はβ遮断薬．

●冠攣縮性狭心症関与の場合はCa拮抗薬が第一推奨薬．

●心筋梗塞など，β遮断薬を継続したい場合はCa拮抗薬を併用する．

症例提示

症　例：52歳，男性．
主　訴：胸痛
現病歴：1週間前より朝の通勤時に平地歩行で胸痛が出現するようになった．その後，徐々に症状の閾値が低下，軽労作だけでなく安静時にも胸痛発作が出現するようになり，救急外来受診．心電図上，I aV$_L$ V$_{4-6}$誘導でST低下を認め，不安定狭心症の疑いで緊急入院となった．
既往歴：5年前に急性心筋梗塞発症，右冠動脈に薬剤溶出性ステントを留置している．高血圧，高脂血症に対し内服加療中．
生活歴：現在喫煙中，アルコール多飲．
入院後経過（図2，3）：カテーテル造影検査の結果，左回旋枝に90％高度狭窄を認め責任病変と判断し，薬剤溶出性ステントを留置．β遮断薬も継続のまま退院とした．1ヵ月後，同様の胸痛発作にて来院，前回と同じく，心電図にて，I aV$_L$ V$_{4-6}$誘導でのST低下を認め，緊急入院．カテーテル造影検査の結果，前回治療した左回旋枝および右冠動脈の再狭窄は認められず，新規病変も認められなかった．冠攣縮性狭心症の関与も疑いアセチルコリン負荷試験を施行．左前下行枝に高度攣縮を認め，同様の胸痛発作，心電図変化も誘発された．Ca拮抗薬を追加するも症状消失には至らず，最終的にβ遮断薬を中止することで症状消失に至った．

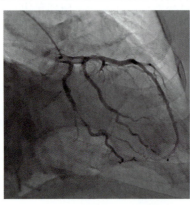
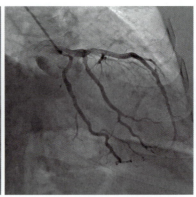

a）ステント治療前（左回旋枝）　　b）ステント治療後（左回旋枝）

図2　ステント治療

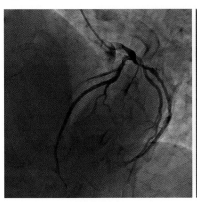
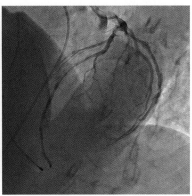

a）アセチルコリン負荷前　　　b）アセチルコリン負荷後
　　（左前下行枝）　　　　　　　　（左前下行枝）

図3　アセチルコリン負荷試験

TOPICS

大規模臨床研究の結果（表2）からもわかるように，欧米諸国と比較して日本ではβ遮断薬の処方率が低いのですが，興味深いのは，欧米諸国と日本とで虚血性心疾患のイベント発症率に有意な差を認めてはいない点です．至適薬剤であるβ遮断薬があまり投与されていないのに，不思議ではないですか？　日本国内の臨床研究では，虚血性心疾患においてCa拮抗薬がβ遮断薬と同等の効果をもたらすという研究結果もいくつか報告されています[6]．さらに最近発表された海外の臨床研究では，β遮断薬が虚血性心疾患の予後を必ずしも改善しなかったという驚きのデータも報告されました[7]．そもそも，β遮断薬が虚血性心疾患の予後を改善するという根拠は，虚血性心疾患を薬物療法で治療していた血行再建のない時代や，カテーテル治療のデバイスがまだ未開発だった時代の研究結果に基づいていることが多いのです．もしかしたら，虚血性心疾患の至適薬剤に対する新たな概念が生まれる時代にきているのかもしれませんね．でも，現時点での原則は，β遮断薬が虚血性心疾患の第一至適薬剤であるということを，皆さん，忘れないでくださいね．

[文　献]

1) Beta Blocker Heart Attack Trial Research Group：A randomized trial of propranolol in patients with acute myocardial infarction：mortality results. JAMA 247：1707-1714, 1982
2) Guidelines for Diagnosis and Treatment of Patients with Coronary Spastic Angina, Circulation Journal Vol. 72, Suppl. IV：1199, 2008

3) Yasue H, Omote S, Takizawa A, Nagao M : Coronary arterial spasm in ischemic heart disease and its pathogenesis. A review. Circ Res 52 : 1147-1152, 1983
4) Kim JW, Suh SY, Choi CU et al : Six-Month Comparison of Coronary Endothelial Dysfunction Associated With Sirolimus-Eluting Stent Versus Paclitaxel-Eluting Stent FREE. J Am Coll Cardiol Intv 1 (1) : 65-71, 2008
5) Pristipino C, Beltrame JF, Finocchiaro ML et al : Major racial differences in coronary constrictor response between Japanese and caucasians with recent myocardial infarction. Circulation 101 (10) : 1102-1108, 2000
6) The Japanese β-blockers and Calcium Antagonists Myocardial Infarction (JBCMI) Investigators. Comparison of the effects of beta blockers and calcium antagonists on cardiovascular events after acute myocardial infarction in Japanese subjects. Am J Cardiol 93 (8) : 969-973, 2004
7) Bangalore S, Steg G, Deedwania P et al : REACH Registry Investigators. β-Blocker use and clinical outcomes in stable outpatients with and without coronary artery disease. JAMA 308 (13) : 1340-1349, 2012

II 降圧薬

9 周術期短時間作用型β遮断薬の使い方
―日米の臨床現場での比較検討―

Mount Sinai Medical Center-New York 麻酔科　森田泰央（もりた よしひさ）

ここがポイント！

- ☑ 虚血性心疾患患者には禁忌がない限り，β遮断薬は早期に開始すべきである．
- ☑ ランジオロールは用量依存性に心拍数を速やかに抑制するものの，血圧にはほとんど影響を与えない．一方，エスモロールは，心拍抑制作用よりも血圧低下が先行する．
- ☑ β遮断薬の「見かけの」循環動態の安定化にのみ満足するのではなく，周術期管理の全体像の中でのβ遮断薬のスタンスを検討する必要がある．

はじめに

β遮断薬は，種々の循環器疾患において臨床的有用性に関するエビデンスが集積され，高血圧治療，頻脈性不整脈治療，狭心症治療はもとより，脳血管障害の予防，心筋梗塞治療・予防，心不全治療，そして周術期循環器合併症の予防などにおいて，必要不可欠なオプションとしての地位が確立されつつあります．この中でも特に短時間作用型β遮断薬は，そのオンセットの速さと調節性の良さから改良が重ねられ，周術期の使用に適したものとなっています．ここでは，筆者の麻酔科医としての日米での臨床経験を踏まえ，主に周術期の短時間作用型β遮断薬の使用方法について述べます．

●循環器疾患におけるβ遮断薬の有用性
・高血圧治療
・頻脈性不整脈治療
・狭心症治療
・脳血管障害予防
・心筋梗塞治療・予防
・心不全治療
・周術期循環器合併症予防

 周術期におけるβ遮断薬の役割とは？

虚血心筋に対するβ遮断薬の効果を，表1に示します．これらの効能を考えると，虚血性心疾患患者には禁忌がない限り，β遮断薬は早期から開始すべきであり，特に欧米では心血管イベントのリスクの高い患者に対しては，術後も30日までは投与することが望ましいとされています[1〜3]．しかしながら，2008年のPerioperative Ischemic Evaluation study（POISE）trialによれば，非心臓手術の当日に開始された**高用量のメトプロロール**は，非致死性MIが30％を減らしたものの，全死亡率を33％増やし，脳梗塞を117％増加させたと報告され，β遮断薬の周術期の使用についての画一的な

●周術期の使用
β遮断薬は早期から投与したほうがよいのか？

高用量の使用に警鐘を鳴らしました[4]．

　現在の ACC/AHA による，非心臓手術における周術期 β 遮断薬の使い方の指針を**表2**に示します[5]．筆者が現在勤務する，マウントサイナイ病院麻酔科においても，これに準じて β 遮断薬が使用されています．

表1　虚血性心筋における β 遮断薬の効果

- 心筋における酸素消費量の減少
- 冠血流の改善
- 拡張期灌流時間の延長
- 側副血行路の血流の改善
- 虚血部分への灌流増加
- 供給/需要比の改善
- 細胞膜の安定化
- ヘモグロビン酸素乖離の改善
- 血小板凝集の阻害
- 心筋梗塞後の死亡率低下

表2　周術期 β 遮断薬の指針（文献5より引用）

[Class I]
- ACC/AHA が Class I 適応として β 遮断薬を治療目的に服用している患者が手術を受ける場合は，β 遮断薬は継続すべきである（エビデンスレベル C）

[Class IIa]
- 冠動脈疾患や，術前検査での冠動脈病変によって循環器リスクが高いとされた患者が血管外科手術を受ける場合，心拍数や血圧管理目的で β 遮断薬を使用することは恐らく望ましい（エビデンスレベル B）
- 血管外科手術の術前臨床評価にて，2 個以上の臨床的リスクファクター*があるということで循環器リスクが高いとされた患者には，心拍数や血圧管理目的で β 遮断薬を使用することは妥当である（エビデンスレベル C）
- 中程度リスクの手術の術前臨床評価にて，冠動脈疾患や，2 個以上の臨床的リスクファクターがあるということで高い循環器リスクが明らかになった患者には，心拍数や血圧管理目的で β 遮断薬を使用することは妥当である（エビデンスレベル B）

[Class IIb]
- 中程度リスクの手術や血管外科手術の場合で，冠動脈病変がなく，術前臨床評価にて 1 個しか臨床的リスクファクターが見つからなかった場合，β 遮断薬の効果は不明である（エビデンスレベル C）
- 血管外科手術の場合で，臨床的リスクファクターがなく，現在 β 遮断薬を使用していない場合，β 遮断薬の効果は不明である（エビデンスレベル B）

[Class III]
- β 遮断薬の絶対禁忌**の患者が手術を受ける場合，β 遮断薬は絶対に投与してはいけない（エビデンスレベル C）
- 用量調整することなく，ルーチンで高用量の β 遮断薬を投与することは，現在 β 遮断薬を投与しておらず非心臓手術に臨む患者には，無効であるか，有害であるかもしれない（エビデンスレベル B）

*臨床的リスクファクター：虚血性心疾患の既往，心不全の既往，脳血管障害の既往，糖尿病，腎不全（血漿クレアチニン 2 mg/mL 以上）
**β 遮断薬の絶対禁忌：低血圧，徐脈，気管攣縮，Mobits II 型または完全房室ブロック，β 遮断薬の副作用歴，心不全，アクティブな大出血

Q 短時間作用型β遮断薬の種類は？

A 現在，日本においては，短時間作用型β遮断薬として，ランジオロール（2002年9月から発売）と，エスモロール（2002年12月から発売）の2種類があります．一方，アメリカでは，エスモロールが20年ほど前から使用されています．両者とも$β_1$選択性が高いことで心臓選択性であり，代謝が速く，代謝産物の活性が低いことで非常に安定しています．また，そのため調節性に富むうえに，持続静注にも適しています．詳しい分子構造の記述はここでは割愛しますが，両者とも構造中にエステル基を有し，これが加水分解されることで不活性化されます．つまり，作用時間の長短は，この加水分解のされやすさにあるといえます．また，血中酵素により加水分解され，代謝産物の活性が低いということは，**腎機能障害における用量調節を必要としない**ということです．

check!
- 日本の短時間作用型β遮断薬には，エスモロールとランジオロールがある．
- ランジオロールとエスモロール，その使い分けは？
  - ランジオロール：血圧にほとんど影響を与えず心拍数を速やかに抑制．
  - エスモロール：心拍抑制より血圧低下が先行．

■ランジオロールとエスモロールの相違点は？　そしてどう使い分ける？

表3に，両者の主な相違点を記します．臨床的に重要なのは，**ランジオロールは用量依存性に心拍数を速やかに抑制するものの血圧にはほとんど影響を与えない**のに比べ，**エスモロール**は，心拍抑制作用よりも**血圧低下が先行する**点が挙げられます．以下の症例を見てください．皆さんは，麻酔導入に際し，どちらのβ遮断薬を考慮されるでしょうか？

表3　ランジオロールとエスモロールの比較

	ランジオロール	エスモロール
作用強度	10	1
$β_1$選択性（$β_1/β_2$；in vitro, dog）	277	20
半減期	3.9分	9.2分
効果持続時間	10〜20分	10〜20分
初期代謝	肝・血漿中エステラーゼ	赤血球エステラーゼ
脂肪親和性	非常に弱い	弱い
中毒量/作用量	300	33
Prichard分類	2類4群	2類1群
$β_1$アゴニスト活性（ISA）	なし	なし〜軽度あり
膜安定化作用（MSA）	なし	なし〜軽度あり
糖・脂質代謝への影響	影響しない	影響しない
レニン分泌への影響	影響しない	影響しない
代謝物のβ遮断効力	1/200以下	1/1000以下
心収縮力抑制作用	弱い	あり

> **症例提示**
>
> **症例1：45歳，男性．**
>   腹部大動脈瘤に対し，Yグラフト置換予定．血圧170/75 mmHg，心拍数96回/min．既往には，コントロール不良の高血圧，Ⅱ型糖尿病，慢性腎不全．術前エコーにて，心機能は良好．
>
> **症例2：78歳，男性．**
>   三枝冠動脈病変に対し，冠動脈バイパス術（CABG）予定．血圧75/40 mmHg，心拍数92回/min．既往には，心房細動，脳梗塞．術前心エコーにて，左室EF 35%，grade Ⅲの拡張不全および右心不全もみられた．

【症例1のケース】
　症例1では，麻酔導入に際し，動脈瘤の破裂を防がねばならないことが最優先事項の一つであるのは明らかでしょう．また，Yグラフト置換後の麻酔管理も，吻合部の出血を避けるため，血圧上昇を抑える必要があります．この患者で起こり得る問題は，既往にコントロール不良の高血圧があることであり，麻酔導入時や覚醒時にみられるカテコラミン増加による血圧・心拍数の上昇が過度に起こる可能性が高いことです．
　よって，この症例においては，**陰性変時作用に加えて変力作用を併せもつエスモロールが適切である**といえるでしょう．

【症例2のケース】
　一方，症例2では，頻脈を避けるのと同時に，血圧も下げたくはない．理由は，頻脈が起きれば拡張期の冠動脈血流が犠牲になるだけでなく，既往にある心房細動に頻脈が加われば，心房キックが犠牲になり，心拍出量の減少から血圧低下が予想されるからです．また，冠動脈灌流圧は拡張期血圧と左室拡張期終末圧の差によって定義され，左室拡張期終末圧の上昇が予想されるこの症例では，血圧の低下には，さらなる注意が必要と考えられます．よって，**ランジオロールがより適切**ということになります．

　上記の2例はやや極端ではありますが，どのβ遮断薬が適切であるかどうかはケースバイケースで決定されるべきであり，一般的にどの薬剤が優っているというエビデンスはありません．現在のところ，日本では，ランジオロールは術中および術後の使用が認められていますが，エスモロールは術中使用しか認められていません．アメリカでは，エスモロールは術中・術後に使用可能です．

> check!
> ●β遮断薬の選択はケースバイケースで決定する．

1）使用方法——ランジオロール

使用方法ですが，ランジオロールは，手術時の頻脈性不整脈に対して1分間 0.125 mg/kg/min で静注後，0.01〜0.04 mg/kg/min（10〜40 μg/kg/min）で，適宜調節が推奨されていますが，筆者の調べたところ，日本での多くの施設では，0.001〜0.01 mg/kg/min といった量が平均的で，少量から漸増していく印象が強いです．

2）使用方法——エスモロール

これに対し，エスモロールは 500 μg/kg で静注後，50〜300 μg/kg/min の持続静注を行うことで，安定血中濃度を5分で達成することができるとされています．低血圧等の副作用が気になる場合は，loading-dose を避け，同量の持続静注を開始することで，30分で安定血中濃度が達成できるとされています．

 周術期の経口・静注 β 遮断薬使用の今後の展望は？

 POISE trial が2008年，先述の ACC/AHA のガイドラインが2009年であり，今後も POISE trial の影響は強く受けるものと思われます．2008年に Lancet に発表された非心臓手術における周術期 β 遮断薬—メタ解析によれば，β 遮断薬は脳血管障害や死亡率を増し，一方で，非致死性心筋梗塞を減らすことが示唆されました[6]．脳血管障害，徐脈，低血圧のリスクに鑑み，非心臓手術での β 遮断薬のルーチン投与は避けるべきですが，心不全，冠動脈疾患，明らかな心筋梗塞であれば考慮してもよいとされています．

■今後の課題——二つの問題点

しかしながら，ここで二つの問題が生じます．

一つめは，これらは β 遮断薬全般についての言及であり，特定はしていないこと．本稿で挙げた短時間作用型 β 遮断薬の長期予後に対するスタンスは，未だ十分に考察されていません．両者の適切な使用方法を検討することで，長期予後も含めた臨床上の相違が示されるかどうかは，今後の検討課題であるといえます．

二つめは，やはり日本人は欧米人に比べ脳血管障害が多く，POISE trial の結果は，日本人仕様で考えるべきではないか，ということです．患者が術前に定期的に β 遮断薬を服用している場合は，術中に禁忌がない限り積極的に投与する姿勢は同じとして，服用していない場合で術中やむをえず使用する場合は，β 遮断薬の弊害を日本人仕様に大きく評価し，できるだけエスモロールやランジオロールなどの短時間作用型 β 遮断薬を使用するなどの工夫が必要であると思われます（ただし，これについては，明確なエビデンスがあるわけではありません）．

おわりに

β遮断薬の「見かけの」循環動態の安定化にのみ満足するのではなく，周術期管理の全体像の中でのβ遮断薬のスタンスを，もう一度検討する必要があるといえるでしょう．

[文　献]

1) Auerbach AD, Goldman L：Beta-blockers and reduction of cardiac events in noncardiac surgery. JAMA 287：1435-1444, 2002
2) London MJ, Zaugg M, Schaub MC, Spahn DR：Perioperative beta-adrenergic receptor blockade. Anesthesiology 100：170, 2004
3) Stevens RD, Burri H, Tramer MR：Pharmacologic myocardial protection in patients undergoing noncardiac surgery：A quantitative systematic review. Anesth Analg 97：623, 2003
4) POISE Study Group：Effects of extended-release metoprolol succinate in patients undergoing non-cardiac surgery（POISE trial）：A randomised controlled trial. Lancet 371：1838, 2008
5) Fleisher LA, Beckman JA, Brown KA et al：2009 ACCF/AHA focused update on perioperative beta blockade incorporated into the ACC/AHA 2007 guidelines on perioperative cardiovascular evaluation and care for noncardiac surgery：A report of the American College of Cardiology Foundation/American Heart Association Task Force on Practice Guidelines. Circulation 120：e169, 2009
6) Bangalore S, Wetterslev J, Pranesh S et al：Perioperative beta blockers in patients having non-cardiac surgery：a meta-analysis. Lancet 372：1962-1976, 2008　Epub 2008. Nov 13.

III 抗血小板薬・抗凝固薬

10 古典的な薬剤：アスピリンとヘパリンを適切に使うには

聖路加国際病院 心血管センター
循環器内科　西 裕太郎（にし ゆうたろう）

ここがポイント！

- ☑ 抗血栓薬には抗凝固薬と抗血小板薬があり，ヘパリンとアスピリンが基本薬である．
- ☑ アスピリンはCOX-1阻害により血小板凝集を抑制する．
- ☑ 急性冠症候群では診断後，速やかにアスピリンを投与する．
- ☑ ヘパリンはアンチトロンビンと結合し，凝固因子活性を抑制し抗凝固作用を示す．
- ☑ ヘパリン起因性血小板減少症の発現に注意する．
- ☑ 出血リスクの説明と出血時の対応が重要．

Q 抗血栓薬にはどのようなものがあるのでしょうか？

A 抗血栓薬は血栓形成において重要な役割を果たしているフィブリン産生を抑える**抗凝固薬**と血小板を抑制する**抗血小板薬**があります．その代表は**ヘパリンとアスピリン**です．ともに約100年の歴史をもつ薬剤であり，現在はより有効で安全な抗血栓薬が開発されてきていますが，日本の臨床現場における抗血栓薬は依然としてヘパリンとアスピリンが基本薬として使用されています．抗血栓薬の開発の歴史を示します（**図1**）[1)]．

●抗血栓薬
・フィブリン産生を抑える抗凝固薬
・血小板を抑制する抗血小板薬

アスピリン

Q 急性期にアスピリンが必要となる病態とは，どのようなものでしょうか？

A アスピリン（アセチルサリチル酸）は，1897年にドイツのバイエル社により抗炎症作用をもつ医薬品として化学合成されました．

1970年代にその消炎鎮痛効果の本体がシクロオキシゲナーゼを阻害しプロスタグランジンの産生を抑制することが明らかにされ，さらに血小板のシクロオキシゲナーゼ1（COX-1）を阻害しトロンボキサンA_2の産生を抑制し血小板凝集抑制効果を現すことが示されました（**図2**）．

●アスピリンの歴史の幕開け
1897年，抗炎症作用をもつ医薬品として初めて化学合成（ドイツ）．

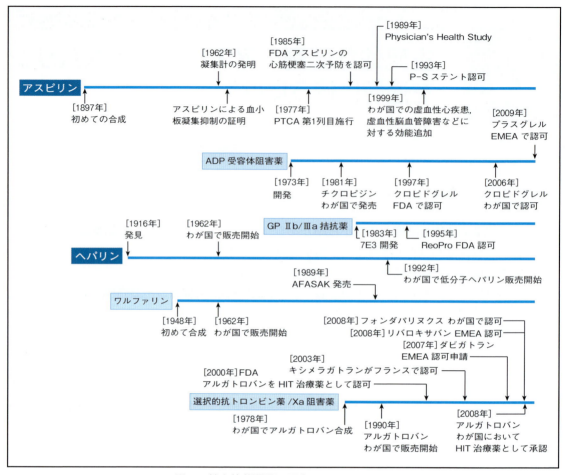

図1　抗血栓薬開発の歴史（文献1より引用）

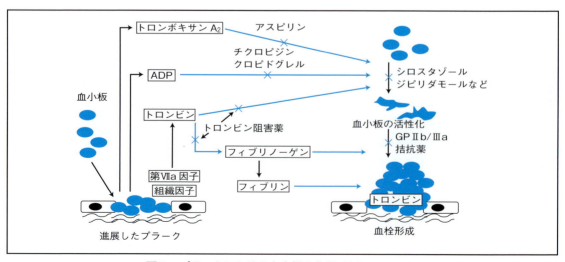

図2　プラークにおける血小板の作用（文献1より引用）

1980年代には急性心筋梗塞における冠動脈内血栓の存在と血小板の関与が動物実験や病理学的研究で明らかになりましたが，当時は臨床における対照群を設定したランダム化試験の導入期にあたり，1988年に発表されたISIS-2試験では，急性心筋梗塞において急性期のアスピリン投与（162 mg/day）が死亡率を改善することが示されています[2]．最近のメタアナリシスにおいても，アスピリンの投与は心血管イベントの発生を2年間で19％低下させています[3]．

　このように血小板が血栓形成に強く関与すると考えられる動脈血栓においては十分な血小板機能抑制が必要であり，急性心筋梗塞（ST上昇型心筋梗塞）や不安定狭心症/非ST上昇型心筋梗塞，さらに脳梗塞急性期においてもアスピリンの投与はクラスⅠ，グレードAとなっています[4]．

check!
- アスピリンの使用は以下の病態に対してクラスⅠ，グレードA
  - 急性心筋梗塞（ST上昇型心筋梗塞）
  - 不安定狭心症/非ST上昇型心筋梗塞
  - 脳梗塞急性期

Q アスピリンの投与時期，投与量，投与方法を教えてください

A ST上昇型心筋梗塞（STEMI）では，少しでも早く再灌流療法を行う必要があります．特に再灌流療法としてPCI（経皮的冠動脈形成術）とステント留置が行われることが多いため，早期のステント血栓症への対応も含めERで**STEMIの診断がつき次第，アスピリンを投与**します．162～324 mg（バイアスピリン100 mgなら2～3錠，バファリン81 mgは2～4錠）を口腔内で噛み砕いて服用してもらいます．不安定狭心症/非ST上昇型心筋梗塞（NSTEMI）においても病態は冠動脈内プラーク破裂による血栓形成と考えられ，早期のPCI施行の有無にかかわらず，アスピリンを同様に投与します．嘔吐してしまう場合や気管挿管下ではNGチューブから投与します．

check!
- アスピリン投与時期
  - ST上昇型心筋梗塞の診断がつき次第，投与する．
  - 不安定狭心症/非ST上昇型心筋梗塞の場合も同様．
- アスピリンの投与法
  - ST上昇型心筋梗塞：162～324 mgを口腔内で噛み砕いて服用．
  - 不安定狭心症/非ST上昇型心筋梗塞：PCI施行の有無にかかわらず同様に投与．嘔吐する場合や気管挿管下ではNGチューブから投与する．

Q アスピリン投与における副作用，特に出血に対する注意点を教えてください

A アスピリンに特有の副作用としては**アスピリンアレルギー**，特に**アスピリン喘息**が有名です．病歴からチェックします．胃粘膜障害をきたしやすいことに対してはプロトンポンプインヒビター（PPI）やH$_2$ブロッカーの投与を行います．

check!
- 要注意の副作用
  - アスピリンアレルギー（特にアスピリン喘息）

1．血栓との戦いは"出血"との戦い

　アスピリンに限らず，抗血栓薬の使用における注意点は**抗血栓効果と出血のバランス**にあります．血栓との戦いは，すなわち出血との戦いでもありました．もちろん出血させないことが重要であり，抗血栓薬は**使用するかどう**

か（適応）よりも，どのように使用するか（使用法）が問われています．これは後に述べるヘパリンのような抗凝固薬や新しい抗血栓薬にも共通していえることです．適応が正しくても使用法に問題があれば良い結果は得られず，結果からは適応に問題があったといわれかねないからです．

2．リアルタイムでのモニタリングが困難なアスピリンではリスク管理が重要

特に数種類の抗血栓薬を併用しなければならない場合は，**投与量の設定**に注意しなければなりません．一般的には体重，腎機能，Hb，血小板数，凝固検査などがその指標になります．アスピリンの場合は臨床の場で使用できる血小板機能検査は少なく，リアルタイムでのモニタリングは実際的には困難です．VerifyNow などの臨床検査法が用いられてきていますが，その臨床評価は今後の検討課題です．十分なモニタリングができない現状では，常に出血する可能性を念頭において，出血の臨床徴候や臨床検査結果をみていく必要があります．頭蓋内出血，鼻出血，喀血，消化管出血，血尿に加えて腹腔内や筋肉内出血も，時にみられます．

3．出血性イベントが疑われた際の対応

出血性イベントを疑う場合は，エコーや CT 検査，内視鏡検査などを躊躇せず施行します．**臨床の場では出血が起こったことが悪いのではなく，出血時の対応が不十分であることが悪いことだからです**．循環器疾患はすべからく「リスク」をどう管理するか，という問題と直面しています．100%リスクを「0」にすることが理想ですが，実際にそうはできないならば，**リスクがあることを患者や家族によく説明しておくことと，イベントが発生したときに適切な対応ができることが必要**なのです．STEMI に対する再灌流療法も，心筋ダメージの軽減による予後改善効果という面と同時に，一次予防や二次予防でのリスク管理では防げなかったイベント発生に対する対応という側面があります．**出血を恐れて抗血栓薬を使用しないのではなく，出血への対応を含めて抗血栓薬を使用する覚悟をする必要があります**．治療として一般的な輸血，抗血栓薬の減量や一時中止を行い，保存的にコントロールできない場合は，内視鏡的止血や IVR での止血処置を行います．

ヘパリン

 急性期にヘパリンの投与が必要になる病態には，どのようなものがありますか？

 ヘパリンは 1916 年に発見された生体内に存在する抗凝固作用をもつ物質で，日本では分子量 5,000〜30,000 程度の未分画ヘパリン（UFH）

---

check!

●アスピリン使用の際の注意点
・投与量の設定（特に数種類の抗血栓薬を併用する場合）．
・リアルタイムでのモニタリングが困難なため，"出血"の可能性を常に考慮しておく（頭蓋内出血，鼻出血，喀血，消化管出血，血尿，腹腔内出血，筋肉内出血，etc）．

●出血のリスク管理
・リスクがあることを患者やその家族によく説明しておく．
・イベント発生時に適切な対応ができる準備をしておく．

●出血時の対応法
・輸血，抗血栓薬の減量や一時中止を行う．
・保存的コントロールが不可能な場合は，内視鏡的止血や IVR での止血処置を行う．

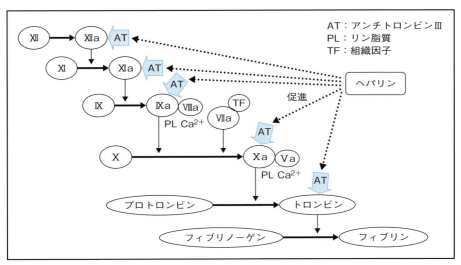

図3　ヘパリンの作用機序

が急性期の抗凝固療法に頻用されています．ヘパリンはアンチトロンビン（AT）Ⅲと結合して種々の凝固因子，特にXa因子，トロンビンの活性を抑制し抗凝固作用を示します（**図3**）．低分子ヘパリンは分子量5,000程度で，ATと結合せずにXa活性を抑制しトロンビンへの作用が少ないため，より選択的な抗凝固薬ですが，本邦では体外循環時の抗凝固療法のみの適応となっています．急性冠症候群（ACS）ではアスピリンと併用して投与されますが，特にST上昇型心筋梗塞では再灌流療法としてPCIとステント留置が施行される頻度が高く，PCI施行時には十分なヘパリン投与が必須となります．動脈血栓のみならず，心内血栓や静脈血栓にも抗凝固効果を発揮するため，肺塞栓症，深部静脈血栓症にも急性期に投与されます．

●ヘパリンの歴史
1916年，生体内に存在する抗凝固作用をもつ物質として発見された．わが国で販売が開始されたのは，1962年．

Q ヘパリンの投与法について教えてください

A ヘパリンは**急性期には，基本的に経静脈的に使用**します．STEMIでは，診断がついた時点でアスピリンの投与と同時に静注ワンショットで約80単位/kgあるいは5,000単位を投与します．その後はAPTT（活性化部分トロンボプラスチン時間）を測定しながら持続投与を行います．PCI施行時はACT（活性化凝固時間）を250～300秒以上とし，PCI後はAPTTを正常の1.5～2.5倍になるように投与量を調整します．維持投与量は約400～800単位/hですが，個人差が大きく，個別にAPTTを測定します．

投与開始後4～6時間で，まずAPTTを測定し，目標に達していなければ量を調節してさらに6時間後にチェックします．目標に達した後は1日1回を目安にAPTTをモニターします．逆に，十分に投与しても目標とするAPTTの延長が得られない場合は，ATⅢの低下がないか，チェックします．

●ヘパリンの投与法
・急性期には基本的に経静脈的に投与．
・ST上昇型心筋梗塞の診断がつき次第，アスピリンの投与と同時に静注ワンショットで約80単位/kgまたは5,000単位を投与．
・その後，APTTを測定しながら持続投与．

必要であればATⅢの投与を行います．またACSでは，病態として血小板の活性化があるため，抗血小板薬との併用が必須です．したがって，抗血小板薬が十分効果を発揮すれば必要以上の抗凝固療法は必要ないと考えられます．

　大きな心筋梗塞で心室内血栓がある場合や心不全を伴う場合，また静脈グラフトの閉塞による心筋梗塞の場合は，ワルファリンによる経口抗凝固薬にスライドさせるため引き続きヘパリンを投与し，ワルファリンによりPT-INRが治療域に達したらヘパリンを終了します．

　肺塞栓症や深部静脈血栓症では静脈血栓が主体なので抗血小板薬は併用せず，抗凝固療法を中心に行います．この場合のヘパリンの使用は，基本的にはACSの場合と同様です．新規の経口抗凝固薬が使用できるようになればワルファリンに比して治療域に達するまでの時間が短縮されるため，比較的早期にヘパリンから経口抗凝固薬にスライドできるようになると考えられます．

Q ヘパリンを使用する際の注意点について教えてください

A　ヘパリンの使用で最も注意するべきは**出血**です．出血はヘパリンの効果そのものであり，アスピリンの副作用の項で述べたように，出血をコントロールするように使用することが重要です．アスピリンとの違いは，**APTTの測定によって有効性と安全性をモニタリングできる**ということです．したがって，急性期には6時間ごとのAPTTの測定あるいはACTの測定を行い，APTTであれば正常の1.5〜2.5倍，ACTであれば150〜200秒前後を目標に調節します．出血のサインがみられた場合は，速やかに診断のための検査と治療を行います．ヘパリン投与下で出血し，緊急にヘパリンの抗凝固作用を中和させるには硫酸プロタミンを使用します．ヘパリン1,000単位に対して，プロタミン硫酸塩として10〜15 mgを静脈内投与します．

●ヘパリン使用で最大の注意点は，"出血"のコントロールである．ヘパリンの場合は，アスピリンと違ってAPTTの測定によって有効性と安全性のモニタリングが可能．
・急性期：APTTあるいはACTの測定を6時間ごとに行い，調整する．
・出血の徴候があった場合：すぐに診断のための検査と治療を行う．

Q ヘパリン起因性血小板減少症とは，どのような病態なのでしょうか？

A
1．HITの病態と診断

　ヘパリン起因性血小板減少症はheparin-induced thrombocytopenia（HIT）と呼ばれています．HITには非免疫機序によるⅠ型とヘパリン依存性の自己抗体が出現するⅡ型があります．その特徴を表に示します（**表1**）[5]．特に重篤な血栓症をひき起こすⅡ型では，血小板第4因子（PF4）とヘパリンの複合体に対する自己抗体（HIT抗体）が形成されて抗原抗体反応が惹起されます．これが血小板と内皮細胞を強力に活性化し，血小板凝集と血栓形成をひき起こします（**図4**）[5]．診断はヘパリン投与中に血小板減少

●HITの診断
ヘパリン投与中に血小板減少が出現し，10万以下あるいは投与前の50％以下になった場合には，HITを疑う．

が出現し，10万以下あるいは投与前の50％以下になった場合にHITを疑います．

2．HITの治療

治療は，ヘパリン投与の中止と抗トロンビン薬（アルガトロバン）を用いることです．投与法は経静脈的に0.7 μg/kg/minから開始し，臨床的な血栓

> **check!**
> ●HITの治療
> ・ヘパリン投与の中止と抗トロンビン薬（アルガトロバン）の使用．
> ・投与法：経静脈的に0.7 μg/kg/minから開始，APTTを指標とする．目標は正常値3倍以内，肝障害や出血のある場合は0.2 μg/kg/minとする．

表1　HITの病型

	Ⅰ型	Ⅱ型
発症	ヘパリン投与2〜3日後	ヘパリン投与後5〜14日後
機序	非免疫学的機序	ヘパリン依存性の抗体出現（主に抗PF4・ヘパリン複合体抗体）
血小板数	10〜20％の減少	15万/μL以下の減少，50％の減少
合併症	なし	動静脈血栓（心，脳，下肢，肺）
頻度	約10％	0.5〜5％
経過	ヘパリン継続可，自然に回復	ヘパリンの中止で速やかに回復
治療	不要，基礎疾患によりⅡ型に準ずる対応	代替薬による抗凝固療法の継続

（文献5より引用）

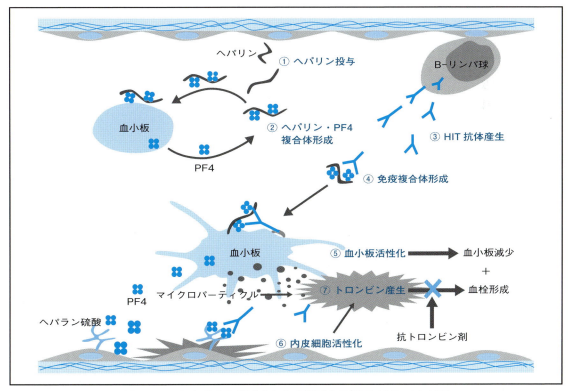

図4　HITにおける血栓形成と血小板減少の機序（文献5より引用）

形成がコントロールできるよう APTT を指標に投与します．目標は正常の3倍以内とし，肝障害や出血のある場合は $0.2\,\mu\mathrm{g/kg/min}$ とします．早期の診断とヘパリンの投与中止が肝要です．漫然としたヘパリン投与はするべきではありません．

[文　献]

1) 日本循環器学会ガイドライン 2009 年改訂版．循環器疾患における抗凝固・抗血小板療法に関するガイドライン．http://www.j-circ.or.jp/guideline/pdf/JCS2009_hori_h.pdf
2) ISIS-2 (Second International Study of Infarct Survival) Collaborative Group：Randomised trial of intravenous streptokinase, oral aspirin, both, or neither among 17,187 cases of suspected acute myocardial infarction：ISIS-2. Lancet 2 (8607)：349-360, 1988
3) Collaborative meta-analysis of randomized trials of antiplatelet therapy for prevention of death, myocardial infarction, and stroke in high risk patients. BMJ 324：71-86, 2002
4) 脳卒中治療ガイドライン委員会：脳卒中治療ガイドライン 2009.　http://www.jsts.gr.jp/jss08.html
5) HIT 情報センター：ヘパリン起因性血小板減少症．　www.hit-center.jp

III 抗血小板薬・抗凝固薬

11 新しい抗凝固薬―ダビガトランとリバーロキサバン：ワルファリンよりも便利かもしれないが…

土橋内科医院　小田倉弘典（おだくらひろのり）

ここがポイント！

- ☑ 現時点では $CHADS_2$ スコアあるいは CHA_2DS_2-VASc スコア1点以上で抗凝固療法を考慮し，CHA_2DS_2-VASc スコア0点では考慮しなくてよい．
- ☑ 薬剤選択の際は，禁忌をおさえた後，クリニカルエビデンス，患者の好み，医師の専門性の3者を総合的に考える．
- ☑ 新規抗凝固薬は若年者，低リスクなどのシンプルな例で使いやすい．
- ☑ 高齢者，高リスクなど複雑な例ではワルファリンによる INR の厳格な管理が必要である．

Q 心房細動における抗凝固療法はどんな人に行うべきでしょうか？　また，どんな人は行わなくてもよいのでしょうか？

A 抗凝固薬の最大の特徴は，ハイリスクであるが故にリスクとベネフィットとのバランスで適応が決まる点です．$CHADS_2$ スコア（**表1**，**MEMO1** 参照）2点以上の患者では，脳卒中予防効果が頭蓋内出血リスクを上回ることから，日本[1]を含む内外のガイドラインで抗凝固療法が推奨されています．

一方，同スコア0〜1点でも脳卒中発症率は決して低くないことが示されており[2]，より層別化された CHA_2DS_2-VASc スコア（**表1**）が提唱されました．$CHADS_2$ スコア0点であっても，CHA_2DS_2-VASc スコア1点では年間1.44％，2点では2.11％の脳卒中発症率が大規模コホート研究[2]で認められており，2012年の ESC（欧州心臓病学会）ガイドライン update 版[3]では，同スコア1点に対して新規抗凝固薬が推奨され，ワルファリンも代替薬として推奨されました（**図1**）．日本循環器学会の2011年緊急ステートメント[1]においては，$CHADS_2$ スコア1点でもダビガトランは推奨，ワルファリンは考慮可とされました．

このように，各種ガイドラインやエビデンスからは $CHADS_2$ スコア1点または CHA_2DS_2-VASc スコア1点以上で，抗凝固療法を考える姿勢が求めら

check!
- $CHADS_2$ スコア2点以上は，抗凝固療法が推奨されている．
- 日本循環器学会では，$CHADS_2$ スコア1点でもダビガトラン推奨，ワルファリン考慮可としている．

表1 CHADS₂スコアおよび CHA₂DS₂-VASc スコア

Congestive heart failure	心不全	1点
Hypertension	高血圧	1点
Age≧75y	75歳以上	2（1）点*
Diabetes Mellitus	糖尿病	1点
Stroke/TIA	脳卒中/TIA の既往	2点
Vascular disease	血管疾患	1点
Age	65～74歳	1点
Sex category	女性	1点

* CHADS₂スコアは，点線より上の5項目で，かつ75歳以上を1点としたもの．

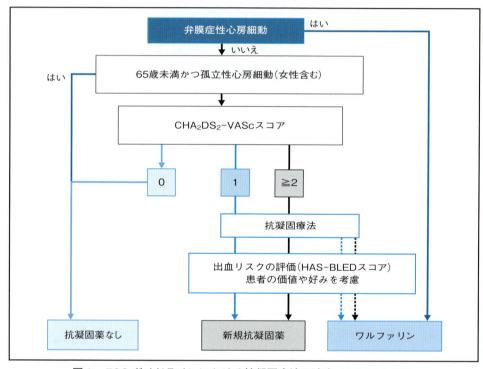

図1 ESC ガイドラインにおける抗凝固療法の適応（文献1より引用）

MEMO 1

● CHADS₂スコア

　CHADS₂スコアはそもそも，米国7つの州の高齢者・障害者向け医療保険（メディケア）のデータベース解析[4]に由来しており，対象は「65～95歳までの非弁膜症性心房細動で退院時にワルファリンを処方されていなかった症例」です．平均年齢は81歳で，全員入院患者であることや，一方でスコア5点は65例，6点は5例と少数例しか含まれていないことなどは注意すべき点と考えられます．

れてきているといえます.

　一方,前述の研究[2)]から,CHA$_2$DS$_2$-VASc スコア 0 点の場合の脳卒中発症率は 1 ％以下であることが示されており,ESC ガイドラインでも「女性」を含む 65 歳未満の孤立性心房細動は抗凝固療法の適応はないと考えられます.

Q ワルファリンおよび新規抗凝固薬の特徴を教えてください

A 抗凝固薬選択の際,まず薬剤の薬理学的特性,特に禁忌をしっかり押さえ,その後に**クリニカルエビデンス,患者の好み,医師の専門性**という 3 つのカテゴリー(いわゆる **EBM の 3 要素**)から成るフレームワークで考えると,理解が容易です.以下,このフレームワークに沿って各薬剤を概観します.

1.ワルファリン

　a)薬剤特性:ビタミン K サイクル中のビタミン K エポキシド還元酵素を阻害することで,間接的にビタミン K 依存性凝固因子(Ⅱ,Ⅶ,Ⅸ,Ⅹ)を抑制します.また肝の CYP2C9 で代謝されます.このため食品(ビタミン K 含有),薬剤,遺伝子多型の 3 因子に強く影響を受けることが最大の特徴であり弱点でもあります.

　b)エビデンス:50 年の歴史があり,エビデンスは豊富です.代表的なメタ解析[5)]では年間脳梗塞発症率を 68％減少させることが示されています.一方,日本の BAT 研究[6)]から,頭蓋内出血の頻度は年間 0.62％とされています.

　c)患者の好み:数々の制約はありますが,すでに長く服薬し安定した患者さんにとっての安心感は絶大です.モニタリングできることはアドヒアランス向上の点からも利点です.

　d)医師の専門性:PT-INR を狭い範囲で維持する必要があり,特に導入時に頻回の採血や用量変更等,ある程度のスキルが要求されます.しかし裏を返せば,用量の微調節ができることは,高齢者,腎機能低下者,抗血小板薬服用者などの**高リスク例への柔軟な対応***を可能にさせます.

2.ダビガトラン(図 2)

　a)薬剤特性:直接トロンビン阻害薬.半減期は 12～14 時間.ワルファリンとの最大の違いは約 80％が腎排泄である点であり,クレアチニンクリアランス(CCr)30 mL/min 未満は禁忌です.

　b)エビデンス:CHADS$_2$ スコア 1 点相当以上を対象とした RE-LY 試験[7)]において,脳卒中/全身性塞栓症をワルファリンに比べ有意(150 mg×2/day)または同等に(110 mg×2/day)抑制することが示されました.最も注目すべきは,**頭蓋内出血の発症率がワルファリンの 0.76％/年に対し,**

---

check!

●EBM の 3 要素
・クリニカルエビデンス
・患者の好み
・医師の専門性

●ダビガトランの特性
・直接トロンビン阻害薬.
・半減期 12～14 時間.
・約 80％が腎排泄.
・CCr30 mL/min 未満は禁忌.

*高リスク例への対応
エビデンスには乏しいものの,筆者は 80 歳以上の高齢者,腎機能低下者,抗血小板薬併用者には PT-INR を 1.6～2.1 の間に保つようにしている.その際,0.25 mg 単位での微調節が比較的有用である.

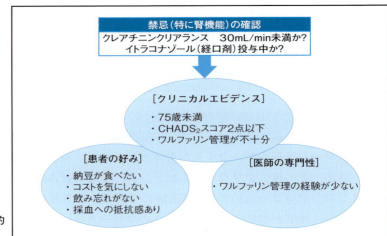

図2 ダビガトラン投与を積極的に考慮する場合

0.32%/年（150 mg×2）と有意に低かった点です．またサブ解析[8]で大出血リスクについてみると，75歳以下あるいはCHADS₂スコア1点以下ではワルファリンより低く，75歳超，またはスコア2点以上では同等か，むしろ増加傾向にあることが示されています．

一方，消化管出血はワルファリンの1.25%/年に対し，1.85%/年（150 mg×2）と有意に多く，特に下部消化管出血が著明に増加しました．この傾向は，75歳以上の患者でのみ認められました．

c）**患者の好み**：ワルファリンの欠点がそのまま患者さんにとっての利点となります．納豆などの食品の制約がない，毎月の採血不要などです．また，ワルファリンより効果に優れ安全であることは，患者さんに好まれる大きな点です．

一方，半減期の短さから，ある程度アドヒアランスの良い患者さんによい適応と思われます．

さらに最大の障壁として，コストの問題があります．他の新規抗凝固薬にも共通していますが，現時点で3割負担の方の窓口負担が，ワルファリン（3

check!

●ワルファリンとの比較
・脳卒中/全身性塞栓症を有意に，あるいは同等に抑制．
・頭蓋内出血発症率が有意に低い．
・大出血リスク：75歳以下，CHADS₂スコア1点以下では低い．
・消化管出血：75歳以上で特に下部消化管出血が増加．

●コストの問題
3割負担の場合，ワルファリンに比べ約4,500円/月負担増となる．

MEMO 2

●出血リスクの指標としてのaPTT

ダビガトラン投与前，2週間後（75歳以上，抗血小板薬併用者などは，投与1週間後も），4週間後にaPTTおよびクレアチニンクリアランス，ヘモグロビンそしてPT-INRを測定します．その後は原則として3ヵ月に1回ですが，脱水，腎機能低下などが予想されるときは，適宜採血します．aPTTが施設基準上限の2倍以上であれば，ダビガトランの減量あるいはワルファリンへの切り替えを考えます．

mg/dayの場合）より約4,500円/月（150 mg×2/dayの場合）程度増加することは現実的に大問題です．

　d）**医師の専門性**：モニタリングが不要である点は，経験の少ない医師にとって，処方のインセンティブになり得ます．一方，副作用の重篤性，出血時中止の判断等の点から，出血リスクに関する指標が必要とされ，現時点でaPTTがよく用いられています（**MEMO2** 参照）．

3．リバーロキサバン（図3）

　a）**薬剤特性**：Xa因子を直接阻害します．半減期は8～11時間．約40％が腎排泄であり，CYP3A4等により肝臓での代謝も受けます．このためCCr 15 mL/min未満，Child-Pugh分類BまたはC，アゾール系抗真菌薬の併用等は禁忌とされます．

　b）**エビデンス**：ROCKET-AF試験[9]は，$CHADS_2$スコア2点以上の症例を対象としたリバーロキサバン20 mg/day（CCr 30～49 mL/minでは15 mg/day）とワルファリンとの二重盲検非劣性試験で，脳卒中/全身性塞栓症発症率において，ワルファリンに対する非劣性が証明され，重大な出血についても有意差がなく，頭蓋内出血は有意に低値でした．わが国では，より低用量の15 mg/day（CCr 30～49 mL/minでは10 mg/day）を用いたJ-ROCKET AF試験[10]がROCKET-AF試験とは独立して行われ，安全性におけるリバーロキサバンの非劣性が証明されました．臨床的に問題となる出血はリバーロキサバンで多かったのですが，小出血も含めたためであり，頭蓋内出血と重大な消化管出血はワルファリン群の半分でした．有効性検証のための症例数としては不十分でしたが，ワルファリン群よりも優れている傾向がありました．

　c）**患者の好み**：第Ⅱ相試験において，1日1回投与と2回投与の間に有効性の差がなく，1日1回のほうが出血リスクの用量依存性がやや強いこと

check!

●リバーロキサバンの特性
・Xa因子を直接阻害．
・半減期8～11時間．
・約40％が腎排泄．
・肝臓での代謝あり．

●禁　忌
・CCr15 mL/min未満．
・Child-Pugh分類B, C．
・アゾール系抗真菌薬併用．

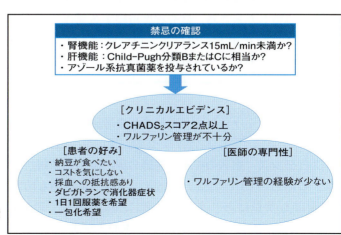

図3　リバーロキサバン投与を積極的に考慮する場合

から，1日1回投与とされました．またダビガトランに比べ剤形が小さく，消化器症状も少ないことから，飲みやすさの点ではダビガトランをしのぐと考えられます．一包化できる点も，高齢者にとって有利と考えられます．

　d）**医師の専門性**：モニタリングに関しては，治験段階でPTが血中濃度とよく相関するとの報告がありますが，現時点では特に出血性の指標は確立されていません．

4．アピキサバン

2013年2月に販売開始されたばかりなので，薬剤特性とエビデンスのみの検討です．

　a）**薬剤特性**：直接Xa阻害薬であり，半減期は8〜15時間，約70％がCYP3A4などの肝臓で代謝され，約25％が腎臓を通して排泄されます．

　b）**エビデンス**：CHADS$_2$スコア1点以上を対象としたARISTOTOLE試験[11)]では，脳卒中/全身性塞栓症の年間発症率をワルファリン群に比べ21％有意に低下させ，ワルファリンに対する非劣性のみならず，優越性が確認されました．また大出血，全死亡も有意に低下させました．

● **患者の利益**
・1日1回の服薬でよい．
・剤形が小さいので飲みやすい．
・消化器症状が少ない．
・一包化できるので，高齢者にも有利．

● **アピキサバンの特性**
・直接Xa阻害薬．
・半減期8〜15時間．
・約70％が肝臓で代謝．
・約25％が腎臓より排泄．

 ワルファリンと各種新規抗凝固薬は，どのように使い分ければよいのでしょうか？

 2つの教訓的な症例に基づいて考えてみましょう．

症例提示 1

症　例：66歳，女性．
　高血圧，脂質異常症のため通院中．体重58 kg．最近，動悸を自覚したためホルター心電図を施行したところ，数分程度持続する発作性心房細動を認めた．肝機能正常．血清クレアチニン0.61 mg/dL．アムロジピン，ロスバスタチンを1日1回内服中．野菜や納豆は好きであり，できれば食べたい．

前記フレームワークに従って薬剤選択を考えてみます．

1．エビデンス，患者の好み，医師の専門性から新規抗凝固薬を考える

まず，この方のCCrは83 mL/minであり，併用薬も問題なく，いずれの抗凝固薬にも禁忌はありません．次に，この方はCHADS$_2$スコア1点，CHA$_2$DS$_2$-VAScスコア3点であり，日本およびESCのガイドラインでは**新**

規抗凝固薬が推奨されるケースです．CHADS$_2$スコア1点の場合，前述のようにワルファリンよりも出血リスクが低い[8]ことなどから，ワルファリンよりさらに，ベネフィットがリスクを上回ると考えられます．患者さんの好みとして，納豆や野菜を多く食べることは新規抗凝固薬が適していますが，その場合，高額（自己負担3割）なコストを承諾していただく必要があります．これまで1日1回の内服回数であったことや消化器症状の有無によっては，リバーロキサバンも考慮します．医師の専門性からみると，スタチン内服例であることから，ワルファリン処方の際は，ややPT-INRのコントロールに注意が必要と思われます．

2．本症例での薬剤はダビガトラン，場合によりリバーロキサバンが推奨される

本例で問題となるのは，比較的低リスク例にもかかわらず，抗凝固薬の処方で大出血をきたすことを避ける医師の心情や，同じような理由から患者さんにとっても内服に抵抗感があることが処方の障壁となることです．世界中の医療施設でCHADS$_2$スコア2点の人のワルファリン処方率は50％前後であることが知られており，1点の場合，さらに低い処方率が推測されます．本例の場合，発作性，65〜74歳，女性，高血圧といった因子がいずれも軽視されがちと思われます．

以上のように，腎機能良好で75歳未満，CHADS$_2$スコア1点のこの症例では，エビデンスからは**ダビガトランを第一に考え，場合によりリバーロキサバンが推奨されます**が，そのことを患者-医師間で共通認識する必要があります．**患者の好み，医師の専門性**を十分加味して選択することが大切です．

症例提示2

症　例：85歳，女性．

高血圧，糖尿病で他院通院中．通院の便から当院受診を希望．心不全入院の既往あり．体重58 kg．血清クレアチニン0.74 mg/dL．長谷川式知能評価スケール18点．日常生活はほぼ自立．息子さん夫婦と同居し，外出時はお嫁さんが主に介助している．アムロジピン，ビソプロロール，フロセミド，アログリプチン，ドネペジル内服中．心電図は永続性心房細動．

■高齢者への抗凝固療法をどうするか？

ご高齢で，ADLは自立しているものの軽度認知症があり，外出は介助が必要．こうした，今後増加の一途であるいわゆる虚弱高齢者（frail elderly）に

対する抗凝固療法をどうするかが，今後，心房細動治療のメインテーマとなると考えます．この方はCHADS₂スコア4点ですので，年間脳卒中発症率は8.5％，CHA₂DS₂-VAScスコアも6点と極めて高リスクであり，脳塞栓症になった場合の予後（寝たきりの可能性）を考えると，抗凝固薬の適応かもしれません．CCrは51 mL/minで新規抗凝固薬の禁忌ではありません．しかしながら，こうした超高齢者の抗凝固療法のエビデンスは極めて少ないといえます．

80歳以上（平均84歳）のワルファリン服用者を対象とした研究[12]では，大出血率は1.87％/年と予想より低い数値が示されています．しかし，この研究の対象は高齢ながらINRのコントロール良好な集団であり，また出血や転倒の既往，3剤以上の併用薬，女性，高血圧などが出血助長因子として挙げられています．

一つの考え方として，出血リスクをできるだけ低く抑えるための注意深い外来管理がなされて初めて，このような方への抗凝固療法が成立するという認識をもつことです．その意味でHAS-BLEDスコア（**表2**）は役に立ちます．同スコアのうち，高血圧，INR管理，併用薬やアルコールについては，管理可能な因子です．また，上部消化管出血はプロトンポンプ阻害薬併用である程度予防可能です．薬剤選択としては，新規抗凝固薬のエビデンスがほとんどなく，またCCr50以上ながら，高齢由来の今後の変動を考えると，やはり**ワルファリンが適切**といえます．新規抗凝固薬であれば中等度の腎機能低下で処方できるリバーロキサバンやアピキサバンを考えますが，不測の腎機能低下に備えてワルファリンの的確な切り替えスキルが必要とされます．こうした出血リスク，ワルファリンの調節が難しい場合には「処方しない」ことも妥当な選択肢と思われます．そして最も大切なことは，服薬の管理も含めたご本人，ご家族の同意です．この方の場合，キーパーソンであるお嫁さんに，予後や出血リスクにつきよく理解していただき，服薬するにせよし

> **check!**
> ●増加の一途をたどると予想される虚弱高齢者への対応は，これからの心房細動治療の重要なテーマとなると考えられる．
>
> ●高齢者の出血助長因子
> ・出血の既往
> ・転倒の既往
> ・3剤以上の薬剤併用
> ・女性
> ・高血圧
>
> ●本人と家族の同意が最も大切
> 予後や出血リスク，服薬管理を理解していただく．

表2 HAS-BLEDスコアとリスク管理

リスク項目	スコア	
Hypertension（高血圧　収縮期160 mmHg以上）	1	➡厳格な血圧管理
Abnormal renal/liver function（腎・肝機能異常，各1点）	1〜2	
Stroke（脳卒中）	1	
Bleeding（出血既往・傾向）	1	➡プロトンポンプ阻害薬投与
Labile INRs（INR不安定）	1	➡的確なワルファリン管理
Elderly（年齢＞65歳）	1	
Drugs/alcohol（抗血小板薬やNSAIDs，またはアルコール依存　各1点）	1〜2	➡併用薬剤整理
最大スコア	9	

ないにせよ，その認識を患者-家族-医師の間で共有することこそ，最終目標と考えられます．

まとめ

現時点では，薬剤特性やエビデンスからみると，**比較的若年者，低リスク例において新規抗凝固薬が使いやすく，ダビガトランかリバーロキサバンかは患者の好みや腎機能の程度を重視して選択する．高齢でより複雑な症例はワルファリンを使うが，その場合はINRを含めたリスクの厳重管理が要求される**，ということがいえます．いずれの場合も，エビデンスのみならず，患者および医師双方の好みや負担を加味して意思決定すべきです．

[文　献]

1) Ogawa S, Koretsune S, Yasaka M et al：Antithrombotic Therapy in Atrial Fibrillation―Evaluation and Positioning of New Oral Anticoagulant Agents―. Circ J 75：1539-1547, 2011
2) Olesen JB, Torp-Pedersen C, Hansen ML et al：The value of the CHA_2DS_2-VASc score for refining stroke risk stratification in patients with atrial fibrillation with a $CHADS_2$ score 0-1：A nationwide cohort study. Thromb Haemost 107：1172-1179, 2012
3) Camm AJ, Lip GYH, Caterina RD et al：2012 focused update of the ESC Guidelines for the management of atrial fibrillation：An update of the 2010 ESC Guidelines for the management of atrial fibrillation Developed with the special contribution of the European Heart Rhythm Association. Eur Heart 14：1385-1413, 2012
4) Gage BF, Waterman AM, Shannon W et al：Validation of Clinical Classification Schemes for Predicting Stroke：Results From the National Registry of Atrial Fibrillation. JAMA 285（22）：2864-2870, 2001
5) Risk Factors for Stroke and Efficacy of Antithrombotic Therapy in Atrial Fibrillation：Analysis of Pooled Data From Five Randomized Controlled Trial. Arch Intern Med 154：1449-1457, 1994
6) Toyoda K, Yasaka M, Iwade K et al：Bleeding with Antithrombotic Therapy (BAT) Study Group. Dual antithrombotic therapy increases severe bleeding events in patients with stroke and cardiovascular disease：a prospective, multicenter, observational study. Stroke 39：1740-1745, 2010
7) Connolly SJ, Ezekowitz MD, Yusuf S et al：Dabigatran versus warfarin in patients with atrial fibrillation. N Engl J Med 361：1139-1151, 2009
8) Eikelboom JW et al：Risk of Bleeding With 2 Doses of Dabigatran Compared With Warfarin in Older and Younger Patients With Atrial Fibrillation：An Analysis of the Randomized Evaluation of Long-Term Anticoagulant Therapy (RE-LY) Trial. Circulation 123：2363-2372, 2011
9) Patel MR, Mahaffey KW, Garg J et al：Rivaroxaban versus warfarin in nonvalvular atrial fibrillation. N Engl J Med 365：883-891, 2011
10) Hori M, Matsumoto M, Tanahashi N et al：Rivaroxaban vs. warfarin in Japanese patients with atrial fibrillation―the J-ROCKET AF study―. Circ J 76：2104-2111, 2012
11) Granger CB, Alexander JH, McMurray JJ et al：Apixaban versus Warfarin in Patients with Atrial Fibrillation. N Engl J Med 365：981-992, 2011
12) Poli D, Antonucci E, Testa S et al：Bleeding Risk in Very Old Patients on Vitamin K Antagonist Treatment：Results of a Prospective Collaborative Study on Elderly Patients Followed by Italian Centres for Anticoagulation. Circulation 124：824-829, 2011

III 抗血小板薬・抗凝固薬

12 ヘパリンと低分子ヘパリンなど新規の抗凝固薬
―その使い分けの理想と現実―

Brigham and Women's Hospital, Harvard Medical School
循環器内科　島田悠一

ここがポイント！

- ☑ 低分子ヘパリンは血行動態の安定した肺塞栓症・深部静脈血栓症に対する急性期治療の第一選択薬である．
- ☑ 通常の未分画ヘパリンよりも使い勝手のよい低分子ヘパリンであるが，その使用を避けるべき状況は，血行動態の安定しない肺塞栓症，重度の腎機能不全，抗凝固を緊急に止めなければならなくなる可能性が高いとき，の主に三つであり，注意を要する．

はじめに

肺塞栓血栓症や深部静脈血栓症，急性冠症候群の初期治療においてはヘパリンが活躍しますが，その使い分けをこの稿では論じます．

通常の未分画ヘパリン（unfractionated heparin：UFH）に対して，どのような場合に低分子ヘパリン（low-molecular-weight heparin：LMWH）を使えばよいのでしょうか．

UFH に比べて LMWH は血中濃度が安定しているため頻回の採血を必要とせず，皮下注なので外来での管理が可能で，ヘパリン誘発性血小板減少症（heparin-induced thrombocytopenia：HIT）の発症率が少ないなどの利点があります[1]．ここでは，それぞれの治療効果と副作用に関して，現在までにどのような知見があり，どういった場合にどちらを選択すればよいのか，疾患別にみていきます．

check!
● LMWH の利点
・血中濃度が安定しているので，頻回の採血が不要．
・皮下注なので外来管理が可能．
・ヘパリン誘発性血小板減少症の発症率が少ない．

Q 肺塞栓症・深部静脈血栓症の治療について教えてください

A 血行動態の安定した肺塞栓症（pulmonary embolism：PE）または深部静脈血栓症（deep venous thrombosis：DVT）の初期治療（つまり，ワルファリンが効き始め PT-INR が 2.0 に達するまで）における抗凝固薬の選択に関して，British Thoracic Society は 2003 年[2]，American College of Chest Physicians（ACCP）は 2008 年のガイドラインより「UFH より LMWH のほうが好ましい」としています[3]．

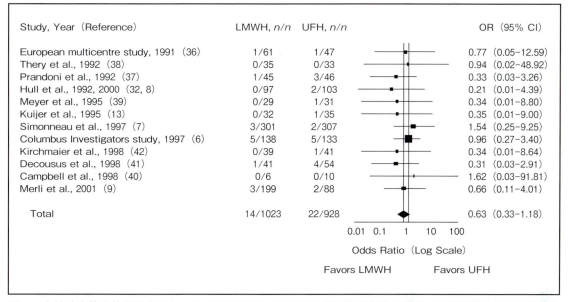

図1 急性肺塞栓血栓症患者におけるLMWH群とUFH群の症候性肺塞栓血栓症・深部静脈血栓症再発率を比較したメタ解析（文献4より引用）
ほぼすべての研究で有意でないながらもLMWHのほうが再発が少ないことがわかる．

1．治療効果

　血行動態の安定したPEやDVTの初期治療におけるLMWHとUFHを比べた臨床研究は2004年の時点でも12を数え，それらをまとめたメタ解析が発表されています[4]．それによると，研究期間終了時におけるPEまたはDVTの再発の率はLMWH群で1.4%であったのに対してUFH群で2.3%であり，オッズ比は0.63（95%信頼区間0.33〜1.18）と，統計学的に有意でないながらも，LMWHのほうがUFHに比べてより治療効果が高いか，少なくとも同等であることを示唆しています（図1）．

2．副作用について

1）出　血

　一方で出血性副作用に関してはLMWHとUFHとで違いがあるのでしょうか．前記のメタ解析においては，重大な出血はLMWH群の1.4%とUFH群の2.3%に起こり，オッズ比は0.67（95%信頼区間0.36〜1.27）と，統計学的に有意でないながらも，**LMWHのほうがUFHに比べてより出血性副作用が少ないか同等である**ことを示唆しています（表1）．

2）ヘパリン誘発性血小板減少症

　ヘパリン誘発性血小板減少症（HIT）は，ヘパリンを使用するにあたって考慮しなければならない重大[5]かつ高額な医療費のかかる[6]合併症で，一度発症してしまうとヘパリンを中止し直接トロンビン阻害剤（argatroban,

表1 急性肺塞栓血栓症患者におけるLMWH群とUFH群の出血性副作用を比較したメタ解析
有意でないながらもLMWH群でより重大な出血性副作用が少ないことがわかる．

Outcome	Low-Molecular-Weight Heparin Recipients	Unfractionated Heparin Recipients	Odds Ratio (95% CI)
	n/n (%)		
Major bleeding	14/1023 (1.4)	21/928 (2.3)	0.67 (0.36-1.27)
Minor bleeding	67/982 (6.8)	48/874 (5.5)	1.08 (0.73-1.59)

（文献4より引用）

bivalirudin, lepirudin）を開始せねばならず，頻回の採血を必要とし血栓塞栓症の危険性が増大する厄介な病態です[7]．これを起こす確率は，LMWHのほうがUFHに比べて1/10程度と低く[1]，どちらを選択するか迷ったときに考慮すべき要素の一つとなります．例えば入院時すでに血小板が低い，あるいは極力血小板の減少を避けたいなどの場合には，LMWHの良い適応となるでしょう．

● UFHは抗凝固療法の中止・開始がしやすいので，以下のような場合はLMWHより使いやすい
・血行動態が安定しない．
・右心負荷の徴候があり，DVTの血栓量が多く，これが肺に飛ぶと血行動態が不安定になる可能性が高い．
・出血の危険が高い．

3．他に考慮すべき要素

今のところ得られている科学的根拠としては，前記のように治療効果と副作用に関するものがあります．それでは，実際に診療に当たる際に，他に考慮すべき要素はどんなものがあるのでしょうか．

1）重症度

LMWHとUFHの選択において，PEの重症度は大切な判断の基準になります[1]．例えば，①血行動態が安定しない，②すでに心電図上や心臓超音波検査で右心負荷の徴候があり，さらに残存DVTの血栓量が多く，これが肺に飛んだ場合に血行動態が不安定になる可能性が高い，などの症例には緊急に血栓除去術や血栓溶解療法が必要になる可能性があります．また，出血性合併症が起こった場合には，すぐに抗凝固療法を中止し下大静脈フィルターの挿入を考慮しなければならないので，③出血の危険が高い場合には半減期の長いLMWHは使いにくい状況といえます．

上記①〜③のような場合には，すぐに抗凝固療法を中止したり開始したりできるUFHが好まれることでしょう．

2）血中薬物動態に影響を与える因子

LMWHは腎臓により代謝されるので，重度の腎機能障害（クレアチニン・クリアランス＜30 mL/min）がある場合には，よりUFHが好まれます（ACCP Grade 2C recommendation）[3]．また，中等度の腎不全（クレアチニン・クリアランス30〜60 mL/min）でもLMWHを選択する場合には出血性副作用に注意して使用すべきとされ，場合によっては第Ⅹa因子の測定が必要となります．さらに，重度の肥満がある場合には皮下注射による血中濃度が安定しない可能性があるため，LMWHを選択する場合には，第Ⅹa因子の測定を組

み合わせる必要が生じる場合があります．

3）早期退院か入院か

LMWH の患者さんにとっての利点は頻回の採血が不要な点で，このため PE のない DVT ではワルファリンの効果が出るまで入院している必要がなくなり，患者さんが皮下注射の仕方を覚えることができ次第，帰宅することができます．この治療法の治療効果・安全性・費用対効果比については DVT については確認されていますが，PE については，さらなる研究が必要とされています[8]．

4．まとめ――LMWH か UFH かは，両者の特性と患者の意向も考慮する

以上の知見を踏まえて，ACCP[3] や British Thoracic Society[2] のガイドラインでは DVT と血行動態の安定した PE の治療にあたっては UFH より LMWH のほうが好ましい（Grade 1A recommendation）とされています．これに加えて LMWH が良い適応となるのは，DVT 症例で早期退院が望まれ，患者さんが皮下注射を学ぶことができる場合，HIT を極力避けたい場合などといえるでしょう．逆に UFH が好まれるのは，血行動態の不安定な PE，右心負荷の所見や多量の残存 DVT があり血行動態が不安定になる可能性が高い PE，重度の腎機能障害や肥満がある場合などでしょう．また，UFH では頻回の採血が必要になるのに対して LMWH では一日 1〜2 回の皮下注射で済むので，患者さんの好みも考慮するべきでしょう．

- ●LMWH の良い適応
- ・DVT と血行動態の安定した PE の治療．
- ・DVT 症例で早期退院を望み，患者自身による皮下注射が可能．
- ・HIT を極力避けたい場合．
- ●UFH の良い適応
- ・血行動態の不安定な PE．
- ・右心負荷の徴候があり，DVT の血栓量が多く，これが肺に飛ぶと血行動態が不安定になる可能性が高い．
- ・重度の腎機能障害．
- ・肥満．

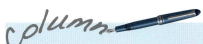

第 Xa 因子測定が有効な 5 つの場合

第 Xa 因子測定は aPTT 測定の他にヘパリンの効果を測定する有効な方法ですが，ACCP ガイドラインでは特に理由がない場合の第 Xa 因子測定を推奨していません．それでは，どのような場合に第 Xa 因子を測定すべきなのでしょうか．主に，以下の 5 つの場合が挙げられます[1]．

1) ループス性抗凝固因子や抗カルジオリピン抗体などのためにヘパリン開始前からすでに aPTT が上昇しており，UFH の効果測定に aPTT が使えない場合．
2) 肥満患者において LMWH を使用する場合（本文を参照）．
3) 腎不全患者において LMWH を使用する場合（本文を参照）．
4) 妊娠中の患者（凝固機能が亢進することがある）．
5) 適切な量の抗凝固剤を用いているにもかかわらず予期せぬ出血または過凝固が起こり，その原因を特定したい場合．

Q 急性冠症候群の治療について教えてください

 A 1．STEMI に対する効果と副作用
1）血栓溶解療法を選択する場合

　ST 上昇性急性心筋梗塞（STEMI）に対して血栓溶解療法が選択された場合には抗凝固療法を追加することが推奨されています（AHA/ACC ガイドライン，Class Ⅱ a recommendation，Level of Evidence C）[9]．ExTRACT-TIMI 25 試験によれば，LMWH の一つである enoxaparin は UFH に比べて再梗塞を減少させますが（3.0％対 4.5％，p＝0.001），重度の出血は増加し（2.1％対 1.4％，p＝0.001），全死亡は統計学的に有意でないながらも LMWH で減少する傾向にある（6.9％対 7.5％，p＝0.11）という結果が出ています[10]．2007 年までに発表された同様の試験をまとめたメタ解析においても同じような結果が出ています[11]．欧米で enoxaparin を使う場合には，初めに 30 mg を静注し，その後体重 1 kg あたり 1 mg を 12 時間ごとに皮下注します．期間としては少なくとも 48 時間，最大 8 日間続けてよいとされています．また，75 歳以上の高齢者には最初の静注をせず，体重 1 kg あたり 0.75 mg を 12 時間ごとに皮下注すること，重度の腎機能障害がある場合には体重 1 kg あたり 1 mg を 24 時間ごとに皮下注することが推奨されています（図 2）[1]．

2）経皮的カテーテル血管再建術（PCI）を選択する場合

　STEMI に対して PCI を施行する場合には，血管アクセス用のシースを抜去した後しばらく抗凝固を止めなければならないため，また再梗塞が起こっ

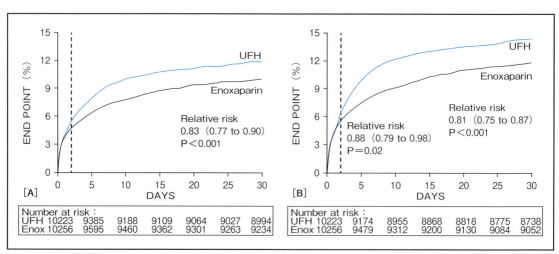

図2　血栓溶解療法を施行された STEMI 患者に対し，エノキサパリン（黒線）または未分画ヘパリン（青線）を追加した場合の，［A］死亡または再梗塞率と［B］死亡・再梗塞・緊急血管再建術施行率の違い（文献 1 より引用）
　　　ランダム化後 48 時間程度ですでに差が出始めていることがわかる．

た場合，再度冠動脈造影を行わなければならず，頻回に抗凝固療法を始めたり止めたりしなければならないため，主に UFH が用いられます．また，fondaparinux はカテーテル内血栓を増加させるという結果が出ており，この状況では使われません[12]．ところで，bivalirudin は HORIZONS-AMI 試験によってヘパリン＋GP Ⅱb/Ⅲa 受容体阻害薬に対する優越性が示され，半減期が短い（つまり，出血性合併症が起こった場合にすぐに中止できる）ことも相まって，米国の一部の病院（含む当院）では STEMI に対して PCI を施行する場合に頻用されています[13]．特に，HIT の既往がある場合には良い適応ですが，日本での承認が待たれるところです．

3）再灌流療法を施行しない場合

日本では少ないのですが，STEMI に対して再灌流療法を施行しない場合（PCI を施行できる施設が近くになく，血栓溶解療法の絶対禁忌がある場合など）には，fondaparinux が UFH や偽薬に比べて死亡または心筋梗塞の再発を減少させ，重度の出血は増加させない，という結果が出ています[14]．

2．非 ST 上昇性心筋梗塞，不安定狭心症について

非 ST 上昇性心筋梗塞または不安定狭心症において LMWH の一つである enoxaparin と UFH を比較したメタ解析では，LMWH は UFH に比べて再梗塞を減少させますが（8.0％対 9.1％，p＝0.005），重度の出血は増加する傾向があり（6.3％対 5.4％，p＝0.42），全死亡率は同等である（3.0％対 3.0％，p＝0.89）という結果が出ています．また，いわゆる保存的戦略（48 時間以上のヘパリンを含めた保存的治療を行う）をとった症例においては，全死亡・再梗塞・治療に反応しない心筋虚血症状の発症率が LMWH 群で UFH 群に比べて有意に低く（7.7％対 10.6％，p＝0.04），出血性副作用の発症率に差がなかったことが報告されていますが，侵襲的戦略（24 時間以内に PCI を行う）をとった群においては，このような優位性は観察されませんでした[11]．

3．Fondaparinux について

1）Fondaparinux の利点

Fondaparinux は活性化された第Ⅹ因子を特異的に阻害し，アンチトロンビンに選択的に結合することによって，アンチトロンビンによる活性化第Ⅹ因子の失活作用を 300 倍も増幅します．Fondaparinux は血中濃度が予測可能で安定しているため，ワルファリンや UFH のような採血と用量の調整を必要とせず，一日一回の皮下注で済むことが利点と考えられます．なお，腎機能障害のある場合には代謝が遅延するため，用量の調整が必要となる場合があります[1]．

2）UFH，LMWH と fudaparinux の比較試験

DVT の発症後ワルファリンが治療域に達するまでの急性期治療に際して

LMWHとfondaparinuxを比較した試験では，fondaparinuxはLMWHの一つであるenoxaparinと同等の治療効果があることが示されています[15]．また，PEの治療に関しては，UFHと比較して，やはり同等の効果があることが示されています[16]．さらに，急性冠症候群の治療においては，fondaparinuxは発症後9日時点での虚血性イベントをenoxaparinと同様に抑制し，重症出血性合併症と30日，半年後の死亡率を低下させるとの結果が報告されています[17]．

3）その他の適応外用法

FondaparinuxはHITの原因となるヘパリン誘発性抗体と交差反応せず，HITを発症しにくい点も利点として挙げられます．この点を活かして，適応外の用法ではありますが，HITの既往のある場合や治療開始前にすでに血小板が低くHITの発症を避けたい場合などに用いられることもあるようです[18]．また，ワルファリンが何らかの理由で使えない，またはワルファリンを服用していたにもかかわらず，PEやDVTを発症した担癌患者さんに対してワルファリンからの「アップグレード」として単剤での治療に使われることもあります[1]．

おわりに

LMWHは，UFHに比べて同等かそれ以上の治療効果をもち，出血性合併症は同等かより少なく，HITの発症率も少ないため，血行動態の安定したPE・DVTに対して良い適応となります．逆に血行動態の安定しないPE，重度の腎機能不全の合併，抗凝固を緊急に止めなければならなくなる可能性が高いときには，UFHが好まれます．STEMIに対しては，血栓溶解療法が選択された場合にはLMWHが，PCIが選択された場合にはUFHが主に用いられます．LMWHは頻回の採血を避け早期退院を可能にするため，適応となる症例に対しては大変便利なUFHの代替薬といえるでしょう．

［文　献］

1) Samuel ZG：Chapter 77 Pulmonary Embolism. In "Braunwald's Heart Disease, 9th ed." Elsevire Saunders, Philadelphia, p1679, 2012
2) British Thoracic Society Standards of Care Committee Pulmonary Embolism Guideline Development Group：British Thoracic Society guidelines for the management of suspected acute pulmonary embolism. Thorax 58（6）：470-483, 2003 doi：10. 1136/thorax. 58. 6. 470
3) Kearon C, Kahn SR, Agnelli G et al：Antithrombotic therapy for venous thromboembolic disease：American College of Chest Physicians Evidence-Based Clinical Practice Guidelines（8th edition）. Chest 133（6 Suppl）：454S-545S, 2008 doi：10. 1378/chest. 08-0658.
4) Quinlan DJ, McQuillan A, Eikelboom JW：Low-molecular-weight heparin compared with intravenous unfractionated heparin for treatment of pulmonary embolism：a meta-analysis of randomized, controlled trials. Ann Intern Med

140（3）：175-183, 2004 PubMed PMID：14757615
5) Oliveira GB, Crespo EM, Becker RC et al：Incidence and prognostic significance of thrombocytopenia in patients treated with prolonged heparin therapy. Arch Intern Med 168：94, 2008
6) Baroletti S, Piovella C, Fanikos J et al：Heparin-induced thrombocytopenia（HIT）：Clinical and economic outcomes. Thromb Haemost 100：1130, 2008
7) Arepally GM, Ortel TL：Clinical practice. Heparin-induced thrombocytopenia. N Engl J Med 355：809, 2006
8) Hull RD：Treatment of pulmonary embolism：The use of low-molecular-weight heparin in the inpatient and outpatient settings. Thromb Haemost 99：502, 2008
9) Antman EM, Hand M, Armstrong PW et al：2007 Focused Update of the ACC/AHA 2004 Guidelines for the Management of Patients With ST-Elevation Myocardial Infarction. Circulation 117（2）：296-329, 2008 doi：10. 1161/CIRCULATIONAHA. 107. 188209
10) Antman EM, Morrow DA, McCabe CH et al：Enoxaparin versus unfractionated heparin with fibrinolysis for ST-elevation myocardial infarction. N Engl J Med 354：1477, 2006
11) Murphy SA, Gibson CM, Morrow DA et al：Efficacy and safety of the low-molecular weight heparin enoxaparin compared with unfractionated heparin across the acute coronary syndrome spectrum：a meta-analysis. Eur Heart J 28（17）：2077-2086, 2007 doi：10. 1093/eurheartj/ehm224
12) Yusuf S, Mehta SR, Chrolavicius S et al：Effects of fondaparinux on mortality and reinfarction in patients with acute ST-segment elevation myocardial infarction：The OASIS-6 randomized trial. JAMA 295：1519, 2009
13) Stone GW, Witzenbichler B, Guagliumi G et al：Bivalirudin during primary PCI in acute myocardial infarction. N Engl J Med 358：2218, 2008
14) Oldgren J, Wallentin L, Afzal R et al：Effects of fondaparinux in patients with ST-segment elevation acute myocardial infarction not receiving reperfusion treatment. Eur Heart J 29：315, 2008
15) Büller HR, Davidson BL, Decousus H et al：Matisse Investigators. Fondaparinux or enoxaparin for the initial treatment of symptomatic deep venous thrombosis：a randomized trial. Ann Intern Med 140（11）：867-873, 2004 PMID：15172900
16) Büller HR, Davidson BL, Decousus H et al：Matisse Investigators. Subcutaneous fondaparinux versus intravenous unfractionated heparin in the initial treatment of pulmonary embolism. N Engl J Med 349（18）：1695-1702, 2003 doi：10. 1056/NEJMoa035451
17) Fifth Organization to Assess Strategies in Acute Ischemic Syndromes Investigators：Comparison of fondaparinux and enoxaparin in acute coronary syndromes. N Engl J Med 354（14）：1464-1476, 2006 doi：10. 1056/NEJMoa055443
18) Baroletti S, Labreche M, Niles M et al：Prescription of fondaparinux in hospitalised patients. Thromb Haemost 101：1091, 2009

III 抗血小板薬・抗凝固薬

13. 抗血小板薬クロピドグレルの正しい使い方：そして新しい世代の抗血小板薬 prasugrel と ticagrelor の役割は？

Beth Israel Medical Center 循環器内科　兼井由美子

ここがポイント！

- 急性冠症候群とステント治療後は，アスピリンとクロピドグレルによる2剤の抗血小板薬の併用が適応となる．
- クロピドグレルの治療期間は，非薬物溶出性ステント後は最低1ヵ月，薬物溶出性ステント後は最低1年であり，患者によって12ヵ月以上の投与を考慮する．
- クロピドグレル抵抗性は，その後の心血管イベントの発症を増加させる．
- 新しい世代の抗血小板薬 prasugrel と ticagrelor（いずれも本邦未販売）はクロピドグレルよりも効果的な抗血小板薬であり，急性冠症候群の患者に適応となる．

はじめに

冠動脈疾患の治療の中心となる「抗血小板薬」は循環器で最もよく使われる薬です．その一つであるクロピドグレルは，急性冠症候群（ACS）や冠動脈インターベンション（PCI）後の標準治療として用いられていますが，その適切な用量や治療期間に関しては未だ議論されています．最近，欧米では新しい抗血小板薬である prasugrel や ticagrelor も日常的に用いられるようになり，治療の選択の幅が広がっています．

●クロピドグレル
ACS や PCI 後の標準治療として使われる抗血小板薬．

Q クロピドグレルの血小板抑制の機序は，アスピリンとは異なるのですか？

A 現在よく用いられる抗血小板薬には，**アスピリン**と**クロピドグレル**があります．アスピリンは COX-1 阻害薬，クロピドグレルは第2世代のチノピリジンで ADP 受容体阻害薬であり，ともに血小板の凝集を阻害しますが，機序が異なります（**図1**）．第1世代チノピリジンであるチクロピジンも ADP 阻害薬ですが，副作用が多く，効果発現までの時間が長いため，現在では**クロピドグレルが ADP 阻害薬としての第一選択薬**となっています．最近，欧米で日常的に用いられるようになった prasugrel と ticagrelor は，新しい ADP 阻害薬です（p333 参照）．

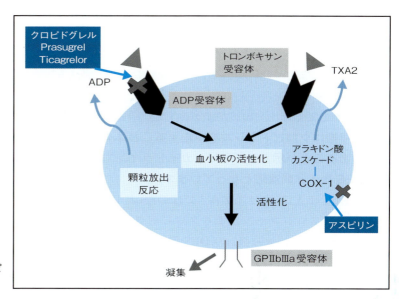

図1　クロピドグレルとアスピリンの血小板抑制の機序

Q 抗血小板薬であるアスピリンを内服している患者さんに2つめの抗血小板薬であるクロピドグレルが適応になるのは，どんなときですか？

A アスピリンとクロピドグレルの抗血小板薬の併用（dual antiplatelet therapy：DAPT）の主な適応は，①急性冠症候群（ACS）と②冠動脈インターベンション（PCI）後の薬物治療です．

ACSの患者さんに対するDAPTの有効性はCUREトライアルで示されました[1]．ACSの患者さんをアスピリン単剤とアスピリンとクロピドグレルのDAPTにランダム化して比較したところ，DAPT群で1年後の心血管イベント（死亡，脳梗塞，心筋梗塞）の相対リスクが20％減少しました．このトライアルではPCIは24％の患者さんに施行され，イベント減少の効果は，薬物療法群でもPCI群と同様にみられました．

ステント留置後の患者さんに対するDAPTの有効性は，一世代前のADP受容体阻害薬であるチクロピジンで確立していますが，クロピドグレルではCREDOトライアルにて示されました[2]．待機的PCIの患者さんにクロピドグレルを前投与して1年間続けた群と，前投与なしで30日間続けた群にランダム化して比較したところ，前投与と1年間投与の群で心血管イベントの相対リスクが26.9％減少しました．このトライアルでは，前投与が6時間前までに与えられた場合に，より有益である傾向が示されています．

- **DAPT〔欧米のガイドライン〕**：①急性冠症候群後1年間，②薬剤溶出性ステント（DES）留置後1年間，③非薬剤溶出性ステント（BMS）留置後でACSでない場合は1ヵ月間，用いることを推奨[3]．

check!
- アスピリンとクロピドグレルとの併用療法の適応
  ・急性冠症候群（ACS）
  ・冠動脈インターベンション（PCI）後

●**クロピドグレル〔日本のガイドライン〕**：「選択的 PCI の 6 時間前までに 300〜600 mg の初期投与，そしてその後は BMS では 1 ヵ月間，DES では 1 年間 DAPT を続けること」を推奨[4]．

 この患者さんの薬剤溶出性ステントが留置されたのは 1 年半前ですが，まだクロピドグレルを内服しています．もう中止してもよいのでしょうか？

 早期にクロピドグレルを中止することはステント血栓症の関連因子であることが示されており，ガイドラインでは DAPT は BMS 後 1 ヵ月間，DES 後 1 年間適応となっています．

check!
●DAPT を 12 ヵ月以上続けることの優位性を示すデータはない．

BASKET-LATE トライアル[5]では DES と BMS にランダム化された患者さん全員がプロトコールによりクロピドグレルを 6 ヵ月で中止していますが，その後（7〜18 ヵ月後）の DES 群の心血管イベントの増加がみられたため，欧米では 2007 年から DES 留置後は最低 1 年間の DAPT が推奨されるようになりました．

その後，DES の長期フォローアップでステント血栓症の発症が 1 年後も増え続けるデータや，クロピドグレルをやめた直後に心筋梗塞の発症が増えるデータに基づいて，出血等の問題がなければ，できるだけ長く DAPT を続けることが推奨されたこともありましたが，DAPT の 12 ヵ月以上の継続にははっきりとしたエビデンスはなく，ACC/AHA ガイドラインの推奨レベルは Ⅱb（有用であるかもしれない）となっています．

最近の中規模のランダム化前向き試験である REAL-LATE/ZEST-LATE トライアル[6]や PROGINY トライアル[7]では，それぞれ 12 ヵ月後のクロピドグレルの続行と，クロピドグレル 6 ヵ月間対 24 ヵ月間を評価，長期間のクロピドグレルの投与は心血管イベントを減少させず，出血の発症率を高めることが示されています．第 2 世代の DES となりステント血栓症が減少したことを考慮しても，今後の治療方針は変わっていくかもしれません．DAPT の 12 ヵ月間と 30 ヵ月間の比較を行っている，現在進行中の大規模ランダム化試験である DAPT トライアルの結果が待たれます．日本からは CREDO-KYOTO のコホート試験の後ろ向き解析で，DES 留置後 4 ヵ月と比較して，13 ヵ月以降の DAPT（主にチクロピジン）の継続は心虚血イベントを減少しないことが示されました[8]．

現時点では，後ろ向きのトライアルが DAPT を中止したときのイベントの増加を示唆するものの，12 ヵ月以上 DAPT を続けることのはっきりとした有効性のエビデンスはありません．**出血のリスクが低く，ステント血栓症のリスクが高い（複雑病変や ACS）患者さんには長期間の DAPT を考慮してもよい**のではないかと思います．

Q 欧米では新しい抗血小板薬が出たと聞きましたが，クロピドグレルと新しい薬 prasugrel や ticagrelor の違いは何ですか？（表1）

A どの薬も ADP 阻害薬ですが，肝臓での代謝の効率が悪いクロピドグレルに対して，第3世代のチエノピリジンである prasugrel の代謝の効率は良く，ticagrelor は代謝の必要のない活性薬であるため，共にクロピドグレルよりも効果的に血小板を阻害します．また，効果の発現が早く，600 mg の初期投与で2時間かかるクロピドグレルに比べて，共に30分後には適切な抗血小板作用が認められます．

ACS の患者における，クロピドグレルに対する prasugrel と ticagrelor の優位性が大規模トライアルである TRITON-TIMI35 トライアル[9]と PLATO トライアル[10]で示されました（表2）．

- 新薬 prasugrel と ticagrelor の特徴
  - クロピドグレルよりも効果的に血小板を阻害する
  - 効果の発現が早い

表1　抗血小板薬の比較

	clopidogrel	prasugrel	ticagrelor
クラス	チエノピリジン	チエノピリジン	トリアゾロピリミジン
用量	初期投与 300〜600 mg, その後1日1回 75 mg	初期投与 60 mg, その後1日1回 10 mg（欧米）	初期投与 180 mg, その後1日2回 90 mg（欧米）
可逆性	不可逆性	不可逆性	可逆性
活性化	プロドラッグ 代謝の影響大	プロドラッグ 代謝の影響小	活性物質
効果が現れるまでの時間	2〜4時間	30分	30分
効果の持続時間	3〜10日	5〜10日	3〜4日
手術前にやめる期間	5日間	7日間	5日間

表2　最近の抗血小板薬の大規模トライアル

	適応	治療	結果	メモ
TRITON-TIMI35 (n=13,600)[9]	急性冠症候群で早期侵襲的治療	クロピドグレル vs prasugrel	15ヵ月後，prasugrel で心血管イベントが相対リスクで19%減少	出血のリスクは増加，特に高齢者，低体重，投与後のバイパス手術
PLATO (n=18,624)[10]	急性冠症候群	クロピドグレル vs ticagrelor	12ヵ月後，ticagrelor で心血管イベントが相対リスクで16%減少	ticagrelor 群では心臓による死亡率の減少がみられた
CURRENT-OASIS7 (n=25,086)[11]	急性冠症候群で早期侵襲的治療	クロピドグレル 高用量 vs 低用量	30ヵ月後 高用量で PCI の患者（70%）では心血管イベントが相対リスクで15%減少	①出血のリスクも増加 ②PCI の行われなかった患者では違いは認められなかった
TRILOGY-ACS (n=7,234)	急性冠症候群で早期保存的治療	クロピドグレル vs prasugrel	30ヵ月の心血管イベントに違いなし	

Prasugrelは，クロピドグレルに比べて心血管イベントを減少させましたが，出血の発症率は高く，脳梗塞や脳一過性虚血の既往のある患者さんで脳出血の発症率が増加したので，これらの患者さんには禁忌です．また75歳以上と60 kg以下の患者さんでは，出血のリスクを考慮すると，有益性がありませんでした．これらの患者さんには5 mgを用いることが勧められることがあり，日本では5 mgが主流になるかもしれません．

　Ticagrelorは，可逆性にADPを阻害するため半減期が短く，1日2回投与の薬です．PLATOトライアルでは心血管イベントの減少とともに，死亡率の減少が示され注目されました．しかし，ticagrelor群では薬を中止した患者がクロピドグレルよりも多く，呼吸苦の訴えや徐脈が起こることがあるので，注意が必要です．

　現在，欧米のガイドラインでは，ACSの侵襲的アプローチに対してはクロピドグレルとともにprasugrelとticagrelorも第一選択薬として推奨されています．クロピドグレルに対してアレルギーのある患者さんやクロピドグレルを内服していてステント血栓症や心筋梗塞を発症した患者さんには，特に適応になるといえるでしょう．

- ●Prasugrel
  - クロピドグレルに比べて心血管イベントを減少させる．
  - 出血の発症率が高い．
  - 脳梗塞，脳一過性虚血の既往のある患者には禁忌．
  - 75歳以上および60 kg以下では有益性が少ないと思われる．

- ●Ticagrelor
  - 半減期が短い→1日2回投与．
  - PLATOトライアルでは心血管イベントの減少と死亡率が減少．
  - 呼吸苦や徐脈が起こる可能性があることに注意．

 患者さんがST上昇心筋梗塞でやってきました．とりあえずアスピリン1錠とクロピドグレルは1錠開始すればいいのでしょうか？

　クロピドグレルが適切な抗血小板効果をもつのには300 mgの初期投与量を用いて6時間かかることが示されています．さらに600 mgの初期投与量を用いることで，適切な抗血小板効果が2時間で得られると考えられているため，緊急でのPCIには600 mg（8錠）が理想的です．75 mgを4日以上内服している場合は，初期の高用量は必要ありません．

Q アスピリンとクロピドグレルを内服している患者さんがステント血栓症で入院しました．「クロピドグレル抵抗性」も考慮したほうがよいのでしょうか？

 ■「クロピドグレル抵抗性」とは？

　クロピドグレルは肝臓でチトクロムP450系酵素を介して代謝されてから活性化しますが，活性化されるのは約15％です．クロピドグレルによる血小板機能抑制効果の個体差に関しては以前から指摘されており，低反応性群は反応性群に比べて心血管イベントのリスクが高いことが示されています．近年では，この活性化のための酵素CYP 2C19が遺伝的に欠如する人はクロピドグレルを代謝できず，クロピドグレルによって血小板が阻害されないことがわかってきました．クロピドグレル抵抗性は5〜40％といわれてい

ますが，アジア人では抵抗性がある人が多いと考えられ，CYP2C19の多型はアジア人で20％，白人では3％といわれています．

クロピドグレルによる血小板抑制効果には数種類の測定方法がありますが，欧米では日常診療でVerifyNow（**MEMO 参照**）による簡易的な測定が可能になっています．現在は，まだクロピドグレルによる血小板機能抑制効果が低い場合に何をするべきかのエビデンスがはっきりしていません．最近発表になった大規模ランダム化試験であるGRAVITASトライアルでは，待機的PCIの患者さんでVerifyNowを用いて定義したクロピドグレルに対する低反応（PRU＞230）の患者さんを，クロピドグレルを倍量にして，通常量と比較したところ，心血管イベントの減少を示すことはできませんでした[12]．その後，同じコンセプトでprasugrelを用いて行われたtrigger-PCIトライアルは心血管イベントの発症率が低すぎたため，トライアル自体が中止となりました．安定冠動脈疾患に対する待機的PCIでは，その後の心血管イベントが低いため，血小板抑制効果の値を用いて抗血小板薬を調整することで臨床的な違いを出すのは難しいと考えられています．

クロピドグレルを内服していてステント血栓症を起こした場合は，クロピドグレル抵抗性を考慮して抗血小板薬を替えることを考慮してもよいと思います．

> **MEMO**
>
> ●**VerifyNow**
>
> VerifyNowはADPによる凝集能を測定します．クロピドグレルを内服していても凝集能が高い患者さんはクロピドグレルに反応していないと考えられますが，GRAVITASトライアルでは過去のデータよりPRU（P2Y12 Reaction Unit）＞230を低反応群と定義しました．

おわりに

冠動脈疾患の治療の基本である抗血小板薬に関しては，多くの大規模トライアルがありますが，その適切な使い方は未だ日々議論されています．エビデンスを考慮したうえで，個々の患者さんに合わせた薬の使い方が大切です．

[文 献]

1) Yusuf S, Zhao F, Mahta SR et al：Effects of clopidogrel in addition to aspirin in patients with acute coronary syndromes without ST-segment elevation. N Eng J Med 345（7）：494-502, 2001
2) Steinhubl SR, Berger PB, Mann JT Ⅲ et al：Early and sustained dual oral antiplatelet therapy following

percutaneous coronary intervention : a randomized controlled trial. JAMA 288 : 2411-2420, 2002
3) 2011 ACCF/AHA/SCAI Guideline for Percutasous Coronary Intervention.
4) 安定冠動脈疾患における待機的 PCI のガイドライン（JCS 2011）
5) Pfisterer M, Brunner-La Rocca HP, Buser PT et al : BASKET-LATE Investigators. Late clinical events after clopidogrel discontinuation may limit the benefit of drug- eluting stents : an observational study of drug-eluting versus bare-metal stents. J Am Coll Cardiol 48 : 2584-2591, 2006
6) Park SJ, Park DW, Kim YH et al : Duration of dual antiplatelet therapy after implantation of drug-eluting stents. N Eng J Med 362 : 1374-1382, 2010
7) Valgimigli M, Campo G, Monti M et al : Short- versus long-term duration of dual-antiplatelet therapy after coronary stenting : a randomized multicenter trial. Circulation 125 (16) : 2015-2026, 2012
8) Tada T, Natuaki M, Morimoto T et al : Duration of Dual Antiplatelet Therapy and Long-Term Clinical Outcome After Coronary Drug-Eluting Stent Implantation. Circ Cardiovasc INterv 5 : 381-391, 2012
9) Wiviott SD, Braunwald E, McCabe CH et al : Prasugrel versus clopidogrel in patients with acute coronary syndromes. N Engl J Med 357 : 2001-2015, 2007
10) Wallentin L, Becker RC, Budai A et al : Ticagrelor versus clopidogrel in patients with acute coronary syndromes. N Eng J Med 361 : 1045-1057, 2009
11) Mehta SR, Rassand JP, Chrolavicius S et al : Dose comparison of clopidogrel and aspirin in acute coronary syndromes. N Eng J Med 363 (10) : 930-942, 2010
12) Price MJ, Berger PB, Teirstein PS et al : Standard- vs high-dose clopidogrel based on platelet function testing after percutaneous coronary intervention : the GRAVITAS randomized tiral. JAMA 305 (11) : 1097-1105, 2011

III 抗血小板薬・抗凝固薬

14 血栓溶解薬の使い方
― 脳梗塞急性期/肺血栓塞栓症急性期 ―

Tulane University
呼吸器・集中治療科 齊藤茂樹（さいとうしげき）

ここがポイント！

- ☑ 他の治療と同様，リスク（risk：危険）とベネフィット（benefit：利益）を天秤にかけて考えよう．この場合，リスクとは血栓溶解薬治療に伴う（重大な）副作用・合併症（出血など），ベネフィットとは死亡率や脳梗塞・PEに伴う（重大な）合併症（片麻痺などの神経学的後遺症や，PE再発・慢性血栓塞栓性肺高血圧症など）の減少を指す．
- ☑ 患者さんには十分に説明を尽くそう．
- ☑ 国内外のガイドラインが参考になる．ただし，推奨・勧告の根拠をよく吟味しよう．

脳梗塞急性期

Q 適応は？

  わが国の脳卒中合同ガイドライン委員会（5学会合同）による脳卒中治療ガイドライン2009（以下，ガイドライン）では，**発症3時間以内の虚血性脳梗塞で禁忌（次のQを参照）がない場合**に強く推奨されています．

なお，米国では発症3時間以上4.5時間以内の場合にも適応が拡大されています．日本の脳卒中ガイドラインでも触れられていますが，推奨は明記されていません．

check!
●発症から投与までの時間が短いほど予後が良いことが示されている．迅速に対応しよう．米国のガイドラインでは病院到着後からtPA投与までの時間（Door-to-needle time）は60分以内と推奨されている．

Q 禁忌は？

  主には，**出血，大きな虚血性脳梗塞，最近の手術，出血傾向**などです．ガイドラインには，以下が挙げられています．

① 既往歴：頭蓋内出血，3ヵ月以内の脳梗塞（TIAは含まない），3ヵ月以内の重篤な頭部脊髄外傷あるいは手術，21日以内の消化管あるいは尿路出血，14日以内の大手術あるいは頭部以外の重篤な外傷

② 臨床所見：痙攣，クモ膜下出血（疑），出血の合併（頭蓋内，消化管，尿

路，後腹膜，喀血），頭蓋内腫瘍・脳動脈瘤・脳動静脈奇形・もやもや病，収縮期血圧≧185 mmHg，拡張期血圧≧110 mmHg
③**血液所見**：血糖異常（＜50 mg/dL，または＞400 mg/dL），血小板 10 万/mm³ 以下，ワルファリン内服中で PT-INR＞1.7，ヘパリン投与中で APTT の延長，重篤な肝障害，急性膵炎
④**画像所見**：CT で広汎な早期虚血性変化，CT/MRI 上の圧排所見（正中構造偏位）

check!
●降圧薬で血圧をこの値以下に安定して保つことができれば，tPA 投与は妥当である．

　また，適応を慎重に考慮すべき項目として，以下が挙げられています．
　年齢 75 歳以上，NIHSS スコア 23 以上，JCS100 以上，10 日以内の生検・外傷・分娩・流早産，3 ヵ月以上経過した脳梗塞，蛋白製剤アレルギー，消化管潰瘍・憩室炎・大腸炎，活動性結核，糖尿病性出血性網膜症・出血性眼症，血栓溶解薬・抗血栓薬投与中，月経期間中，重篤な腎障害，コントロール不良の糖尿病，感染性心内膜炎．

Q エビデンスは？

A NINDS 試験[1,2]などにて，発症 3 時間以内の rtPA〔遺伝子組換え型組織型プラスミノーゲン活性化因子；アルテプラーゼ（alteplase）〕静脈内全身投与（0.9 mg/kg IV，最大 90 mg）が神経学的予後を改善することが示されました（ただし，生存率の改善はみられませんでした）．わが国での第Ⅲ相治験（J-ACT）[3]でも，その有効性と安全性が確認されています．次いで ECASS-3[4]にて，発症 3～4.5 時間以内に投与された場合も有効であることが示されました（ただし，3 時間以内に投与された場合と比べると，効果は小さい）．発症 4.5 時間以降の投与の有効性は現時点では示されていません[5,6]．

check!
●今後もさらなる臨床データの積み重ねにより，適応は拡大し禁忌は縮小してゆくことが期待される．

Q 投与の実際は？

A アルテプラーゼ 0.6 mg/kg（34.8 万 IU/kg）の 10% を（1～2 分かけて）ボーラス投与し，残りを 1 時間で点滴静注します（わが国での承認投与量は J-ACT に基づいており，海外で承認されている 0.9 mg/kg よりも少ないことに注意しましょう）．
　投与中・投与直後は神経学的徴候の変化や出血，血圧の変化に十分注意します．ガイドラインでは，以下のポイントが挙げられています．
①SCU あるいはそれに準じた病棟での厳密な管理（治療後 36 時間以上）．
②収縮期血圧＞180 mmHg，拡張期血圧＞105 mmHg 時には積極的降圧療法の開始*．

*もちろん，適切な脳灌流圧を保つよう，血圧の下げすぎには注意しよう．

③治療後24時間以内の抗血栓療法の禁止．
④経鼻胃管，膀胱カテーテル，動脈圧モニタカテーテルの挿入は遅らせる．
⑤症状増悪時には迅速な診断（CT，MRI）を行い，必要があれば可及的速やかに脳外科的処置（開頭血腫除去など）を実施する．

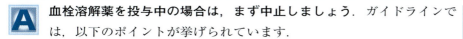

Q 頭蓋内出血が起きたら，どうするの？

A **血栓溶解薬を投与中の場合は，まず中止しましょう．** ガイドラインでは，以下のポイントが挙げられています．
①血圧管理：出血の増大を防ぐために正常範囲まで下降させる．
②呼吸管理：呼吸・換気障害があれば，気道確保し補助呼吸を行う．
③脳浮腫・頭蓋内圧管理：抗脳浮腫薬を投与する．
④消化性潰瘍の予防：抗潰瘍薬を投与する．
⑤神経症候の進行性増悪がある場合には外科的処置を考慮する．

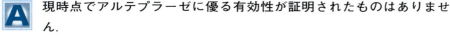

Q アルテプラーゼ以外は使えないの？

A **現時点でアルテプラーゼに優る有効性が証明されたものはありません．**

しかし，テネクテプラーゼ（tenecteplase：アルテプラーゼに比べ薬物動態学的に有利な遺伝子組換え型変異型tPA，日本では未承認）とアルテプラーゼを比較した第2B相試験では，CT灌流画像を基に選択された患者において，テネクテプラーゼが灌流および臨床神経学的予後を改善することが示されており，今後有望と考えられています[7]．

なお，ウロキナーゼおよびストレプトキナーゼ（日本では未承認）については，ガイドラインではそれぞれ「考慮してもよいが，十分な科学的根拠はない」「むしろ有害である」とされています．

Q 経動脈的（選択的）局所血栓溶解療法の適応は？

A ガイドラインでは，神経脱落症候を有する中大脳動脈塞栓性閉塞において，来院時症候が中等症以下で，CT上梗塞巣を認めないか軽微な梗塞にとどまり，発症から6時間以内に治療開始が可能な症例に対して推奨されています．ただし，発症3時間以内に薬剤投与が可能な患者に対しては，あくまでrt-PA静注療法が第一選択であることに注意しましょう．

●最近発表されたIMS III trial（文献8）とSYN-THESIS Expansion trial（文献9）でも，標準治療（tPA静脈投与）に対する血管内治療（追加）の優位性は示されなかった．発症4.5時間以内ではtPA静脈投与が標準治療である．

[補足：脳卒中ガイドライン 2009]

血栓溶解療法（静脈内投与）
〔推 奨〕
1. 遺伝子組み換え組織プラスミノゲンアクチベーター（rt-PA，アルテプラーゼ）の静脈内投与は発症から3時間以内に治療可能な虚血性脳血管障害で慎重に適応判断された患者に対して強く推奨される（グレードA）．わが国ではアルテプラーゼ 0.6 mg/kg の静注療法が保険適応されており，治療決定のための除外項目，慎重投与項目が定められている．また，日本脳卒中学会により rt-PA 静注療法実施施設要件が提案，推奨されている注1，2）．
2. 現時点において，アルテプラーゼ以外の t-PA，desmoteplase（本邦未承認）の静脈内投与は十分な科学的根拠がなく，推奨されない（グレード C2）．
3. 低用量（60,000単位/日）ウロキナーゼの点滴静脈内投与は，急性期（5日以内）の脳血栓患者の治療法として行うことを考慮しても良いが，十分な科学的根拠はない（グレード C1）．

血栓溶解療法（動脈内投与）
〔推 奨〕
1. 神経脱落症候を有する中大脳動脈塞栓性閉塞においては，来院時の症候が中等症以下で，CT上梗塞巣を認めないか軽微な梗塞にとどまり，発症から6時間以内に治療開始が可能な症例に対しては，経動脈的な選択的局所血栓溶解療法が推奨される（グレードB）．ただし，発症後3時間以内に薬剤投与が可能な患者に対しては，rt-PA 静注療法が第一選択となっていることに留意する．
2. その他の部位の塞栓性閉塞やその他の条件で急性期局所血栓溶解療法（経動脈性）を行うことには，十分な科学的根拠はない（グレード C1）．

脳卒中の evidence level に関する脳卒中合同ガイドライン委員会の分類

エビデンスのレベル	内 容
Ⅰa	RCT のメタアナリシス（RCT の結果がほぼ一様）
Ⅰb	RCT
Ⅱa	良くデザインされた比較研究（非ランダム化）
Ⅱb	良くデザインされた準実験的研究
Ⅲ	良くデザインされた非実験的記述研究（比較・相関・症例研究）
Ⅳ	専門家の報告・意見・経験

本分類は，英国 Royal College of Physicians が採用した National Clinical Guidelines for Stroke の分類（1999）に準じ，Oxford Centre for Evidence-based Medicine の分類（2001）を一部取り入れたものである

脳卒中の recommendation grade に関する脳卒中合同ガイドライン委員会の分類

推奨のグレード	内 容
A	行うよう強く勧められる（Ⅰa または少なくとも1つ以上のレベル Ⅰb の結果[*]）
B	行うよう勧められる（少なくとも1つのレベルⅡ以上の結果）
C1	行うことを考慮しても良いが，十分な科学的根拠がない
C2	科学的根拠がないので，勧められない
D	行わないよう勧められる

[*] レベルⅠbの結果が1つ以上あっても，そのRCTの症例数が十分でなかったり，論文が1つのみしか存在せず再検討がいずれ必要と委員会が判定した場合は，グレードをBとする．
なお，エビデンスのレベル，推奨グレードの決定にあたって人種差，民族差の存在は考慮していない．

肺血栓塞栓症急性期

Q 適応は？

A ショックや低血圧が遷延する重症例（いわゆる Massive PE）で，禁忌がない場合（次のQを参照）に推奨されています．

これは，無作為比較対照試験 RCT などで確固たるエビデンスが示されていないものの，life-saving と考えられるためです．したがって，肺血栓塞栓によると考えられる心肺停止も適応となる，とする意見もあります．

一方，血圧が保たれているものの心エコーなどで右心負荷所見がみられる場合（いわゆる Submassive PE）での使用は，議論のあるところです（**TOPICS** 参照）．また，正常血圧で右心機能障害も有さない場合は，適応がありません．これは，ヘパリンと比較した場合，より早期に血栓の溶解がみられるものの長期予後の改善はみられず，逆に出血などの合併症がより多くみられるためです[10]．

TOPICS

■ Submassive PE

血栓溶解療法の優位性を示す無作為比較対照試験の結果が 2002 年に報告されましたが，それは院内死亡率または追加療法施行率（カテコラミン静注，二次的血栓溶解，気管内挿管，緊急外科的血栓摘除術あるいはカテーテル的血栓破砕術）という複合一次エンドポイントに基づくものでした[11]．死亡率には差がみられなかったこと，またこの「複合」一次エンドポイントの解釈が難しいこともあり，血栓溶解療法の優位性の確立には至りませんでした．現在欧米にて submassive PE に対する 2 つの無作為比較対照試験が進行中であり，その結果が待たれます[12,13]．

Q 禁忌は？

A 主には**出血**，**最近の手術**などです．
モンテプラーゼの添付文書には下記が挙げられています．

1. 出血している患者：消化管出血，尿路出血，後腹膜出血，頭蓋内出血，喀血〔出血をさらに助長し，止血が困難になるおそれがある〕
2. 頭蓋内あるいは脊髄の手術または障害を受けた患者（2ヵ月以内）
3. 頭蓋内腫瘍，動静脈奇形，動脈瘤のある患者
4. 出血性素因のある患者
5. 重篤な高血圧症患者
〔2～5：出血を惹起し，止血が困難になるおそれがある．〕

表1 血栓溶解療法の禁忌

[絶対禁忌]
- 活動性の内部出血
- 最近の特発性頭蓋内出血

[相対禁忌]
- 大規模手術，出産，10日以内の臓器細胞診，圧迫不能な血管穿刺
- 2ヵ月以内の脳梗塞
- 10日以内の消化管出血
- 15日以内の重症外傷
- 1ヵ月以内の脳神経外科的あるいは眼科的手術
- コントロール不良の高血圧（収縮期圧＞180 mmHg；拡張期圧＞110 mmHg）
- 最近の心肺蘇生術
- 血小板数＜100,000/mm³，プロトロンビン時間＜50％
- 妊娠
- 細菌性心内膜炎
- 糖尿病性出血性網膜症

日本循環器学会ガイドライン2009（JCS2009）で挙げられているものを表1に示します．

 投与の実際は？

 わが国ではモンテプラーゼのみが保険適用されています．13,750〜27,500単位/kg（最大27,500単位/kg）を約2分間で静脈内投与します（表2）．

ヘパリン併用について，JCS2009では「血栓溶解薬投与と同時に開始する場合と投与終了後より開始する場合があるが，有効性や出血性合併症の頻度

表2 血栓溶解療法の使用量

	薬剤	投与方法	承認
日本	ウロキナーゼ	24〜96万単位/day，数日間静脈内投与	保険未承認
	rt-PA アルテプラーゼ	2,400万単位を2時間以上かけて持続静脈内投与	保険未承認
	mt-PA モンテプラーゼ	13,750〜27,500単位/kgを約2分で静脈内投与	2005年厚労省承認
米国	ストレプトキナーゼ	25万単位を30分以上かけて持続静脈内投与後，10万単位/hを24時間持続静脈投与	1977年FDA承認
	ウロキナーゼ	4,400単位/kgを10分間で静脈内投与後，4,400単位/kg/hを12〜24時間持続静脈投与	1978年FDA承認
	rt-PA アルテプラーゼ	100 mgを2時間以上かけて持続静脈内投与	1990年FDA承認

FDA＝Food and Drug Administration．mt-PA＝mutant tissue-type plasminogen activator．
rt-PA＝recombinant tissue-type plasminogen activator．

の差異は明らかではない」とされています．モンテプラーゼ添付文書は「活性化部分トロンボプラスチン時間（APTT）が正常値の2倍前後（1.5〜2.5）になるように注意して調整すること」とされています．

その他の注意点は，脳梗塞に対する血栓溶解療法の場合と同様です．

Q どっちがいいの？　静脈注射と経肺動脈カテーテル投与

 静脈からの全身投与と比べ，経肺動脈カテーテル投与は，エビデンスのレベルも低くカテーテル刺入部位からの出血も多いので，静脈投与が可能な場合はそちらが推奨されます．ただし，出血のリスクなどから経静脈投与が禁忌となる場合は，経肺動脈カテーテル投与が考慮されます．

Q 効かなかったらどうするの？

 経肺動脈カテーテル的な血栓溶解術や血栓破砕・吸引術の併用，あるいは直視下（外科的）肺動脈血栓摘除術などを考慮する必要があります．

症例提示

症　例：33歳，女性．

大腿骨骨折に対する外科的整復術のため入院しました．鎌状赤血球症に伴う大腿骨頭壊死に対する股関節置換術の既往がありますが，その他，既往歴・家族歴・生活歴に特記すべきことはありません．術後経過は良好でしたが，術後3日目にリハビリのため立ったところ，失神しました．患者は意識を回復しており，バイタルサインは正常，神経学的所見も含め，特に異常な身体所見はなさそうです．患者は深部静脈血栓予防のためのヘパリン皮下注射を受けていました．

あなたはどうしますか？

【解　説】

1）鑑別診断

失神の鑑別診断を素早く行う必要がありますが，ここでは病歴から心原性，特に急性肺血栓塞栓に伴う失神を念頭におく必要があります．

2）急変時の備えをしながら検査を進める

あなたは患者に心電図モニターをつけるよう指示．またヘパリン持続点滴静注を開始する用意をしつつ，検査を進めます．心電図では洞性頻脈と新た

な右脚ブロックがみられ，ベッドサイド心エコーでは右心室の著明な拡大がみられました．あなたは急性肺血栓塞栓（submassive PE）を疑い，ひとまずヘパリン持続点滴静注の開始を指示するとともに，患者急変時には血栓溶解薬がいつでも投与できるよう用意します．下肢深部静脈のドップラー超音波検査では，明らかな血栓はみられませんでした．あなたは血栓溶解薬を片手に，造影胸部CTのため，患者とともにCT室へ向かいます．

3) ICUでの注意深いフォロー

予想どおり，右肺動脈に大きな血栓・塞栓が確認されました．あなたは患者をICUに移し，注意深くフォローすることにしました．

ベッドサイドには急変時に備えて血栓溶解薬を置いておきます．その後の経過は順調で，数日後の心エコーでは右室負荷所見の著明な改善がみられ，患者は無事ICUを退室しました．

[補足：JCS2009ガイドライン]

【勧告の程度】
急性肺血栓塞栓症の急性期で，ショックや低血圧が遷延する血行動態が不安定な例に対しては，血栓溶解療法を施行する：Class I
急性肺血栓塞栓症の急性期で，正常血圧であるが右心機能障害を有する例に対しては，血栓溶解療法を施行する：Class IIa

【勧告の程度】
1．カテーテル的血栓溶解療法：Class IIb
　　単なる肺動脈内投与は，全身投与と差がない
2．カテーテル的血栓破砕・吸引術：Class IIb
　　血栓吸引術
　　血栓破砕術
　　流体力学的血栓除去術

【勧告の程度】
1．循環虚脱を伴う急性広範型肺血栓塞栓症における直視下肺動脈血栓摘除術（人工心肺使用）：Class I
2．急性広範型肺血栓塞栓症で，非ショック例における直視下肺動脈血栓摘除術：Class IIa

Class I：検査・治療が有効，有用であることについて証明されているか，あるいは見解が広く一致している．
Class II：検査・治療の有効性，有用性に関するデータまたは見解が一致していない場合がある．
Class IIa：データ・見解から有用・有効である可能性が高い．
Class IIb：データ・見解により有用性・有効性がそれほど確立されていない．
Class III：検査・治療が有用でなく，ときに有害であるという可能性が証明されている，あるいは有害との見解が広く一致している．

[文献]

1) The National Institute of Neurological Disorders and Stroke rt-PA Stroke Study Group：Tissue plasminogen activator for acute ischemic stroke. N Engl J Med 333：1581-1587, 1995
2) National Institute of Neurological Disorders and Stroke Recombinant Tissue Plasminogen Activator Stroke Study

Group：Effects of tissue plasminogen activator for acute ischemic stroke at one year. N Engl J Med 340：1781-1787, 1999
3) Yamaguchi T, Mori E, Minematsu K et al：Alteplase at 0.6 mg/kg for acute ischemic stroke within 3 hours of onset：Japan Alteplase Clinical Trial (J-ACT). Stroke 37：1810-1815, 2006
4) Hacke W, Kaste M, Bluhmki E et al：Thrombolysis with alteplase 3 to 4.5 hours after acute ischemic stroke. N Engl J Med 359：1317-1329, 2008
5) The IST-3 collaborative group：The benefits and harms of intravenous thrombolysis with recombinant tissue plasminogen activator within 6h of acute ischaemic stroke (the third international stroke trial [IST-3])：a randomised controlled trial. Lancet 379：2352-2363, 2012
6) Wardlaw JM, Murray V, Berge E et al：Recombinant tissue plasminogen activator for acute ischaemic stroke：an updated systematic review and meta-analysis. Lancet 379：2364-2372, 2012
7) Parsons M, Spratt N, Bivard A et al：A randomized trial of tenecteplase versus alteplase for acute ischemic stroke. N Engl J Med 366：1099-1107, 2012
8) Broderick JP, Palesch YY, Demchuk AM et al：Endovascular therapy after intravenous t-PA versus t-PA alone for stroke. N Engl J Med 368：893-903, 2013
9) Ciccone A, Valvassori L, Nichelatti M et al：Endovascular treatment for acute ischemic stroke. N Engl J Med 368：904-913, 2013
10) Wan S, Quinlan DJ, Agnelli G, Eikelboom JW：Thrombolysis compared with heparin for the initial treatment of pulmonary embolism：a meta-analysis of the randomized controlled trials. Circulation 110 (6)：744-749, 2004 Epub 2004 Jul 19
11) Konstantinides S, Geibel A, Heusel G et al：Management Strategies and Prognosis of Pulmonary Embolism-3 Trial Investigators：Heparin plus alteplase compared with heparin alone in patients with submassive pulmonary embolism. N Engl J Med 347：1143-1150, 2002
12) The Pulmonary Embolism Thrombolysis (PEITHO) Trial Steering Committee：Single-bolus tenecteplase plus heparin compared with heparin alone for normotensive patients with acute pulmonary embolism who have evidence of right ventricular dysfunction and myocardial injury：rationale and design of the Pulmonary Embolism Thrombolysis (PEITHO) trial. Am Heart J 163 (1)：33-38. e1, 2012
    Clinical Trials.gov Identifier：NCT00639743
13) Clot Dissolving Treatment for Blood Clots in the Lungs.
    Tenecteplase Or Placebo：Cardiopulmonary Outcomes At Three Months [TOPCOAT]；Clinical Trials.gov Identifier：NCT00680628

[補　足：虚血性脳梗塞に対する血栓溶解療法についてのガイドライン]
《日本》
●脳卒中合同ガイドライン委員会：脳卒中治療ガイドライン 2009
http://www.jsnt.gr.jp/guideline/img/nou2009_02.pdf
《米国》
ACCP ガイドライン
●Executive summary：Antithrombotic Therapy and Prevention of Thrombosis, 9th ed：American College of Chest Physicians Evidence-Based Clinical Practice Guidelines. Chest 141 (2 Suppl)：7S-47S, 2012　doi：10.1378/chest.1412S3.
AHA/ASA ガイドライン
●Guidelines for the Early Management of Patients With Acute Ischemic Stroke. Stroke 44：870-947, 2013
http://stroke.ahajournals.org/content/44/3/870

《ヨーロッパ》

The European Stroke Organization（ESO）ガイドライン
- Guidelines for Management of Ischaemic Stroke and Transient Ischaemic Attack 2008 Guidelines Update 2009（Should the time window for intravenous thrombolysis be extended?）
  http://www.eso-stroke.org/recommendations.php?cid=9&sid=1

[補　足：急性肺血栓塞栓症に対する血栓溶解療法についてのガイドライン]

《日本》
- 日本循環器学会　肺血栓塞栓症および深部静脈血栓症の診断，治療，予防に関するガイドライン（2009年改訂版）
  http://www.j-circ.or.jp/guideline/pdf/JCS2009_andoh_h.pdf

《米国》

ACCPガイドライン
- Executive summary：Antithrombotic Therapy and Prevention of Thrombosis, 9th ed：American College of Chest Physicians Evidence-Based Clinical Practice Guidelines. Chest 141（2 Suppl）：7S-47S, 2012　doi：10.1378/chest.1412S3.

AHAガイドライン
- AHA Scientific Statement：Management of Massive and Submassive Pulmonary Embolism, Iliofemoral Deep Vein Thrombosis, and Chronic Thromboembolic Pulmonary Hypertension. Circulation 123：1788-1830, 2011
  http://circ.ahajournals.org/content/123/16/1788

《ヨーロッパ》
- Guidelines on the diagnosis and management of acute pulmonary embolism：The Task Force for the Diagnosis and Management of Acute Pulmonary Embolism of the European Society of Cardiology（ESC）. Eur Heart J 29（18）：2276-2315, 2008
  http://www.escardio.org/guidelines-surveys/esc-guidelines/Pages/acute-pulmonary-embolism.aspx

III 抗血小板薬・抗凝固薬

15 出血合併症に対する考え方

西宮渡辺心臓血管センター 循環器内科　民田浩一（たみたこういち）

ここがポイント！

- ☑ 抗血小板薬，抗凝固薬内服中の薬剤メカニズムからみた休薬期間について理解する．
- ☑ 経皮的冠動脈形成術（PCI）後の抗血小板薬内服の重要性および休薬のリスクについて理解する．
- ☑ 抗凝固薬（ワルファリンおよび新規抗凝固薬）内服中の患者における出血リスクを避けるための知識を身につける．
- ☑ 抗凝固薬内服中の患者における出血合併症に対する対応を理解する．
- ☑ 抗血小板薬，抗凝固薬内服中の周術期の対応について理解する．

症例提示

症　例：65歳，男性．

不安定狭心症に対して4ヵ月前に左前下行枝近位部に薬剤溶出ステント（DES）が留置され，アスピリン製剤（商品名：バイアスピリン）100 mgとクロピドグレル（商品名：プラビックス）75 mg内服中．今回，吐血，ショックのため緊急入院．緊急上部消化管内視鏡検査にて活動性胃潰瘍による出血と診断，直ちに止血術が施行され内視鏡担当医よりバイアスピリン®およびプラビックス®内服中止の指示が出た．

Q 抗血小板薬内服中の患者に手術（緊急も含む）が予定された場合の対処は，どうすればよいのでしょうか？

A 日本のガイドラインについては，循環器疾患における抗凝固・抗血小板療法に関するガイドライン（2009年改訂版）p55（**表1**）を参照してください．

表1 抜歯や手術時の対応

[クラスI]
  なし

[クラスIIa]
1. 至適治療域にPT-INRをコントロールした上での，ワルファリン内服継続下での抜歯．
2. 抗血小板薬の内服継続下での抜歯．
3. 至適治療域にPT-INRをコントロールした上での，ワルファリン内服継続下での白内障手術．
4. 抗血小板療法継続下での白内障手術．

[クラスIIa']
1. 消化管内視鏡による観察時の抗凝固療法や抗血小板療法の継続（エビデンスレベルC）．生検などの低危険手技時もポリペクトミーなどの高危険手技時もワルファリンを中止ないし減量しPT-INRを1.5以下に調整（エビデンスレベルC）．低危険手技時の抗血小板薬の休薬期間はアスピリンで3日間，チクロピジンで5日間，両者の併用で7日間，高危険手技時の抗血小板薬休薬期間はアスピリンで7日間，チクロピジンで10～14日間（エビデンスレベルC）．血栓症や塞栓症のリスクの高い症例ではヘパリンによる代替療法を考慮．
2. 術後出血への対応が容易な場合のワルファリンや抗血小板薬内服継続下での体表の小手術．
3. 出血性合併症が起こった場合の対処が困難な体表の小手術やペースメーカ植込み術での大手術に準じた対処．
4. 大手術の術前3～5日までのワルファリン中止と半減期の短いヘパリンによる術前の抗凝固療法への変更．ヘパリン（1.0～2.5万単位/日程度）を静注もしくは皮下注し，リスクの高い症例では活性化部分トロンボ時間（APTT）が正常対照値の1.5～2.5倍に延長するようにヘパリン投与量を調整する．術前4～6時間からヘパリンを中止するか，手術直前に硫酸プロタミンでヘパリンの効果を中和する．いずれの場合も手術直前にAPTTを確認して手術に臨む．術後は可及的速やかにヘパリンを再開する．病態が安定したらワルファリン療法を再開し，PT-INRが治療域に入ったらヘパリンを中止する．
5. 大手術の術前7～14日からのアスピリン，チクロピジンおよびクロピドグレルの中止，3日前からのシロスタゾール中止．
   その間の血栓症や塞栓症のリスクが高い症例では，脱水の回避，輸液，ヘパリンの投与などを考慮する．
6. 緊急手術時の出血性合併症時に準じた対処．

[クラスIII]
1. 抗血栓療法の中断．
   抗血栓療法の中断が避けられない場合は，ヘパリン，脱水の回避，輸液などの代替療法を考慮する．

〔循環器疾患における抗凝固・抗血小板療法に関するガイドライン（2009年改訂版）p55 より引用〕

1．術前の休薬期間

アスピリンやチエノピリジン誘導体（チクロピジン，クロピドグレル）の抗血小板作用は不可逆的であるため，効果は血小板の寿命である7～10日程度持続します．そのため，術前に休薬するのであれば7～14日前に投与を中止するのが一般的です．シロスタゾールは血小板に対して可逆的に作用します．シロスタゾール100 mg投与後3～4時間で血小板凝集抑制作用が発現し，投与中止後48時間以内でその作用は消失します．このことから，術前の休薬期間は3～4日程度で十分です．

2．経皮的冠動脈形成術後の対応

経皮的冠動脈形成術（PCI）後については，ベアメタルステント（BMS）と薬剤溶出ステント（DES）のどちらを使用されているか，まずは確認する必要があります．

●術前の休薬期間
・チクロピジン，クロピドグレル：7～14日
・シロスタゾール：3～4日

1）BMS

BMSの場合，挿入後6週間（新生内膜でステントが完全に被覆される）以内にステント血栓症はほぼ限定されるため，チエノピリジン系の薬剤は挿入1ヵ月で中止可能です．このため緊急手術以外は延期することで対応が容易です．

2）DES

一方，DESでは新生内膜によるステント被覆に時間がかかるためステント血栓症は留置後30日を超える遅発性，あるいは1年を超える超遅発性ステント血栓症が起こり得るため，その休薬には注意が必要です．

> **check!**
> ●BMSの場合
> チエノピリジン系薬剤は挿入1ヵ月で中止可能．→緊急手術以外は延期することで対応可能．
> ●DESの場合
> 遅発性・超遅発性ステント血栓症の可能性があるため，休薬には注意が必要．

MEMO 1

●薬剤溶出ステント（DES）

DESはプラットフォーム（ステント本体），ポリマー，薬剤の3つにより構成されています．

ステントにコーティングしている薬剤によりステント再狭窄の原因である新生内膜の増殖抑制効果が，ステント再狭窄の発症を抑制すると考えられています．

DESは薬剤の違いによる効果とともにプラットフォームの材質，形態による病変通過性や血管追従性の違いやポリマーの性質による生体適合性，薬剤溶出のスピードの違いにより差異が生じます．

第一世代のDESはシロリムス溶出性ステント（CYPHER®），パクリタキセル溶出性ステント（TAXUS®）がありましたが，近年，ゾタロリムス溶出性ステント（Endeavor），エバロリムス溶出性ステント（XIENCE™，PROMUS™），バイオリムス溶出性ステント（NOBORI™）が本邦で発売され第二世代DESと呼ばれ，主流となっています．

第二世代DESは，第一世代のDESと比較して遅発性ステント血栓症の減少が報告されています．このため第二世代DESであるエバロリムス溶出性ステント（XIENCE™，PROMUS™）において，ヨーロッパにおける添付文書では2剤抗血小板薬療法（dual antiplatelet therapy：DAPT）の必要な期間は3ヵ月と短縮されており，今後，ガイドラインにおいても記載されると思われます．

3．DES留置後に行う非心臓手術の周術期管理

DES留置後に非心臓手術を受ける患者の周術期管理に関して2007年ACC/AHAガイドライン[1]において

1）DES挿入後1年経過するまで，延期可能な手術は延期する．
2）手術が延期できない症例では，
　①可能な限りアスピリンは継続

②術後できるだけ早く，チエノピリジン系の抗血小板薬（チクロピジン，クロピドグレル）を再開

とされています．さらに，ステント血栓症の既往，左主幹部，多枝病変，血流維持重要血管へのステント留置の場合には，DES留置後1年以上経過しても周術期に2剤抗血小板薬併用を続行することを考慮すべきとしています．「大手術でチエノピリジン系薬剤を中止せざるを得ない場合にはアスピリンを継続し，術後すぐにチエノピリジン系薬剤を再開すべきである」と記載されています．抗血小板薬休薬中のヘパリン投与への切り替え（bridging therapy）についてエビデンスはないとされています．

　実際には，手術や処置による出血と抗血小板薬休薬によるステント血栓症の両者のリスクに応じて休薬について十分に検討する必要があるため，外科医と循環器医との連携が重要と思われます．

　術後については，直後から1～2日後にステント血栓症が発症したという報告が多いため，この間は集中治療室での管理が望ましいと思われます．また，ステント血栓症発症の際には緊急PCIが必要となるため，24時間体制で緊急PCIの施行できる施設での手術が望ましいと思われます[2]．

MEMO 2

●ステント血栓症

　DESの導入により，PCIにおける最大の課題であったステント再狭窄率は劇的に低下しました．しかし，留置後30日以降に発症する遅発性あるいは1年以降に発症する超遅発性ステント血栓症が新たな問題点として懸念されています．遅発性ステント血栓症の発症に関しては，臨床的にはステント留置手技，患者および病変背景，抗血小板療法，ステントの材質，薬剤の種類など複数の要因が関与していると考えられています[3]が，病理組織学的には露出したステントの新生内膜および再生内皮による被覆化の遅延・障害であると考えられています．ステント血栓症の頻度自体は少ないものの，発症した際の死亡率は20～45％と非常に高いため，重要視されています．ステント留置直後は，アスピリン製剤およびチエノピリジン系の抗血小板薬（チクロピジン，クロピドグレル）両者の確実な内服がステント血栓症予防のため必要とされます．DES留置後であれば，1年にわたる2剤抗血小板療法が必要とされているのが現状です．

　　　　　　＊　　　＊　　　＊　　　＊　　　＊

≪本症例に対する抗血小板薬内服に対する対応≫

　冒頭に示した症例はDES留置後1年未満であり，抗血小板薬の休薬はステント血栓症の高リスクと考えられます．

しかも，元々の責任病変は左前下行枝近位部であり，ステント血栓症を発症した場合，広範囲心筋梗塞となる可能性があります．ステントの留置部位によりステント血栓症発症時の危険度については差があります．また，ステント血栓症は**表2**³⁾に記載したごとく，その危険因子として手技的なものも含まれるため，**抗血小板薬の休薬については循環器内科医（特にPCIを担当した医師）にコンサルトすることは非常に重要です**．本症例では，いったん抗血小板薬2剤を休薬したとしてもできるだけ早期に内服を再開する必要があります．ERでの休薬の指示が入院担当医に正確に伝達されず抗血小板薬の再開が遅れると，本症例では生命に関わるステント血栓症を発症する危険があります．休薬を指示した時点で，できるだけ速やかに循環器内科医にもコンサルトした後，抗血小板薬の再開の指示は確実にされるべきと考えられます．経口摂取がなんらかの理由で遅れる場合は，未分画ヘパリンもしくは低分子ヘパリンを投与するbridging theraphy（**表3**）⁴⁾適応を考慮すべきと

> **check!**
> ●抗血小板薬の休薬は，循環器内科医に必ずコンサルトする！
>
> ●抗血小板薬の再開はなるべく早く→遅れると生命に関わるステント血栓症発症の可能性あり．

表2　ステント血栓症の危険因子（文献3を参照して作成）

Coronary anatomy	Bifurcation stenting（分岐部病変） Ostial stenting（入口部病変） Small stent diameter Long stent length Overlapping stents Multiple stents Suboptimal result*
Stent indication	Acute coronary syndrome
Patient	DM CKD（HD dependent） Aged patient Low EF

*不十分な拡張，ステントが一部浮いているなど，ステント挿入が完全でないこと．

表3　bridging therapy（Broadらの方法）（文献4より引用）

Ⅰ　Broadの方法
　　5日前　クロピドグレル中止，アスピリンは継続
　　3日前　入院
　　　　　　tirofiban（glycoprotein Ⅱb/Ⅲa阻害薬）点滴開始
　　　　　　未分画ヘパリン点滴開始
　　手術6時間前　tirofiban，未分画ヘパリン中止
　　術後4時間　tirofiban再開
　　POD1　クロピドグレル300 mg（loading dose）内服
　　　　　　内服後6時間でtirofiban中止
　　POD2　通常量のクロピドグレル内服
Ⅱ　ヘパリン（低分子，未分画）
Ⅲ　reversible P2Y12受容体拮抗薬（Cangrelor，日本未承認）

も考えられますが，ヘパリンは抗トロンビン作用をもつものの血小板凝集能をさらに亢進させる可能性もあり，ステント血栓症発症における血小板の役割を考えると，抗血小板薬の代替としての bridging therapy は広く支持されるわけではありません[5]．

Q 抗凝固療法薬内服中の患者の出血合併症を避けるために，どのようなことに気をつければよいでしょうか？

A 抗凝固療法薬内服中の心房細動患者における出血性リスクの評価方法として HAS-BLED スコアがあります[6]．7 項目 9 点満点のスコアで，わかりやすい評価方法ですので，出血合併症のリスク因子として理解しておいてください（**表 4**）．

- ワルファリン療法中の患者が ICU に入室したら
肝，腎機能障害時にはワルファリンの作用が増強する．
- 集中治療施行中の患者へのワルファリン使用は出血リスクを増やす可能性がある．
- ヘパリン（未分化または低分子）への変更が望ましい．

1．ワルファリン療法の出血リスクは肝腎機能と関連する

ワルファリンは肝臓にある代謝酵素である CYP でそのほとんどが代謝されます．このため肝機能障害時には，その作用が増強します．これまでワルファリンは腎障害にはあまり影響を受けないと思われていましたが，近年，新規抗凝固療法の臨床試験（RE-LY，ROCKET-AF：試験の詳細はⅢ章の「11. 新しい抗凝固薬―ダビガトランとリバーロキサバン：ワルファリンより便利かもしれないが…」p 313 を参照）の中でワルファリン療法の大出血は腎機能の低下に応じて増加することが明らかとなりました．また，腎機能低下例ではワルファリン維持量が少なく，かつプロトロンビン国際標準比（PT-INR）が延長しやすいと報告されています[7]．肝腎機能の増悪をきたしやすい集中治療施行中の患者に対してワルファリンを継続することは出血のリスクを増やすと考えられるため，未分化ヘパリンあるいは低分子ヘパリンへ変更するのが望ましいということになります．

表 4 抗凝固療法内服中の心房細動患者における出血性リスクスコア（HAS-BLED スコア）

- Hypertension：高血圧（収縮期血圧＞160 mmHg）　1 点
- Abnormal Renal/Liver Function：腎/肝機能障害　各 1 点
  - 腎機能障害（透析，腎移植後，Cr＞2.26 mg/dL）
  - 肝機能障害（慢性肝疾患，ビリルビンが正常上限の 2 倍以上，AST/ALT/ALP が正常上限の 3 倍以上）
- Stroke：脳卒中　1 点
- Bleeding or predisposition：出血の既往もしくは出血性素因　1 点
- Labile INR：不安定な PT-INR のコントロール　1 点
- Elderly（＞65）　1 点
- Drugs/alcohol：薬剤/アルコール　各 1 点
  - 抗血小板薬もしくは NSAIDs の使用
  - アルコール依存

2. 集中治療領域で使用する薬剤の多くがワルファリンの作用を増強させる

また，ワルファリンは併用薬との相互作用が非常に多いことはよく知られています．しかし，その機序は決して明らかではありません．相互作用についての臨床報告のレビュー[8]があり，その中で注意勧告されている薬剤は，以下のとおりです．

①抗生物質（特にマクロライド系）
②非ステロイド系鎮痛消炎薬
③スタチン，フィブラート系薬剤
④アミオダロン：通常アミオダロン 200 mg/dL を併用する場合にはワルファリンの量を 1/2 から 1/3 に減量する．
⑤シメチジン，オメプラゾール：CYP 阻害による．
⑥抗血小板薬，ヘパリンにより抗血栓作用の相乗効果

集中治療領域で使われる多くの薬剤がワルファリンの作用を増強させ出血をひき起こす可能性があることが理解できます．相互作用のある代表的な薬剤は覚えておきましょう．さらに注意点としては，ワルファリンの半減期および凝固因子の半減期が長いことから，**相互作用による影響は遅れて出現する可能性もある**ということです．**ワルファリンを中止するだけで安心してはいけない**ことがわかります．前述のレビューの中では，併用開始および中止後 2 週間においては注意深い経過観察が勧められています．

●ワルファリン使用の際は，併用薬との相互作用に注意！

Q 抗凝固療法薬内服中の患者に手術が予定された場合の対処はどうすればよいのでしょうか？　また，その際の bridging therapy について教えてください

A 循環器疾患における抗凝固・抗血小板療法に関するガイドライン（2009年改訂版）p55 を参照（表 1）してください．

ワルファリンはこれまでの経験により中断期間，bridging therapy に対する推奨がガイドライン等に示されていますが，実際のところ，エビデンスは乏しいのが現状です．

ワルファリン休薬による血栓塞栓症のリスクは約 1％ とされます[9,10]．このため歯科，眼科，消化器内科の処置のために安易にワルファリンを休薬することは危険です．

ワルファリン休薬については，休薬後の PT-INR の変化についての報告があり[11]，4〜5 日の中断でよいとされます．ただし，**再開については維持量で再開した場合，治療域に達するのは 7〜10 日後であることを銘記する必要があります**．つまり，術直後に元の維持量で再開すると，休薬期間と合わせて約 2 週間もの間血栓塞栓症の治療ができないこととなります．このため，ワルファリンの安易な休薬は慎むべきです．

一方，血栓塞栓症の高リスク症例においてワルファリンを休薬する必要が

●ワルファリン休薬による血栓塞栓症のリスクは約 1％
↓
安易な休薬は危険！

ある場合は bridging therapy が推奨されています．ワルファリン休薬における bridging therapy とは，低 PT-INR 下で未分画ヘパリンあるいは低分子ヘパリンを用いる方法です．日本のガイドラインにおいてはヘパリン投与が推奨され，手術直前に活性化部分トロンボプラスチン時間（aPTT）を確認するように記載されています．

　しかし，近年，この bridging therapy については否定的な報告もあります．観察研究では bridging therapy なしで 7 日未満ワルファリンを中止しても脳梗塞発症のリスクは低いことが報告されており，一方，周術期低分子ヘパリンを投与されたコホート研究では大出血率 6.5%（95% 信頼区間 4.1～10.8）が高いことが報告されています[12]．さらにメタ解析において bridging therapy は血栓塞栓症の発症の明らかなリスク低減がない一方，出血のリスクが増加する可能性が示唆されています[13]．このため，現時点ではワルファリン投与中止に伴うヘパリン bridging therapy においてベネフィットがリスクを上回るという確固たるエビデンスはありません．

　一方，新規抗凝固薬は，半減期が短いためワルファリンでみられたこれらの欠点を解消する可能性があると考えられています[14]．

　ダビガトラン（商品名：プラザキサ）については，腎機能別にみた手術/侵襲的手技前における投与中止期間については添付文書に推奨された方法に従うのが一般的です（**表 5 を参照**）[15]．リバーロキサバン（商品名：イグザレルト）については情報が少ないものの添付文書上，内視鏡による生検や内視鏡下での観血的医学的処置，出血性合併症が起こった場合の対処が困難な体表の手術やペースメーカー埋め込み術，また大手術については投与後 24 時間経過してから施行することが望ましいとされています．

表 5　腎機能別にみた手術/侵襲的手技前におけるプラザキサ®投与中止期間

腎機能 (CCr, mL/min)	プラザキサの 半減期（時間）	最後のプラザキサ投与を 行ってからの中止期間	
		出血リスク (standard)	出血リスク (high)※
>80	13（11～22）	24 時間	2～4 日
>50 to ≦80	15（12～34）	24 時間	2～4 日
>30 to ≦50	18（13～23）	少なくとも 2 日 (48 時間)	4 日

※出血リスク（high）：完全な止血機能を要する大手術（例：心臓外科手術，脳外科手術，腹部手術，重要臓器に関連する手術），腰椎麻酔など．また，高齢，合併症，抗血小板薬の併用など出血リスクの高い患者の手術．

（文献 15 より引用）

Q 心房細動治療におけるワルファリン，新規抗凝固薬の内服中の患者における出血合併症時の薬剤の効果について知る方法を教えてください

A 心房細動に対する血栓塞栓症予防には，これまでワルファリンが唯一確立された治療法でしたが，至適投与量に個体差があることやビタミンK摂取量や他の薬剤，食物等の影響を受けること，安全域が狭く毎回用量調節が必要であることなどの欠点がありました．

近年，ワルファリンの欠点を乗り越えるために，直接トロンビン阻害薬ダビガトラン（商品名：プラザキサ）とXa阻害薬リバーロキサバン（商品名：イグザレルト）が発売されました．

新規抗凝固薬の**ダビガトラン，リバーロキサバンでは，凝固抑制に個体差が少ないため治療中の凝固系のモニターは不要です**．

しかし，抗凝固療法施行中に大出血を起こしERへ患者が搬送された場合，最初にすべきこととして，**薬の影響なのか別の原因があるのかを見極める必要があります**．

ワルファリンは標準化された測定法としてPT-INRがあり，その延長により凝固能の測定が可能であるため，薬の効果について迅速な評価を行うことが一般的です．

ダビガトランではaPTTが70〜80秒を超えると出血イベントが増えるとされます．一方，60秒以下は出血への関与は少ないと考えられるためaPTTの測定は必要です．一方，リバーロキサバン投与中はプロトロンビン（PT）時間を測定することで，薬剤の血中濃度がある程度推察できます．このためダビガトラン内服中であればaPTTを，リバーロキサバン投与中であればPTを測定することにより，緊急に止血を要する大出血時に凝固因子製剤あるいは新鮮凍結血漿（FFP）投与を行うか否かの判断や，その効果判定に有用である可能性がありますが，現時点では限られた情報しかありません．

> check!
> ●心房細動での血栓塞栓予防薬ワルファリンの欠点
> ・至適投与量に個体差がある．
> ・ビタミンK摂取量に影響を受ける．
> ・薬剤，食物等の影響を受ける．
> ・安全域が狭い．
> ・毎回用量調節が必要．
>
> ●出血時の対応：ワルファリン
> PT-INRによる評価が可能．
>
> ●出血時の対応：ダビガトラン
> aPTTの測定→aPTTが70〜80秒を超えると出血イベントが増えるとされている．
>
> ●出血時の対応：リバーロキサバン
> PT時間測定により血中濃度の推定がある程度可能．

Q ワルファリン維持療法中に出血合併症を発症した症例や出血がなくてもPT-INRが異常に上昇している症例に対する対処を教えてください

A ワルファリン内服中の出血合併症への対応については，循環器疾患における抗凝固・抗血小板療法に関するガイドライン（2009年改訂版）p54を参照（**表6**）してください．

ワルファリンの効果に対する中和療法として**ビタミンK投与**はよく知られています．しかし，ビタミンK 10 mgの経静脈投与により，約12時間後よりPT-INRが低下し始めますが，還元型ビタミンK濃度は24時間以上高く維持され，半減期の最も短い第Ⅶ因子の産生は数日高く維持されるため，いったんビタミンKの経静脈投与を行うと，ワルファリンが全く効かない

>
> ●ワルファリンに対する中和療法
> ビタミンK投与
> ↓
> 経静脈投与を行うとワルファリンが全く効かない状態になるので注意が必要．

表6　出血性合併症への対応

[クラスI]
1. 出血性合併症に対する一般の救急処置.
2. ワルファリンの出血性合併症の重症度に応じたワルファリン減量または中止（重症度が中等度か重度）と必要に応じたビタミンK投与.
3. ヘパリン投与中の出血性合併症の重症度に応じたヘパリン減量や中止，および硫酸プロタミンによる中和.

[クラスIIa]
1. 早急にワルファリンの効果を是正する必要がある場合の新鮮凍結血漿や乾燥ヒト血液凝固第IX因子複合体製剤の投与.
是正効果は乾燥ヒト血液凝固第IX因子複合体製剤のほうがはるかに優れているが，保険適用外である.
2. 乾燥ヒト血液凝固第IX因子複合体製剤（保険適用外）によって是正されたPT-INRの再上昇を避けるための，乾燥ヒト血液凝固第IX因子複合体製剤とビタミンK併用投与.

[クラスIIb]
1. 早急にワルファリンの効果を是正する必要がある場合の，遺伝子組み換え第VII因子製剤（保険適用外）の投与.

〔循環器疾患における抗凝固・抗血小板療法に関するガイドライン（2009年改訂版）p54より引用〕

状態となります．

このため，**出血の症状や徴候がないPT-INR高値は経過観察あるいは少量のビタミンK経口投与で対処します**．

一方，**出血がある場合は入院させてワルファリンの作用をリバースする必要があります**．ビタミンKの経静脈投与の効果が出るまでに約12時間必要ですので，出血に対しては凝固因子の急速な補充が必要となります．FFPもしくはプロトロンビン複合体（PCC：乾燥人血液凝固第IX因子複合体PPSB-HT静注用「ニチヤク」）を用いますが，FFP 250 mLでの凝固因子の活性上昇は数パーセントに過ぎませんが，PCCでは3,000 IU（120 mL）で40〜80%であり，効果が大きいです．また，FFPで中和させるためには800〜1,000 mL程度の高用量が必要であることも問題です．PCC 25〜50 IU/kg投与によりほぼ15分以内でPT-INRが正常化しますが，その半減期のためPCCの効果は持続せず，半日程度たつとPT-INRが再上昇することから，同時にビタミンKの投与を必要とします[16]．この方法を用いることで緊急手術にも対応できます．

●出血のない場合の対処法
経過観察，あるいは少量のビタミンKの経口投与．

Q 新規抗凝固薬内服中の出血合併症への対応について教えてください

A 新規抗凝固薬服用時の大出血への対処について情報は乏しいですが，下記のような対応が理論的には有効であると考えられています．

①内服の中止：新規抗凝固薬は半減期が短いため速やかな休薬
②内服直後であれば胃洗浄，活性炭の投与

③脳内出血，クモ膜下出血の場合は十分な降圧
④腎からの排泄を促進させるために十分な輸液
⑤止　血
⑥FFP，PCC，血小板輸注：PCCにはビタミンK依存性凝固因子がほとんどか，すべて含まれています．PCC投与によりダビガトラン，リバーロキサバンの作用が抑制されることが報告されています[17,18]．また，限られた前臨床および臨床データですが，組み換え型Ⅶa因子（r-FⅦa）もダビガトラン，リバーロキサバンの作用抑制に効果があることが示唆されています[19]．

　新規抗凝固薬投与例に生命を脅かす出血が認められた場合，**ダビガトランであればaPTTを，リバーロキサバンであればPT-INRをすぐにチェックすべきです**．これらの値が正常でない限りにおいてPCCやr-FⅦaの高用量投与は，現時点ではさらなるエビデンスが蓄積されるまでは推奨されます．しかし，これらの薬剤による介入は血栓塞栓症をひき起こす危険性があるため，生命を脅かす出血のある患者以外には用いるべきではありません．

　ダビガトランについては透析も有効であるとされていますが，リバーロキサバンは蛋白結合率が高いため，血液透析は有用ではありません．

[文　献]

1) Fleisher LA, Beckman JA, Brown KA et al：ACC/AHA 2007 Guidelines on Perioperative Cardiovascular Evaluation and Care for Noncardiac Surgery：Executive Summary：A Report of the American College of Cardiology/American Heart Association Task Force on Practice Guidelines (Writing Committee to Revise the 2002 Guidelines on Perioperative Cardiovascular Evaluation for Noncardiac Surgery). Circulation 116：1971-1996, 2007

2) Brilakis ES, Banerjee S, Berger PB：Perioperative management of patients with coronary stents. J Am Coll Cardiol 49：2145-2150, 2007

3) Riddell JW, Chiche L, Plaud B, Hamon M：Coronary stents and noncardiac surgery. Circulation 116：e378-382, 2007

4) Broad L, Lee T, Conroy M et al：Successful management of patients with a drug-eluting coronary stent presenting for elective, non-cardiac surgery. Br J Anaesth 98：19-22, 2007

5) Harder S, Klinkhardt U, Alvarez JM：Avoidance of bleeding during surgery in patients receiving anticoagulant and/or antiplatelet therapy：pharmacokinetic and pharmacodynamic considerations. Clin Pharmacokinet 43：963-981, 2004

6) Pisters R, Lane DA, Nieuwlaat R et al：A novel user-friendly score (HAS-BLED) to assess 1-year risk of major bleeding in patients with atrial fibrillation：the Euro Heart Survey. Chest 138：1093-1100, 2010

7) Kleinow ME, Garwood CL, Clemente JL, Whittaker P：Effect of chronic kidney disease on warfarin management in a pharmacist-managed anticoagulation clinic. J Manag Care Pharm 17：523-530, 2011

8) Holbrook AM, Pereira JA, Labiris R et al：Systematic overview of warfarin and its drug and food interactions. Arch Intern Med 165：1095-1106, 2005

9) Jaffer AK, Brotman DJ, Bash LD et al：Variations in perioperative warfarin management：outcomes and practice patterns at nine hospitals. Am J Med 123：141-150, 2010

10) Garcia DA, Regan S, Henault LE et al：Risk of thromboembolism with short-term interruption of warfarin therapy.

Arch Intern Med 168 : 63-69, 2008
11) White RH, McKittrick T, Hutchinson R, Twitchell J : Temporary discontinuation of warfarin therapy : changes in the international normalized ratio. Ann Intern Med 122 : 40-42, 1995
12) Garcia DA, Granger CB : Anticoagulation, novel agents, and procedures : can we pardon the interruption? Circulation 126 : 255-257, 2012
13) Siegal D, Yudin J, Kaatz S et al : Periprocedural heparin bridging in patients receiving vitamin K antagonists : systematic review and meta-analysis of bleeding and thromboembolic rates. Circulation 126 : 1630-1639, 2012
14) Healey JS, Eikelboom J, Douketis J et al : Periprocedural bleeding and thromboembolic events with dabigatran compared with warfarin : results from the Randomized Evaluation of Long-Term Anticoagulation Therapy (RE-LY) randomized trial. Circulation 126 : 343-348, 2012
15) van Ryn J, Stangier J, Haertter S et al : Dabigatran etexilate--a novel, reversible, oral direct thrombin inhibitor : interpretation of coagulation assays and reversal of anticoagulant activity. Thromb Haemost 103 : 1116-1127, 2010
16) Yasaka M, Sakata T, Minematsu K, Naritomi H : Correction of INR by prothrombin complex concentrate and vitamin K in patients with warfarin related hemorrhagic complication. Thromb Res 108 : 25-30, 2002
17) Eerenberg ES, Kamphuisen PW, Sijpkens MK et al : Reversal of rivaroxaban and dabigatran by prothrombin complex concentrate : a randomized, placebo-controlled, crossover study in healthy subjects. Circulation 124 : 1573-1579, 2011
18) Kaatz S, Kouides PA, Garcia DA et al : Guidance on the emergent reversal of oral thrombin and factor Xa inhibitors. Am J Hematol 87 (Suppl 1) : S141-145, 2012
19) Warkentin TE, Margetts P, Connolly SJ et al : Recombinant factor VIIa (rF VIIa) and hemodialysis to manage massive dabigatran-associated postcardiac surgery bleeding. Blood 119 : 2172-2174, 2012

IV 急性心不全で選択する薬剤

16 血管拡張薬の使い方の実践
—そしてカルペリチドはここに入るのか？—

小倉記念病院
循環器内科
有田武史（ありた たけし）

ここがポイント！

- ☑ 血管拡張薬を使用するときには血圧ではなく，SVRを指標にする．
- ☑ 高齢者，未治療冠動脈病変，大動脈弁狭窄症，腎不全症例では血圧降下療法は慎重に行う．
- ☑ 動脈を拡張するのか，静脈を拡張するのかを意識する．
- ☑ 痛みを取る，呼吸苦を取るなどの処置も降圧をきたすことを忘れるな！

Q "血圧が高い"というのは収縮期血圧で考えるのですか，拡張期血圧ですか，平均血圧ですか？ どの指標で考えればよいのでしょうか？

A 高血圧の基準は，日本高血圧学会の基準（2012年高血圧治療ガイドライン）では収縮期血圧（SBP）＞140 mmHg かつ/または拡張期血圧＞90 mmHg となっていますが，心不全の際にはもっと低い基準でも血管拡張薬を使用することが多いです．

 check!

● 高血圧の基準
収縮期血圧＞140 mmHg かつ/または拡張期血圧＞90 mmHg（2012年高血圧治療ガイドラインより）

● 血圧はどこでつくられる？
細動脈の部位で血管平滑筋が収縮することで血圧が生成される．

1. 血圧はどこで生成されるのか？

そもそも血圧とは，どこで生成されるのでしょうか？ 一般的には細動脈の部位で血管平滑筋が収縮することで血圧が生成されるとされています．図1に示すように，細動脈での収縮は心臓にとっては後負荷となりますが，末梢臓器にとっては灌流圧を生成する重要な要素となります．それでは血管平滑筋のある一定の収縮は常に一定の"圧"を生成するでしょうか？ ここで忘れてはならないのは，

　圧＝流量×抵抗，すなわち，
　血圧＝心拍出量×末梢血管抵抗

ということです．この3つの変数のなかで圧は独立変数ではあり得ず，従属変数となります．つまり，我々が操作できるのは血管抵抗と心拍出量であり，血圧はその結果として得られる物理量ということになります．

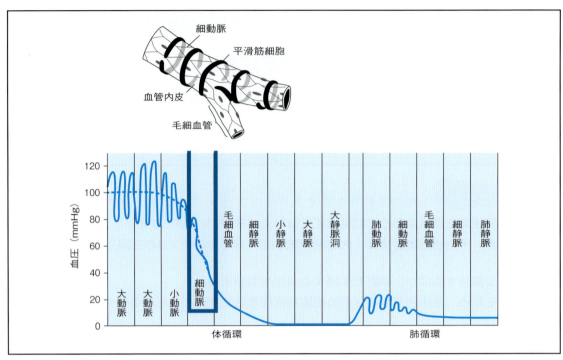

図1　細動脈は抵抗血管である：血管平滑筋は細動脈に豊富に存在する

2．"血圧が高い"という場合の指標

　"血圧が高い"というときにはクリニカルシナリオ（CS）[1]のCS1に規定されているように一般的には収縮期血圧140 mmHg以上のときを指すことが多いように思います．CS1またはCS2（SBP 100〜140 mmHg）であれば，血管拡張薬の使用を考慮します．もっと根源的に考えるならば，この血管抵抗で考えるべきで，血管抵抗（SVR）≧1,200 dynes・sec^{-1}・cm^{-5}またはSVRI＞2,400 dynes・sec^{-1}・cm^{-5}・m^{2}のときには血管拡張薬を使用しても後負荷減少に伴い心拍出量が増え，結果的には血圧がそれほど下がらないということが期待できます．

● "血圧が高い"とは？
一般的には，収縮期血圧140 mmHg以上を指すことが多い．

 Q ミリスロール®とペルジピン®ぐらいしか血管拡張薬を知りません．この2つの違いはなんですか？　また，これ以外に血管拡張薬ってあるのですか？

A ### 1．ミリスロール®とペルジピン®

　ミリスロール®やニトロール®は**亜硝酸薬**のグループに入りますが，動静脈どちらも拡張作用があるものの**一般的には静脈の拡張作用が強く**，venodilatorともいわれます．ミリスロール®は一般名 nitroglycerin（NTG），ニトロール®はISDN（isosorbide dinitrate）であり，NTGのほうが血圧低下作用が強く，ISDNのほうが冠拡張作用が強いとされます．一方でペルジピン®

● 亜硝酸薬（ミリスロール，ニトロールなど）
一般に静脈の拡張作用が強い．

（nicardipine）は dihydropyridine 系の静注 Ca 拮抗薬であり**動脈を強く拡張**します．理論的には心収縮力は抑制しないとされています．降圧効果が強いうえに半減期が比較的長いため，よほどの高血圧（180/110 mmHg 以上）がなければ心不全の治療としてはあまり使われることはありません．

静脈拡張は静脈還流量の低下につながり心臓にとっての前負荷を減らし，壁応力の低下につながります．反対に動脈拡張は心臓にとっての後負荷を減らすことになり，左室駆出を改善します．

2．その他の血管拡張作用のある薬剤

これら以外の静注血管拡張薬としてはニトプロ®（一般名 nitroprusside）があります．ニトロプルシドは静脈拡張作用よりも動脈拡張のほうが強いため，**前負荷を維持したい大動脈弁狭窄症に伴う心不全の場合には第一選択として使用する場合があります．**

カテコラミン製剤や PDE Ⅲ 阻害薬（ミルリノン，オルプリノン）などは通常強心薬として用いますが，PDE 阻害薬は直接的な血管拡張作用があるため，血管抵抗が高い症例には有用です．また，カルペリチド（human atrial natriuretic peptide，商品名ハンプ）も血管拡張作用が強く，血管拡張薬とし

> check!
> ●静注 Ca 拮抗薬（ペルジピン）
> 動脈を強く拡張．
>
> ●静脈拡張→静脈還流量を低下させ，前負荷を減らし，壁応力の低下につながる．
> ●動脈拡張→後負荷を減らし，左室駆出を改善する．
>
> ●ニトロプルシド
> 動脈拡張作用が強い→大動脈弁狭窄症に伴う心不全で第一選択薬として使用する場合がある．
>
> ●カルペリチド
> 血管拡張作用が強いので，血管拡張薬として使用されることが多い．

表1 各種血管拡張薬の特性：それぞれ特性がある．

一般名	商品名	強心作用	動脈拡張作用	静脈拡張作用	用量	注意点
Nitroglycerin	ミリスロール	なし	＋	＋＋＋	10〜200 μg/min	耐性ができる．
ISDN	ニトロール	なし	＋	＋＋	1〜10 mg/h	耐性ができる．
Nitroprusside	ニトプロ	なし	＋＋＋	＋	0.25〜2.5 μg/kg/min	遮光が必要．長期間大量の使用はメトヘモグロビン血症をひき起こす．
Carperitide	ハンプ	なし	＋	＋＋	0.0125〜0.2 μg/kg/min	単独ラインが必要となる．
Milrinone	ミルリノン	強い	＋＋	＋	0.25〜0.75 μg/kg/min	腎機能障害では使いにくい．心室性不整脈，頻脈をひき起こす可能性がある．
Olprinone	コアテック	中等度	＋＋	＋	0.1〜0.3 μg/kg/min	腎機能障害では使いにくい．心室性不整脈，頻脈をひき起こす可能性があるが，ミルリノンよりは強心作用が弱く半減期がやや短い．
Nicardipine	ペルジピン	なし	＋＋＋	−	0.5〜10 μg/kg/min	原液投与だが血管炎を起こしやすい・半減期が 130 分と長い

て用いる傾向があります．カルペリチドは作用機序的にはナトリウム利尿をひき起こす薬剤であり，有効循環血漿量の低下も相まって血圧低下が増強される場合もあります．

血管拡張作用をもつ薬剤としては**表1**のような薬があり，それぞれ特徴があります．

> **Q** 「心不全のときにはカルペリチドをとりあえず流しとけ」と先輩から教わりました．カルペリチドって，どういう薬なんですか？

A カルペリチドはヒト心房性ナトリウム利尿ペプチドの薬理作用をもった薬剤で，日本で開発された薬剤です．国内と比較して圧倒的に海外での使用経験が少なく，それゆえにエビデンスの蓄積に乏しいのですが，**利尿作用と血管拡張作用の二重の効能があるとされ，日本では心不全治療の第一選択として頻用されています**[2]．利尿作用と血管拡張作用以外にも交感神経抑制作用[3]，レニンアンギオテンシン抑制作用[4]，腎血流量増加作用などが報告されていることも，心不全の臨床現場で頻用されている原因と思われます．

1．カルペリチドは日本で開発され，国内では心不全治療の第一選択薬とされることが多い

当初は $0.05 \sim 0.2\gamma$ の投与量が推奨されていましたが，最近では，より低用量の 0.025γ から使用することが多いようです．2011年の日本循環器学会の急性心不全ガイドラインでは利尿薬としてはClass Ⅱaに分類されていますが，2012年のESC心不全ガイドラインでは全く記載がありません．むしろ同類のnesiritide（BNP）は血管拡張薬として記載されています[5]．2010年のHFSAの心不全ガイドライン[6]では血管拡張薬としてはnitroprusside，nitroglycerin，nesiritideが記載されていますが（nesiritideは本邦未発売），利尿薬などの通常の治療をもっても，抵抗性の重症心不全においてエビデンスレベルB〜Cで推奨されています．ここでもcarperitideの類似薬であるnesiritideは血管拡張薬として分類されており，利尿薬としては記載がありません．

2．カルペリチドは利尿薬？　血管拡張薬？

実際のところ，カルペリチドは利尿薬なのか血管拡張薬なのか，どちらなのでしょうか．

実臨床の現場としては 0.025γ の低用量から使用することが多い現状を鑑みると，**どちらかというと血管拡張薬としての作用を期待して投与しているものと思います**．KajimotoらはSBP＞120 mmHgのときに有効性が高いと

---

check!

●カルペリチドの特徴
・日本で開発された薬剤．
・海外での使用例が少なくエビデンスに乏しい．
・利尿作用と血管拡張作用の2つの効能があるとされている．
・日本では，心不全治療の第一選択薬としてよく使われている．

●カルペリチドの利尿作用と血管拡張作用：現場ではどちらを期待して使われるのか？
臨床現場では，どちらかというと，血管拡張薬としての働きを期待して投与することが多いのが実情か．→「血管拡張薬＋α」として使用することが多い．

報告しました[7]．しかしながら，それも硝酸薬やカルシウム拮抗薬のようなものと比較すると効果が弱く[8]，日本の心不全の現場では"血管拡張薬＋α（利尿作用，RAAS 系抑制作用[4]，交感神経抑制作用[3]，心筋保護作用[9]）"ということで考えられていることが多いと思います．この多面的効果は利点である反面，漫然とした継続使用につながりやすく，持続ライン維持にまつわる合併症（高齢者の ADL 低下，転倒）もひき起こします．また，1 週間以上の長期投与では，アルドステロン産生抑制効果など生化学的効能が薄れるとする報告[10]もあります．病態生理・血行動態を詳細に分析して，効果を常に検証しながら使用する態度が重要と思います．

check!
●カルペリチド使用の注意点
・漫然とした継続使用につながりやすい．
・持続ライン維持にまつわる合併症．
・長期投与では，アルドステロン産生抑制効果など生化学的効能が薄れるとの報告あり．

Q うっ血があり血圧が高い——この状況下で血圧を安易に下げてはいけない状況には何がありますか？

A 臓器への血流供給血管に狭窄がある場合（冠動脈・腎動脈・腸間膜動脈・頸動脈），または左室駆出経路に抵抗がある場合（大動脈弁狭窄症，閉塞性肥大型心筋症）には，**安易に血圧を下げると病態が悪化することがあります**．血圧が高いということは確かに左室にとっては後負荷増大を意味するのですが，一方，臓器灌流の観点からすれば望ましい場合もあるのです．確かに過剰な（SBP 180 mmHg 以上）高血圧は是正すべきですが，SBP 100 mmHg は維持するようにしたほうが望ましいといえます．そもそも血圧を下げるということは，後負荷を下げることであり，**主目的は心拍出量を増や**

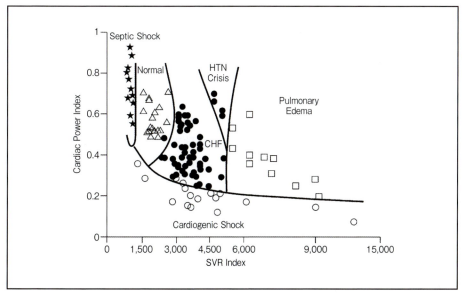

図2　SVR と Cardiac Power でショックの病態を分析する：流量だけではなく生成圧も加味した Cardiac Power は簡便かつ有用な心出力のパラメーターとなる．（文献 12 より引用）

すことです．それでは心拍出量は必ず増加するのでしょうか？　収縮能が低下している心不全と保たれている心不全では，血管拡張薬に対する反応が異なり，前者では一回拍出量が増加し，結果として血圧低下は比較的限定的ですが，後者では一回拍出量の増加が得られず，血圧低下を招くことが多いとされます[11]．忘れてはならないのは，**収縮不全の心不全は拍出量は後負荷依存性であることが多く，収縮能正常であれば心拍出量は前負荷依存性であることが多い**ということです．その意味で，臨床の現場でも血圧の数値そのものだけではなく，SVR，CO を考える必要があります．Cotter らが考案した Cardiac Power Index（MAP×CI×0.0022）と SVRI〔＝(MAP－RA)/CI〕から織りなされる座標軸は，血管拡張薬を使用すべきかどうかの参考になります（**図 2**）[12]．

●血圧を下げる目的
後負荷を下げる→心拍出量を増やす！

症例提示

症例：66 歳，男性（図 3）．

　呼吸苦で ER 受診する 1 週間前より発作性夜間呼吸困難症，労作時呼吸困難感あり．高血圧の指摘はあるも，内服加療の既往なし．

　ER 受診時，呼吸苦著明，room air にて酸素飽和度 88％，血圧 210/110 mmHg，下腿浮腫，頸静脈怒張など明らかな体液貯留傾向を認めた．末梢冷感はなし．CS 1, wet and warm typ として ER にてニトログリセリン（NTG）2 puff 使用，NIPV 使用し，酸素飽和度 100％，血圧 160/98 mmHg となった．ER での簡易心エコー検査にて EF 30％程度，左室拡大，びまん性壁運動低下，中等度 MR を認めた．

　病棟にあがり NTG 2.5 mg/h で使用開始，それでも血圧 140/80 mmHg 程度であったため，カルペリチド 0.025γ 開始した．翌日 day 1 には血圧 120/70 mmHg 程度になったため，経口でエナラプリルを 5 mg より分 2 で開始した．また利尿薬としてはラシックス®20 mg とアルダクトン A® 12.5 mg を経口で開始した．Day 1 の午後にはやや血圧低下し SBP 100 mmHg 程度となったため NTG を中止，翌日にはカルペリチドも中止した．エナラプリルを 10 mg まで増量し，day 3 には酸素もほとんど必要ないぐらいまでうっ血改善したため，day 4 よりカルベジロール 2.5 mg/day 分 2 より開始，心不全リハビリを行い day 10 には自宅退院となった．

　その後は ACE 阻害薬，β遮断薬を中心に薬物コントロールを行い，NYHA 1 度のままで経過．初診時 BNP は 1,963 pg/mL であったが，1 年後には 67.4 pg/mL となり EF は 39.3％→58.9％へ改善，左室拡張末期径/収縮末期径も 70.5/56.2（mm）→53.4/36.6（mm）となった．

《この症例のポイント》
1．初期治療で血圧高く，明らかな afterload mismatch（**用語解説**参照）であった．利

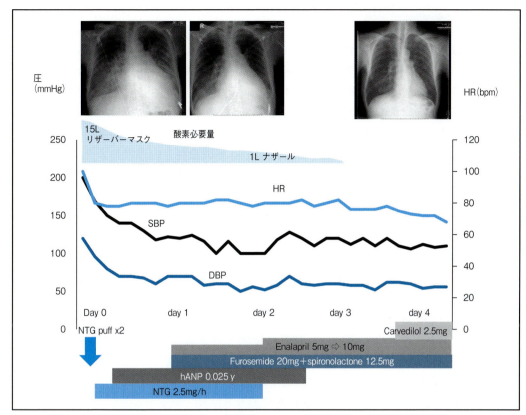

図3 症例提示：ほとんど血管拡張薬のみで治療している CS1 の心不全症例.

尿薬を用いずに血管拡張薬を中心に加療を行った.
2．急性期が落ち着いた後は，漫然と静注薬を使用せず，経口の血管拡張薬として ACE 阻害薬をまだ wet な段階から導入した.
3．Dry になった段階ですぐに β 遮断薬を導入した.

▶用語解説

"afterload mismatch"

　もともと afterload，後負荷とは心筋線維が収縮せんとするときに抵抗となる力のことをいいます．ある程度健常な心筋では，後負荷が増大しても収縮力は影響を受けませんが，不全心では**後負荷増大に伴い心拍出量が低下**します．このことを「afterload mismatch」といい，Ross が1976年に発表した概念[13]です．

治療を成功させるための秘訣

　血圧を下げることは血管拡張薬によってのみ可能でしょうか？　救急室に到着したとき，患者さんは呼吸苦や痛み，不安から必要以上に血圧が高くなっている場合があります．バイタルサインのみで血管拡張薬を開始すると血圧が下がりすぎることがあります．よって，救急室に心不全症状の患者さんが来た場合には，まず酸素投与（特にNIPV，陽圧換気療法）によって酸素化を改善させてやること，必要に応じて塩酸モルヒネ（直接的な静脈拡張作用によって前負荷が減少します）を1～3mg静脈投与し内因性のカテコラミンを抑制してやることが肝要です[5]．それでも血圧が高い，後負荷が高いと判断したときに血管拡張薬を使用するようにします．

薬の使い方に注意！

　結局，臨床の現場でよく使う血管拡張薬としてはニトログリセリン，カルペリチドがほとんどであり，PDE Ⅲ阻害薬，ニトロプルシドなどの強い動脈拡張作用を有する薬剤はなかなか病棟では気軽に使用できません．ところが内服薬はCa拮抗薬，ACE阻害薬，ARBなど動脈拡張薬がほとんどです．前述したように後負荷軽減を目的とするなら動脈拡張薬を選択すべきで，その意味で静脈投与薬に固執せず，経口のACE阻害薬・ARBを早期から開始・増量するということも，心不全の病態生理（レニンアンギオテンシン系の活性化）を考えると極めて理にかなっていると言えます．

Clinical Pearl　血管拡張薬使用の際は注意深いモニタリングを

　一般的にいって，SBP＜110mmHgのときに血管拡張薬を使用する際は注意をすべき（ESC2012ガイドライン[5]）ですが，その際にも血管抵抗が高いと判断すれば，注意深くモニターしながら血管拡張薬を使用することで血行動態正常化につながることがほとんどです．うまくいかない場合は，重症弁膜症（僧帽弁閉鎖不全，僧帽弁狭窄症，大動脈弁狭窄症），虚血などがないかを再度検討し直す必要があります．

［文　献］

1) Mebazaa A, Pitsis AA, Rudiger A et al：Clinical review：practical recommendations on the management of perioperative heart failure in cardiac surgery. Critical care 14：201, 2010
2) Suwa M, Seino Y, Nomachi Y, Matsuki S, Funahashi K：Multicenter prospective investigation on efficacy and safety of carperitide for acute heart failure in the 'real world' of therapy. Circulation journal：official journal of the

Japanese Circulation Society 69：283-290, 2005

3) Kasama S, Toyama T, Kumakura H et al：Effects of intravenous atrial natriuretic peptide on cardiac sympathetic nerve activity in patients with decompensated congestive heart failure. Journal of nuclear medicine：official publication, Society of Nuclear Medicine 45：1108-1113, 2004

4) Hayashi M, Tsutamoto T, Wada A et al：Intravenous atrial natriuretic peptide prevents left ventricular remodeling in patients with first anterior acute myocardial infarction. Journal of the American College of Cardiology 37：1820-1826, 2001

5) McMurray JJ, Adamopoulos S, Anker SD et al：ESC Guidelines for the diagnosis and treatment of acute and chronic heart failure 2012：The Task Force for the Diagnosis and Treatment of Acute and Chronic Heart Failure 2012 of the European Society of Cardiology. Developed in collaboration with the Heart Failure Association (HFA) of the ESC. European Heart Journal 33：1787-1847, 2012

6) Heart Failure Society of A, Lindenfeld J, Albert NM et al：HFSA 2010 Comprehensive Heart Failure Practice Guideline. Journal of cardiac failure 16：e1-194, 2010

7) Kajimoto K, Sashida Y, Minami Y et al：Systolic blood pressure at admission as a predictor of the response to initial carperitide therapy in patients hospitalized for acute decompensated heart failure with left ventricular systolic dysfunction. Cardiovascular drugs and therapy/sponsored by the International Society of Cardiovascular Pharmacotherapy 23：481-488, 2009

8) Kosuge M, Miyajima E, Kimura K et al：Comparison of atrial natriuretic peptide versus nitroglycerin for reducing blood pressure in acute myocardial infarction. The American journal of cardiology 81：781-784, 1998

9) Wakui S, Sezai A, Tenderich G et al：Experimental investigation of direct myocardial protective effect of atrial natriuretic peptide in cardiac surgery. The Journal of thoracic and cardiovascular surgery 139：918-925, 2010

10) Ishikawa C, Tsutamoto T, Wada A et al：Inhibition of aldosterone and endothelin-1 by carperitide was attenuated with more than 1 week of infusion in patients with congestive heart failure. Journal of cardiovascular pharmacology 46：513-518, 2005

11) Schwartzenberg S, Redfield MM, From AM et al：Effects of vasodilation in heart failure with preserved or reduced ejection fraction implications of distinct pathophysiologies on response to therapy. Journal of the American College of Cardiology 59：442-451, 2012

12) Cotter G, Moshkovitz Y, Kaluski E et al：The role of cardiac power and systemic vascular resistance in the pathophysiology and diagnosis of patients with acute congestive heart failure. European journal of heart failure 5：443-451, 2003

13) Ross J Jr：Afterload mismatch and preload reserve：a conceptual framework for the analysis of ventricular function. Progress in cardiovascular diseases 18：255-264, 1976

好評発売中

診断に直結する
検査値の読み方事典

ハンディ版

監修 **中原 一彦** 東京大学名誉教授／前 東京大学医学部附属病院 検査部 部長
　　　　　　　　　　現 独立行政法人 大学評価・学位授与機構 教授

編著 **池田 均** 東京大学医学部附属病院 検査部 副部長

- ナースにもわかる **病態のメカニズムと検査値の関係！**
- **外来や病棟での検査値の変動の意味を見抜く！**

B6判／940頁
定価（本体4,600円+税）
ISBN978-4-88378-878-1

総合医学社 〒101-0061 東京都千代田区三崎町1-1-4
TEL 03(3219)2920 FAX 03(3219)0410 http://www.sogo-igaku.co.jp

Ⅳ 急性心不全で選択する薬剤

17 利尿薬はなくてはならないもの？量と切り替えのタイミングは？

埼玉社会保険病院 循環器科
村木浩司（むらき ひろし）

ここがポイント！

- ☑ 利尿薬は「体液貯留を伴う」急性心不全での迅速な血行動態改善には必須の薬剤である．
- ☑ すなわち，Clinical Scenario 2 と Norhira-Stevenson の wet & warm が利尿薬適応．
- ☑ DOSE study から：ループ利尿薬は十分量の投与を（IV で OK）．
- ☑ ループ利尿薬のリスク：電解質異常と"引きすぎ"．
- ☑ 低ナトリウム血症のある心不全には，トルバプタン併用も考慮．

Q 急性心不全において利尿薬を必要とするのか？

A 血圧が低めで，体うっ血もある，慢性心不全の急性増悪パターン（急性非代償性心不全：ADHF）においては，利尿薬投与によるうっ血症状の改善が必要となります．

1．急性心不全の治療目標

急性心不全の治療目標は，①迅速なうっ血症状の改善，②適切な臓器灌流の確保です．その中でも，急性心不全の大半を占める ADHF は，うっ血がメインの病態であり，さらにうっ血自体が心不全の再入院・死亡率といった予後規定因子です[1]．そして，うっ血症状の迅速な改善が，心不全治療において重要なポイントとなります．

2．なぜ利尿薬を使うのか？

利尿薬は，体液量の減少を介して，心室充満圧を低下させ，肺および体うっ血症状を改善させます．加えて，フロセミドは血管拡張作用を有していると考えられていて[2]，速やかなうっ血改善が認められます．血管拡張薬の代表たる硝酸薬と比較すると，①血圧変動が少ない（硝酸薬は降圧による後負荷低減がメイン），②まずまず速やかな効果（肺うっ血の解除スピードは硝酸薬

check!

● 急性心不全の治療目標
  ① うっ血症状の迅速な改善
  ② 適切な臓器灌流の確保

● 利尿薬の働き
体液量を減少させ，肺および体うっ血症状を改善させる．

＞利尿薬），③肺うっ血だけでなく体うっ血も改善可能が利点となりうる．つまり，**血圧が低めで，体うっ血もある急性心不全では，硝酸薬よりも利尿薬投与によるうっ血症状の改善が必要**となるのです．

しかし一方で，利尿薬には長期予後改善のエビデンスがなく（さらには予後増悪因子との指摘もある），「利尿薬＝悪」のイメージもありますが，後述のDOSE study[3]を含めて**短期的な血行動態改善効果は明らか**です．そして，急性心不全においては，迅速な血行動態の改善が何よりも優先されるので（迅速な血行動態の改善がなければ予後は不良），利尿薬はやはり必要な薬剤といえます．

●利尿薬には長期予後改善のエビデンスはないが，短期的な血行動態改善効果は明らかである．
↓
急性心不全の迅速な血行動態改善に有効．

Q CSやNorhira-Stevenson分類の，どこで利尿薬を使うか？

A ガイドラインではCS 2の心不全患者の初期治療において，硝酸薬ならびに利尿薬が推奨されていますが，その中でも，**①体うっ血が著明，もしくは②高齢者や動脈硬化患者などの過降圧リスクがある症例**では，利尿薬投与も同時に選択されます．

また，Norhira-Stevenson分類ではB（wet & warm）群が適応になります．注意すべき点は，利尿薬は前負荷の軽減により心拍出量の低下をきたす可能性があるので，CS 3やwet & cold群では慎重に投与する必要があります（強心薬の併用などを考慮）．

Q DOSE study[3]とは？

A DOSE studyは，2011年に発表されたループ利尿薬の使用法や使用量に関する**初の大規模臨床試験**です．50年以上の歴史をもつループ利尿薬ですが，使用方法や，使用量に関しては，明らかなエビデンスがなく，それまでは経験則に頼っていました．以前より小規模な研究およびメタ解析から，持続投与の有用性の指摘があり[4]，さらには高用量の利尿薬が予後不良因子となっている報告があり[5]，持続投与や少量投与の有用性を検証したのが，このDOSE studyです．

この研究の対象となったのは，慢性心不全の急性増悪で緊急入院した患者で，元々利尿薬を内服していた患者です．割付は2×2で行われ，用量面では初期治療として利尿薬の大量投与（外来利尿薬の2.5倍）群と少量投与（外来利尿薬と同量）群に分けられ，方法面ではボーラス投与（1日2回IV）群と持続点滴静注群に分けられました．効果の指標としては，入院中の症状の改善度で評価しました．安全性の指標としては，血清Cre値の変化（開始時と72時間後）で評価しました．**結果は，症状の改善度ならびに安全性の一次エンドポイントにおいて，各群で有意差を認めませんでした**．ただし，症状の改善度は大量投与群で大きい傾向を認め，副次評価項目である体重減少・喪失水分量においては，大量投与群で有意な増加を認めました（**表1**）．

表1 DOSE study 結果

	Bolus	Infusion	P value	High Dose	Low Dose	P value
一次エンドポイント（症状改善指標），AUC	4236	4373	0.47	4430	4171	0.06
一次エンドポイント（Cre 変化量）	0.05	0.07	0.45	0.08	0.04	0.21
利尿薬投与総量（mg）	592	481	0.06	773	358	<0.001
体重変化量（kg）	−3.08	−3.67	0.20	−3.95	−2.77	0.01
NT-proBNP 変化量（pg/mL）	−1316	−1773	0.44	−1882	−1194	0.06
心不全増悪 or 非代償（%）	25	23	0.78	26	22	0.40
喪失水分量（mL）	4237	4249	0.89	4899	3575	0.001
48 時間で利尿薬増量必要例（%）	21	11	0.01	9	24	0.003
48 時間で利尿薬の内服へ変更例（%）	22	26	0.44	31	17	<0.001

（文献3より引用）

Q DOSE study が示すループ利尿薬の至適な使い方は？

A この初の大規模臨床試験で最もインパクトがあったのは，体液貯留のある ADHF の初期治療としてループ利尿薬を使用する際に，腎障害を恐れて少量から投与する必要はないというところです．利尿薬抵抗性（MEMO 1 参照）や体液貯留が顕著であれば，やはり外来処方量の倍量程度での治療が望ましいです．一方で *de novo* の心不全では，利尿薬抵抗性の可能性は低く，通常量（例えば 20 mg/day）から使用し，尿量やうっ血の状況を確認しながら適宜調節します．

さらに，これまで利尿薬投与で問題とされてきた急性心不全治療中の WRF（worsening renal function）は，病因のメインが腎うっ血（MEMO 2 参照）であると考えられるようになっており，体液量過剰を避けることがポイ

- ●ループ利尿薬使用のポイント（ADHF の初期治療）
  - ・腎障害を恐れて少量から投与する必要はない．
  - ・外来処方量の倍量程度での治療が望ましい．
- ●WRF 予防のポイント
  - ・体液量過剰を避ける，または早期に体液量過剰を解除する．

MEMO 1

●利尿薬抵抗性

ループ利尿薬の使用中に，うっ血があるにもかかわらず利尿作用が減弱することを「利尿薬抵抗性」と定義しており，心不全患者の約 4 割に利尿薬抵抗性を認め，予後を規定することが報告されています[7]．利尿薬抵抗性は，ループ利尿薬の長期使用による遠位尿細管での Na 再吸収の増強の影響や，RAAS や ADH，交感神経系の亢進を介して Na や水の再吸収の著明な亢進，腎機能低下に伴う尿細管腔への利尿薬の分泌低下，心不全による腎灌流圧低下などが病因として考えられています．また，NSAIDs も利尿薬の作用を減弱させます．そのため，抵抗性を認めた場合には，利尿薬は適切な量に増量することや，（使用していれば）NSAIDs の中止，遠位尿細管作用型利尿薬や強心薬等の併用を考慮します．

MEMO 2

● 腎うっ血

急性心不全の予後増悪因子の AKI（acute kidney injury）ですが，病因は心拍出量低下からの腎前性腎不全と考えられてきました．しかし，実際の AKI は，wet & warm の ADHF や HFpEF（heart failure with preserved ejection fraction）時に多く発症しており，心拍出量低下だけでは説明がつきません．さらに，右心カテーテル検査結果と AKI とを観察した研究からも，CI（cardiac index）値と AKI とに相関はなく[8]，CVP の上昇が相関していることが報告されています[9]．これらから，急性心不全時の腎障害のメインの病態としては，腎うっ血（腎静脈圧上昇から腎灌流圧低下⇒GFR 低下）が病因と捉えられています．それに伴って，AKI において体液量過剰を避けることが重要であり，利尿薬使用による体液量低下は AKI の予防に寄与する可能性があるのです．この観点からも，心不全時の利尿薬投与には有用性が考えられます．

ントです[6]．つまり，早期に体液量過剰を解除することが，WRF 予防の観点からも理にかなっており，DOSE study で確立された安全性と併せて，高用量投与を支持しています．投与方法としては，持続投与には症状改善や腎保護の両面でも優位性はなく，IV での治療で問題ないと考えられます．ただし，半減期が短い薬剤であり，リバウンドで生じる Na 再吸収をきたさないために，DOSE study 同様，1 日 2 回の分割投与が望ましいでしょう．IV 投与のみで，うっ血の解除ができないのであれば，別の利尿薬の併用や強心薬（補助循環装置）の併用を検討すべきです．

ループ利尿薬の生体利用率の個人差の大きさ（10〜100％）に加えて，急性期はうっ血による腸管浮腫による吸収不良が生じるために，IV での投与が必要です．前述のごとく，ループ利尿薬に長期予後改善のエビデンスはなく，神経ホルモン因子の影響や電解質異常等のリスクがあるため，うっ血の解除とともに，必要最低限に減量ないしは中止が望ましいです．

 急性期使用におけるループ利尿薬の副作用は？

 急性心不全に対して，ループ利尿薬を使用中に問題となる副作用は，**電解質異常**と**"引きすぎ"による循環血漿量の過剰かつ急激な低下**です．心不全における電解質異常は，予後不良因子で，不整脈や突然死の増加と関連しています[10]．

● 主な副作用
・電解質異常→予後不良因子となり，不整脈や突然死の増加と関連する．
・循環血漿量の過剰で急激な低下．

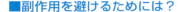 **副作用を避けるためには？**

1）低 K 血症

ループ利尿薬は Na-K-2Cl 共輸送を抑制するため，尿中 K 排泄が多く，致

死的不整脈の原因となる低 K 血症のリスクがあります．K 補充もしくは K 保持性利尿薬の併用を検討し，血液検査を慎重にモニターする必要があります．

2）低 Na 血症

Na 排泄型利尿薬であるがために生じる低 Na 血症は，心不全の予後不良因子です[10,11]．心不全患者においても，高張食塩液による補正での予後改善の可能性も小規模試験ながら報告されており[12]，ループ利尿薬使用に際して，**過度な Na 制限を避ける必要があります**．また，著明な低 Na 血症（＜130 mEq/L）をきたす際には，他の利尿薬（カルペリチドやトルバプタン）の併用や変更を検討します．

3）心拍出量低下

また，ループ利尿薬の使用による循環血漿量の急激かつ過剰な低下からくる，神経ホルモン因子やレニンの活性化に伴う体血管抵抗上昇や左室充満圧上昇，前負荷の減少を介した心拍出量の低下が問題となります．特に，体液貯留が少ない急性肺水腫や，左室収縮の高度に低下した心不全においては，注意が必要です．

Q トルバプタンの使い方は？

A 低 Na 血症（＜135 mEq/L）を認める急性心不全で，通常の利尿薬に抵抗性を認め，体液貯留が遷延している場合に適応となります．また，ループ利尿薬に耐性（MEMO 1 参照）を認めている場合にも適応となります．

■具体的使用方法と注意点

トルバプタンは ADH 受容体阻害薬であり，Na 排泄型利尿薬と違い，①自由水の排泄が可能で，②Na 値の上昇を伴う利尿薬と考えられています．前述のごとく，低 Na 血症は急性心不全の予後増悪因子です．そのため，低 Na 血症を認める急性心不全で，トルバプタンの使用は，低 Na 血症の増悪をきたすことなく除水が可能とされています．また，ループ利尿薬に耐性を生じている場合には，トルバプタンを併用することで利尿を得られる可能性があり，高用量のループ利尿薬による弊害を予防する可能性があるのです．トルバプタン併用時には，飲水制限解除および Na 値の頻回なモニタリングを必要とします（Na 値の急激な上昇に伴う橋中心髄鞘崩壊症のリスクがあります）．

適応となるのは CS 2 や wet & warm で飲水可能な急性心不全患者で，低 Na 血症を認める急性心不全であれば初期から，高用量のループ利尿薬の IV 投与（40〜80 mg/day）で，うっ血が解除できない場合は，その際からトルバプタンの併用を検討します．使用量は 7.5 mg/day から開始し，尿量や尿浸透圧を見ながら増量を検討します．

ただし，上記の理論的背景や臨床経験上の効果は認めるものの，**大規模な**

---

check!

● 電解質異常の副作用を起こさないための注意点
・低 K 血症のリスク：K 補充あるいは K 保持性利尿薬の併用と血液検査を慎重にモニターする必要がある．
・低 Na 血症のリスク：過度な Na 制限を避ける必要がある．また，著明な低 Na 血症の場合には，他の利尿薬の併用あるいは変更を考慮する．

check!

● トルバプタンの適応
低 Na 血症（＜135 mEq/L）を認め，体液貯留が著明な心不全．

● ループ利尿薬に耐性がある場合，トルバプタンの併用により利尿を得られる可能性がある．

● トルバプタン併用時の注意点
・飲水制限解除
・Na 値の頻回のモニタリング

RCT である EVEREST 試験[13]では短期・長期ともに予後改善のエビデンスがないことを念頭においておく必要があります．

まとめ

心不全の多くを占める ADHF のうっ血解除において，ループ利尿薬は現時点で必要不可欠な薬剤であり，DOSE study を基にして，適量を適時使用するように努めるべきです．

[文　献]

1) Stevenson LW, Tillisch JH, Hamilton M et al：Importance of hemodynamic response to therapy in predicting survival with ejection fraction less than or equal to 20% secondary to ischemic or nonischemic dilated cardiomyopathy. AJC 66（19）：1348-1354, 1990
2) Wilson JR, Reichek N, Dunkman WB, Goldberg S：Effect of diuresis on the performance of the failing left ventricle in man. The American Journal of Medicine 70（2）：234-239, 1981
3) Felker G, Lee K, Bull D et al：Diuretic strategies in patients with acute decompensated heart failure. New England Journal of Medicine 364（9）：797-805, 2011
4) Salvador DRK, Punzalan FE, Romous GC：Continuous infusion versus bolus injection of loop diuretics in congestive heart failure. Cochrane Datebase of Systematic Reviews 2005, Issue 3, pp1-28, 2013
5) Eshaghian S, Horwich TB, Fonarow GC：Relation of Loop Diuretic Dose to Mortality in Advanced Heart Failure. The American journal of cardiology 97（12）：1759-1764, 2006
6) Bouchard JEE, Soroko SB, Chertow GM et al：Fluid accumulation, survival and recovery of kidney function in critically ill patients with acute kidney injury. Kidney International 76（4）：422-427, 2009
7) Neuberg GW, Miller AB, O'Connor CM et al：Diuretic resistance predicts mortality in patients with advanced heart failure. American Heart Journal 144（1）：31-38, 2002
8) Nohria A, Hasselblad V, Stebbins A et al：Cardiorenal interactions：insights from the ESCAPE trial. Journal of the American College of Cardiology 51（13）：1268-1274, 2008
9) Mullens W, Abrahams Z, Francis GS et al：Importance of venous congestion for worsening of renal function in advanced decompensated heart failure. Journal of the American College of Cardiology 53（7）：589-596, 2009
10) Klein L：Lower Serum Sodium Is Associated With Increased Short-Term Mortality in Hospitalized Patients With Worsening Heart Failure：Results From the Outcomes of a Prospective Trial of Intravenous Milrinone for Exacerbations of Chronic Heart Failure（OPTIME-CHF）Study. Circulation 111（19）：2454-2460, 2005
11) Gheorghiade M, Rossi JS, Cotts W et al：Characterization and prognostic value of persistent hyponatremia in patients with severe heart failure in the ESCAPE Trial. Arch Intern Med 167（18）：1998-2005, 2007
12) Paterna S, Di Pasquale P, Parrinello G et al：Changes in brain natriuretic peptide levels and bioelectrical impedance measurements after treatment with high-dose furosemide and hypertonic saline solution versus high-dose furosemide alone in refractory congestive heart failure：a double-blind study. JAC 45（12）：1997-2003, 2005
13) Konstam MA, Gheorghiade M, Burnett JC et al：Effects of oral tolvaptan in patients hospitalized for worsening heart failure：the EVEREST Outcome Trial. JAMA 297（12）：1319-1331, 2007

IV 急性心不全で選択する薬剤

18 いつβ？ いつACE？ そして いつアルドステロン拮抗薬か？

慶應義塾大学医学部 循環器内科　江頭　徹（えがしら　とおる）

ここがポイント！

- ✓ ACE阻害薬は急性心不全，急性期から導入を考える．β遮断薬は心不全代償期に少量から導入を試みる．
- ✓ β遮断薬は用量依存性の心保護作用が謳われており，一過性の心不全増悪徴候や併存疾患の状態を考慮して，忍容性がある最大用量まで漸増を試みる．
- ✓ アルドステロン拮抗薬は標準的な心不全治療薬投与下でもNYHA Ⅲ度，stage Cの心不全患者への導入を検討する．
- ✓ ジギタリス製剤は慢性心房細動合併心不全症例の心拍数コントロール，洞調律でも標準治療薬下でNYHA Ⅱ度以上の症候性で重症心室性不整脈の合併がない心不全症例で使用を検討する．

Q β遮断薬とACE阻害薬は，どちらが先か？

A 慢性心不全の薬物治療として，これまでに無数の大規模臨床試験が組まれ，両者は慢性心不全患者の予後を改善する薬物として確固たる地位を築き，互いに異なる機序で心保護に寄与することから，**互いに禁忌事項がなければ両者を併用する**というのが臨床現場で広く受け入れられている価値観であり，ガイドライン上も推奨されています．それでは，急性期治療から慢性期治療に移行していく際に，どちらの薬剤から新規導入を図っていくべきかという問いに関してはどうでしょうか．

ACE阻害薬のほうが最初にエビデンスが確立したという歴史的背景から，ACE阻害薬にβ遮断薬を追加するデザインの試験が多く，この問題については明確な決着がついていないのが実情です．唯一，CIBIS-Ⅲ[1]はこの疑問に答える臨床試験として知られています．LVEF 35％以下の安定した慢性心不全患者に対しβ遮断薬（ビソプロロール）を先に導入し，引き続きACE阻害薬（エナラプリル）を導入した群と，その逆の順で導入した群を「総死亡＋入院」に関して比較した研究ですが，結果は両群に有意差を認めませんでした．ACE阻害薬に先んじてβ遮断薬を導入した場合においても，同等

以上の結果であったという事実は，改めてβ遮断薬の心不全治療における重要性を印象づけました．

実際の薬物導入に関しては，β遮断薬は急性効果として陰性変力作用・陰性変時作用をもち，うっ血・体液貯留が解除され，静注強心薬に頼らずとも体循環が安定した**心不全代償期に少量から導入するというのが大原則**です．一方のACE阻害薬に関しては，血管拡張作用による後負荷軽減，レニン・アンギオテンシン・アルドステロン（RAAS）系抑制による神経体液性因子是正など心不全非代償性期からの効果発現が期待される役割も多く，体血圧や体液量，ベースにある腎機能と心不全急性期治療中の腎機能，電解質異常などに留意しながら，**急性期から少量で導入を考えていくべき薬剤である**と考えます．前述のCIBIS-Ⅲのサブ解析ですが，β遮断薬先行群で心不全による入院が多かったという結果もあり，ACE阻害薬が導入された代償期心不全患者にβ遮断薬を導入していくという順序が合理的とも示唆されます．

実際には**少量からACE阻害薬を開始し，体血圧，腎機能などによって用量調節を行い，β遮断薬導入に伴う血圧の低下分などののりしろを残して，β遮断薬を少量から併用し，漸増していくという流れ**になるのが一般的ではないかと思います．ACE阻害薬に関しては，一定量以上では用量反応性が顕著ではないという報告があり[2]，一方のβ遮断薬に関しては用量依存性が高いと考えられている[3,4]ことから，**基本的にはβ遮断薬を忍容性が担保される極量まで増量したのち，血圧などのパラメータに余裕があれば，できる限りACE阻害薬を増量するという方針**になると思います[5,6]．

- ●β遮断薬の導入
  心不全代償期に少量より導入．
- ●ACE阻害薬の導入
  急性期から少量で導入していく．
- ●実際の併用の流れ
  ACE阻害薬少量から開始→用量調節→β遮断薬を少量より併用→漸増

Q いつからβ遮断薬を開始するか？

A 1．急性心不全入院中の回復期での導入が好ましい

ガイドラインにはうっ血が解除され，静注強心薬が不要になった安定した時期に開始すべきであるとされています．具体的な時期としては，β遮断薬導入に伴う一過性の心不全増悪のリスクや副作用発現を含めた忍容性評価の意味でも，**急性心不全入院中の回復期に導入することが好ましい**と考えます[7]．左室収縮機能や腎機能等に応じて初期量を調整し（低心機能，低腎機能であるほど少量から開始），カルベジロールであれば，1.25 mg or 2.5 mgを1日2回に分けて投与を開始します．投与後の心拍数，血圧，体重，尿量，心胸郭比，採血結果等をモニターし，忍容性が保たれていると判断されれば，1週間前後のスパンで漸増していくことが一般的です．入院期間との兼ね合いで，ある程度心機能が保たれている症例では，3日程度で2.5 mgずつ増量し，最終的には7.5～10 mg程度まで増量して退院とするケースもしばしばであり，代償期心不全患者において，病状が安定している場合には，比較的スムースにβ遮断薬の導入が行える印象です．

2．導入時や漸増時に心不全増悪をきたす際の対応は？

しかし中には導入時，漸増時に一過性の心不全増悪をきたすケースもあり，その際にはβ遮断薬の減量を検討しつつ，利尿薬の増量などで心不全のコントロールを行って，ぎりぎりまでβ遮断薬の導入を試みることもあります．また，低心拍出症状が前景に立つような著明な心機能低下を有する重症心不全患者においては，ピモベンダンの併用やPDE Ⅲ阻害薬静注を少量投与しながら，極微量のβ遮断薬（カルベジロール 0.625 mg 分2 など）を開始することもあります（詳細はⅠ章の「2．心不全でミルリノンが役に立つ場面はあるのか？ドブタミンとはどう使い分けるか？」(p249) をご参照ください）．このような症例は高頻度ではありませんが，低心機能であればあるほど，よりβ遮断薬の恩恵を被ることができる報告もあり[1]，心不全急性期を乗り切った後の長期予後を考えるうえでも，難渋する重症心不全症例に対しても粘り強くβ遮断薬の導入を試みることは極めて重要であると考えています．

3．β遮断薬導入の慢性心不全患者の急性増悪への対応は？

また，β遮断薬が導入されている慢性心不全患者が急性増悪をきたして再入院してきた場合にも，心原性ショックの場合を除き，原則的にはβ遮断薬は中止をせずに継続したまま（極力現行量での継続を模索しますが，状況に応じて減量します）急性期治療を行うことを考えます．静注強心剤を必要とする際にも，β遮断薬を残したまま，PDE Ⅲ阻害薬の併用で対処する手段を模索しますが，どうしてもカテコラミン依存となるようであれば，β遮断薬の休薬を検討します．

Q β遮断薬はどのくらいまで増量するか？

A　β遮断薬の用量依存性に関しては諸説あり，賛否両論ですが，可能な限り最大限増量するというのが世の趨勢となっています．とはいえ，人種差や個体差があり，目標用量はあくまでも目安と考え，個々の反応を重視するのが重要です．β遮断薬の用量ではなく，心拍数の低下が心不全患者の予後と相関するというデータもあり[8]，「心拍数」はβ遮断薬の至適用量の決定においても，慢性心不全管理においても重要事項となっています．一般的には覚醒下安静時心拍数 60 回/min 程度を目指します．時に労作時の生理的な心拍数応答が抑制され，退院後に心不全増悪をきたしたり，ADLの低下につながり，心不全の予後に悪影響を及ぼす症例もあるため，β遮断薬に感受性の高い心肺予備能の乏しい症例に関しては，退院前に心肺運動負荷試験などを行い，安静時・運動時共に至適なβ遮断薬の用量を見極めることが有効であると考えます．当然のことながら，心拍出量（cardiac output：CO）は「一回心拍出量（stroke volume：SV）×心拍数」で規定されるため，重度低心

check!
- β遮断薬至適用量決定にも，慢性心不全管理においても重要な心拍数に注目しよう！
- 覚醒下安静時心拍数 60 回/min を目指す．

機能の症例や左室リモデリングに伴う重度の僧帽弁逆流などを合併する低心拍出を呈する症例では，必然的に心拍数が上昇する傾向にあります．したがって，過度の心拍数抑制は慢性心不全の代償性を損なう可能性があり，個々の症例に応じて理想的な安静時心拍数を見極める必要があるのです．特殊なケースとして，心臓再同期療法など積極的にペーシングに乗せたい症例などでは，自己の心拍数に規定されることなくβ遮断薬を増量することができ，左室のリバースリモデリングにおいても有利に働くことができます．

なお，慢性心不全患者における心拍数の管理の重要性はSHIFT試験[9]という最近の大規模臨床試験でも再認識されたもので，同試験で用いられたIfチャネル遮断薬（イバブラジン）は欧州において慢性心不全治療薬としての認可が下り，実臨床で使用され始めています．

Q ACE阻害薬，β遮断薬間の使い分けは？

A 1. ACE阻害薬

ACE阻害薬に関しては，現在のところドラッグエフェクトを明確に示した報告はなく，実際に大規模臨床試験で使用されたエナラプリルなどの薬剤が好んで使用されています．またレニン・アンギオテンシン（RA）系は血圧と体液量の調節を司るシステムであり，「循環するRA系」として長く理解されてきましたが，昨今，心臓・血管・腎・副腎や中枢神経などの局所の「組織RA系」が存在することが確認され，その重要性が認識されています[10]．その意味でもACE阻害薬の組織親和性に注目が集まり[11]，欧州などで心不全に対するエビデンスを構築している最も組織親和性の高いペリンドプリルなどもよく使用されるようになってきました（保険診療上は慢性心不全の適応はありません）．

ACE阻害薬かアンギオテンシンⅡ受容体拮抗薬（ARB）かという議論はしばしばされ，詳細は他稿に譲りますが，ARBと比しACE阻害薬がその作用機序からブラジキニンの生理活性増強に伴う空咳や血管浮腫の副作用により忍容性が制限される事実はありますが，BPLTTCというメタ解析[12]でも明らかなように，ARBがACE阻害薬に優る点は確立されておらず，殊に心血管イベント抑制という点においてはACE阻害薬の有用性が明らかであり，虚血性・非虚血性を問わずガイドラインには，ARBはあくまで「**ACE阻害薬に忍容性のない場合**」と明確な序列が規定されていることに留意いただければと思います．なお，両者併用の上乗せ効果に関しては賛否あり，決着がついていない状況で，一般的には行われていません．

2. β遮断薬

β遮断薬については，言わずもがな，カルベジロール，ビソプロロールと

いう脂溶性，ISA（−），長時間作用型β遮断薬が盤石なエビデンスを誇り，症例に応じてこの2剤が使い分けられています．なお，メトプロロールについては，本邦で使用可能なコハク酸塩徐放錠は海外でエビデンスのある酒石酸塩製剤と薬物動態に差があるうえ，COMET試験[13]でメトプロロールに比しカルベジロールの優位性が示されたため，現在では第一選択薬としてはほとんど使用されません．

1）ビソプロロール

ビソプロロールは$β_1$選択性遮断作用が極めて強いため，心機能が比較的保たれている症例で好んで使用され，心拍数の低下をはじめとした強力な心臓交感神経活動抑制効果をもっているため，ダブルプロダクトをしっかりと抑えたい虚血性心疾患においても重要な薬剤です（頻脈性心房細動合併心不全症例などではレートコントロールを兼ねてビソプロロールが好んで使用され，忍容性があれば10 mgまで増量することもしばしばです）．また，気管支喘息や慢性閉塞性肺疾患合併例，末梢動脈疾患（PAD）合併例では，やはり$β_1$選択性遮断が有利に働くため，ビソプロロールがまず選ばれます．

2）カルベジロール

一方のカルベジロールはβ受容体非選択性の遮断作用に加え，α遮断作用，さらには抗酸化作用・抗炎症作用など多くの付随的な作用が報告されている多面的な性格をもつ薬剤です．心血管系基礎研究の分野でも，$β_2$遮断作用や$β_3$遮断作用などが重要であるという報告もあり[14,15]，カルベジロールがもつ数々の大規模臨床試験のイベント抑制効果を裏づけるものかもしれません．ビソプロロールに比し，心抑制が顕著ではないため，より低心機能の心不全患者に好んで使用されています．

Q アルドステロン拮抗薬の導入を考える症例は？

A 1．アルドステロン拮抗薬の有用性

ACE阻害薬やβ遮断薬などの理想的な薬物治療を受けている重症慢性心不全患者へのアルドステロン拮抗薬の上乗せ効果を見たRALES試験においてスピロノラクトンが，EPHESUS試験においてエプレレノンが，有意なイベント抑制効果を示し，実臨床においてもACE阻害薬やβ遮断薬投与下においてNYHA Ⅲ度の有症候性心不全症例やLVEFが40％を下回る症例などには，積極的にアルドステロン拮抗薬が用いられています．また，比較的軽症な心不全症例（NYHA Ⅱ～Ⅲ度）における標準的心不全治療へのアルドステロン拮抗薬の上乗せ効果を検討したEMPHASIS-HF試験[16]においてもエプレレノン追加投与群が有意な予後改善効果を示したため，心不全の重症度によらず，アルドステロン拮抗薬の有用性が示唆されました．この分子機序については，RA系のみならず，アルドステロンをミネラルコルチコ

イド受容体（MR）レベルで遮断することで心臓の線維化などを阻害し，心血管系を保護する他，ACE阻害薬やARBの長期使用時に生じるとされるアルドステロン・ブレイクスルー現象を阻害することなどが考えられています．

2．エプレレノンかスピロノラクトンか？

エプレレノンはMRに対する選択性が高く，スピロノラクトンがもつプロゲステロンやアンドロゲン受容体遮断作用が低いため，内分泌・性腺系の副作用が少ないことが利点ですが，降圧効果や高カリウム血症などの鉱質コルチコイドブロック作用がより強く出る傾向にあります．

重症心不全患者では腎障害合併例が多いことやACE阻害薬やβ遮断薬投与下でもともとの体血圧が低い症例もしばしばであり，副作用発現が免れれば，スピロノラクトンのほうが使い勝手がいい場合もあります．エプレレノンを使用する場合にも，少量から開始し，通常用量の1/4～1/2量で維持量とすることも多いです．

3．投与の際の注意点

なお，低レニン低アルドステロン症の状態である糖尿病性腎症や高齢者に対しては，アルドステロン拮抗薬投与による電解質異常や腎障害などが顕著になることがあるため，慎重投与を心がけてください（エプレレノンは微量アルブミン尿以上の蛋白尿のある糖尿病患者，クレアチニンクリアランス50 mL/min未満の腎機能障害のある患者には禁忌となっています）．

check!
- ●エプレレノンの利点
  ・内分泌・性腺系の副作用が少ない．
- ●エプレレノンの欠点
  ・降圧効果や高K血症など鉱質コルチコイドブロック作用が強く出る．

Q 経口強心薬（ジギタリス含め）の位置づけは？

A 1．ジギタリス以外の経口強心薬

ジギタリスを除く経口強心薬については，前述のβ遮断薬導入時や静注強心薬からの離脱時などの期間限定で用いることが好ましいですが，EPOCH試験[17]結果から考えると，ピモベンダンの少量投与のみ重症心不全患者のQOL改善を主眼とした長期投与が許容される症例があると思います．

2．ジギタリスの効果とは？

一方，ジギタリスは，Na-K ATPaseの阻害作用により，房室伝導抑制による陰性変時作用と細胞内Ca濃度上昇作用による陽性変力作用をもつ薬剤で，ACE阻害薬やβ遮断薬などの標準的な薬物療法下においてもNYHA II度以上の有症候性の洞調律の重症心不全症例やβ遮断薬の増量が困難な持続性心房細動を合併する心不全患者の心拍数コントロール目的に使用されます．ジギタリスには心不全患者の予後を改善するデータはありませんが，心不全による入院を減らすなどのQOL改善効果が期待できます[18]．

check!
- ●経口強心薬の使用は原則的には期間限定．ただし，重症心不全患者のQOL改善目的でのピモベンダン少量投与の長期投与は許容される．

3．ジギタリス中毒とは？

ジギタリスの長期投与で留意すべきことは「ジギタリス中毒」です．ジギタリス中毒は房室ブロックや心室性不整脈など多彩な不整脈が出現し，命に関わる可能性がある危険な状態です．ジギタリスによる心電図変化（ST 盆状低下や QT 短縮など）から心筋組織への薬剤移行状況を把握するとともに，ジギタリス血中濃度をモニターして使用することが重要です（0.5〜0.9 ng/mL が理想的とされています）．ジギタリス中毒は，腎機能障害合併例や低カリウム血症で生じやすいことが知られており，ループ利尿薬との併用で，脱水による腎前性腎不全に低カリウム血症を合併し，ジギタリス中毒を併発するケースがありますので，外来での長期投与を行う場合には注意が必要です．

[文　献]

1) Willenheimer R, van Veldhuisen DJ, Silke B et al：Effect on Survival and Hospitalization of Initiating Treatment for Chronic Heart Failure With Bisoprolol Followed by Enalapril, as Compared With the Opposite Sequence：Results of the Randomized Cardiac Insufficiency Bisoprolol Study （CIBIS） III. Circulation 112：2426-2435, 2005
2) Clinical outcome with enalapril in symptomatic chronic heart failure；a dose comparison. European Heart Journal 19：481-489, 1998
3) Bristow MR, Gilbert EM, Abraham WT et al：Carvedilol Produces Dose-Related Improvements in Left Ventricular Function and Survival in Subjects With Chronic Heart Failure. Circulation 94：2807-2816, 1996
4) Hori M, Sasayama S, Kitabatake A et al：Low-dose carvedilol improves left ventricular function and reduces cardiovascular hospitalization in Japanese patients with chronic heart failure：the Multicenter Carvedilol Heart Failure Dose Assessment （MUCHA） trial. American Heart Journal 147：324-330, 2004
5) Konstam MA, Poole-Wilson PA, Dickstein K et al：Design of the Heart failure Endpoint evaluation of AII-Antagonist Losartan （HEAAL） study in patients intolerant to ACE-inhibitor. European Journal of Heart Failure 10：899-906, 2008
6) Packer M, Poole-Wilson PA, Armstrong PW et al：Comparative Effects of Low and High Doses of the Angiotensin-Converting Enzyme Inhibitor, Lisinopril, on Morbidity and Mortality in Chronic Heart Failure. Circulation 100：2312-2318, 1999
7) Gattis WA, O'Connor CM, Gallup DS et al：Predischarge initiation of carvedilol in patients hospitalized for decompensated heart failure：Results of the initiation management predischarge：process for assessment of carvedilol therapy in heart failure （IMPACT-HF） trial. Journal of the American College of Cardiology 43：1534-1541, 2004
8) Swedberg K, Komajda M, Böhm M et al：Effects on Outcomes of Heart Rate Reduction by Ivabradine in Patients With Congestive Heart Failure：Is There an Influence of Beta-Blocker Dose?：Findings From the SHIFT （Systolic Heart failure treatment with the If inhibitor ivabradine Trial） Study. Journal of the American College of Cardiology 59：1938-1945, 2012
9) Swedberg K, Komajda M, Böhm M et al：Ivabradine and outcomes in chronic heart failure （SHIFT）：a randomised placebo-controlled study. The Lancet 376：875-885, 2010
10) Dzau VJ：Tissue Angiotensin and Pathobiology of Vascular Disease：A Unifying Hypothesis. Hypertension 37：1047-1052, 2001
11) Tsikouris JP, Suarez JA, Meyerrose GE et al：Questioning a Class Effect：Does ACE Inhibitor Tissue Penetration Influence the Degree of Fibrinolytic Balance Alteration following an Acute Myocardial Infarction? The Journal of Clinical Pharmacology 44：150-157, 2004

12) Collaboration BPLTT. Blood pressure-dependent and independent effects of agents that inhibit the renin-angiotensin system. Journal of Hypertension 25：951-958, 2007 doi：10.1097/HJH. 0b013e3280bad9b4.
13) Poole-Wilson PA, Swedberg K, Cleland JGF et al：Comparison of carvedilol and metoprolol on clinical outcomes in patients with chronic heart failure in the Carvedilol Or Metoprolol European Trial (COMET)：randomised controlled trial. The Lancet 362：7-13, 2003
14) Mu S, Shimosawa T, Ogura S et al：Epigenetic modulation of the renal [beta]-adrenergic-WNK4 pathway in salt-sensitive hypertension. Nat Med 17：573-580, 2011
15) Dutta P, Courties G, Wei Y et al：Myocardial infarction accelerates atherosclerosis. Nature 487：325-329, 2012
16) Zannad F, McMurray JJV, Krum H et al：Eplerenone in Patients with Systolic Heart Failure and Mild Symptoms. New England Journal of Medicine 364：11-21, 2011
17) The ESG. Effects of Pimobendan on Adverse Cardiac Events and Physical Activities in Patients With Mild to Moderate Chronic Heart Failure The Effects of Pimobendan on Chronic Heart Failure Study (EPOCH Study). Circulation Journal 66：149-157, 2002
18) The Effect of Digoxin on Mortality and Morbidity in Patients with Heart Failure. New England Journal of Medicine 336：525-533, 1997

V 抗不整脈薬

19 レートコントロールはβか？Caか？それでもどうにもならないときは？

Division of Cardiology, The State University of New York at Buffalo　齋藤雄司

ここがポイント！

- ☑ 心房細動は，それ自身が致死性不整脈ではないため，慌てずに対応する．
- ☑ 問診が大切．心房細動は，初めて診断されたのか，いつから始まったのか，もしくは慢性なのかを判断する．
- ☑ 心房細動頻拍になった原因はあるか，もしあれば，それは何かを考える．脱水，下痢，発熱など．
- ☑ 頻拍の治療薬には，基礎疾患の有無によって，β遮断薬かCa拮抗薬かを選択する．
- ☑ 心電図でQRS波形を確認する．Wide QRSでデルタ波があるときは，治療は別メニューになることに注意．

はじめに

　心房細動は，75歳以上では何と10人に1人（10％）の割合で見受けられる，日常よく遭遇する不整脈です．心房細動の良い点（good news）は，それ自身が致死性不整脈ではないことであり，患者さんをまず安心させることができます．悪い点（bad news）は，正常洞調律の人に比べて，心臓血栓塞栓により脳梗塞のリスクが約5倍高まることで，$CHADS_2$スコアが2以上の人に対しては，抗凝固療法が適応になることです．もう一つのbad newsは，本稿のテーマでもありますが，レートコントロールがしばしば難しいことです．「頻拍」と「徐拍」という両極端なレートを同時に交互に呈することがあるのが，この心房細動なのです．私もアメリカで内科レジデントを指導する立場上，夜中に当直のレジデントたちから「どうしたらいいでしょう？」とよく電話をもらいます．これは，日米共通の悩ましい問題なのです．

check!

● 心房細動
・75歳以上では約10％にみられる不整脈．
・致死性の不整脈ではない．
・正常洞調律の人に比し脳梗塞リスクが約5倍．
・レートコントロールが難しいことがある．

心房細動の患者さんが来た！　心拍数が速い！　どうしたらいい？

症例提示

症　例：60歳，女性．
　高血圧と糖尿病の既往があるが，薬は服用していない．数日前から，労作時の動悸，息切れを自覚するようになった．本日，安静時にも動悸を感じるようになったため，救急室を受診．血圧 144/88 mmHg，心拍数 150 回/min で，心電図で心房細動と診断された．

　さて，このような症例では，皆さんはどのように対応されるでしょうか？
　患者さんには心房細動頻拍による症状がありますが，即座に治療を始めなければならないほどの緊急性もないようです．本稿のタイトルは，「β か Ca か」ですが，薬物治療を考える前に，まずは一呼吸おいて，この状況で何をするのがベストか考えてみましょう．

●心電図のチェック
QRS 幅を確認しよう．

A　1．まずは心電図のチェックを！

　まずは，心電図を見てください（**図1**）．QRS 幅は正常でしょうか？Wide QRS complex の心房細動は，WPW 症候群などに合併した心房細動の可能性があります．心房興奮が副伝導路を通るために，デルタ波を生じ QRS 幅が広くなります（図1-A）．副伝導路のある場合には，心房細動の治

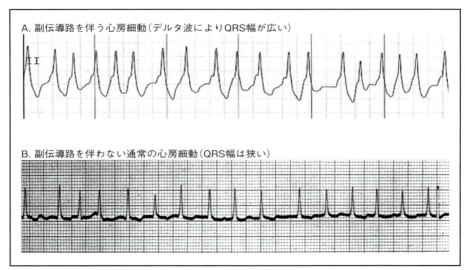

図1　心房細動頻拍

表1 心房細動の心拍数コントロールに使用される静注薬と経口薬 (J Am Coll Cardiol 57 : e101-198, 2011 を参照して作成)

薬物	初期投与量	効果発現	維持量	主な副作用
急性期				
副伝導路のない場合の心拍数コントロール				
エスモロール*†	500 mcg/kg を 1 分かけて静注	5分	60～200 mcg/kg/min 持続静注	↓BP, HB, ↓HR, HF, 喘息
メトプロロール†	2.5～5 mg を 2 分かけて静注，3 回まで可	5分	NA	↓BP, HB, ↓HR, HF, 喘息
プロプラノロール†	0.15 mg/kg 静注	5分	NA	↓BP, HB, ↓HR, HF, 喘息
ジルチアゼム	0.25 mg/kg を 2 分かけて静注	2～7分	5～15 mg/h 持続静注	↓BP, HB, HF
ベラパミル	0.075～0.15 mg/kg を 2 分かけて静注	3～5分	NA	↓BP, HB, HF
副伝導路のある場合の心拍数コントロール				
アミオダロン‡	150 mg を 10 分かけて静注	数日	0.5～1 mg/min 持続静注	↓BP, HB, 肺毒性, 皮膚色素沈着, 角膜沈着, 甲状腺機能低下や亢進, 視神経障害, 洞徐脈, ワルファリンとの相互作用
心不全があるが副伝導路のない場合				
ジゴキシン	0.25 mg 静注を 2 時間ごと合計 1.5 mg まで	1 時間以上§	0.125～0.375 mg/day 静注または経口	ジギタリス毒性, HB, ↓HR
アミオダロン‡	150 mg を 10 分かけて静注	数日	0.5～1 mg/min 持続静注	↓BP, HB, 肺毒性, 皮膚色素沈着, 角膜沈着, 甲状腺機能低下や亢進, 視神経障害, 洞徐脈, ワルファリンとの相互作用
非急性期と慢性期の維持療法 ¶				
心拍数コントロール				
メトプロロール†	維持量と同じ	4～6 時間	25～100 mg 経口 1 日 2 回	↓BP, HB, ↓HR, HF, 喘息
プロプラノロール†	維持量と同じ	60～90 分	80～240 mg/day を経口分割投与	↓BP, HB, ↓HR, HF, 喘息
ジルチアゼム	維持量と同じ	2～4 時間	120～360 mg/day を経口分割投与	↓BP, HB, HF
ベラパミル	維持量と同じ	1～2 時間	120～360 mg/day を経口分割投与	↓BP, HB, HF
心不全があるが, 副伝導路のない場合の心拍数コントロール				
ジゴキシン	0.5 mg 経口で 1 日 1 回	2 日間	0.125～0.375 mg/day 経口	ジギタリス毒性, HB, ↓HR
アミオダロン‡	800 mg 経口で 1 週間 600 mg 経口で 1 週間 400 mg 経口で 4～6 週間	1～3 週間	200 mg/day を経口投与	↓BP, HB, 肺毒性, 皮膚色素沈着, 角膜沈着, 甲状腺機能低下や亢進, 視神経障害, 洞徐脈, ワルファリンとの相互作用

* 効果発現は一様でなく, 作用の一部は早期に発現する.
† β 遮断薬は代表的薬物をアルファベット順に掲げてある. 同様な効果をもつ他の β 遮断薬の使用も可能.
§ 一般的に洞調律への復調とカテーテルアブレーションが推奨される. 患者によっては薬物的治療が適当な場合もある.
‡ アミオダロンは他剤抵抗性の心房細動に対しても心拍数コントロール目的で使用できる.
※ 除細動やアブレーション後に心房細動が持続し, 心拍数コントロールが必要な場合, アミオダロン静注が推奨される.
¶ 心拍数コントロールの評価は, 安静時のみではなく労作時にも行われるべきである.
BP: 血圧. HR: 心拍. HB: 房室ブロック. HF: 心不全. NA: 該当なし.

療は全く違うものになってしまうので（**表1**参照），この稿では，房室結節を伝導する通常の narrow QRS complex の心房細動についてのみ考えることにします（図1-B：99％以上がこのパターンです）．

2．心房細動の病歴を確認して治療の方針を考える

まず大切なのは，病歴です．

心房細動は以前からあったのでしょうか．それとも，新規発症でしょうか．頻拍になっている誘因（trigger）はあるでしょうか．また，それは何でしょうか．発熱，脱水，肺炎，尿路感染，貧血，激しい痛み，などは，非常によくみられる頻拍の誘因です．これら誘因を取り除くだけで，心拍数が正常化する場合もあります．例えば，脱水に対しては輸液を開始するなどです．病歴だけでも，大まかな治療方針が決まります．

3．では，症例1への対応は？

さて，血圧が低くショック状態（収縮期血圧 90 mmHg 未満）であれば，輸液と同時に電気的除細動を行います（意識のある場合には，きちんと鎮静してから除細動してあげてください）．

この症例の場合，幸いなことに血圧は少々高めなので，いろいろな薬物を比較的安心して使うことができます．

患者さんの症状は，まずは頻拍によるものと考えられるので，心拍数を下げるレートコントロールをすることにしましょう．ちなみにコントロールの目標は安静時心拍数 110 未満です[1]．

4．第一選択薬はどれ？

①アミオダロン
②非ジヒドロピリジン系 Ca 拮抗薬（ジルチアゼム・ベラパミル）
③β遮断薬（メトプロロール）
④ジゴキシン

上の選択肢の中で，どの治療法も，実は誤りではありません．しかし，アメリカの救急室で最も普通に使われる薬物といえば，選択肢②，③，④で，この順に使われます．これらは，房室伝導遮断薬（AV nodal blocking agents）と呼ばれ，レートコントロールの横綱たちです．

1）Ca 拮抗薬

治療に使われる頻度からいえば，選択肢②の Ca 拮抗薬が正解です．その中でも，最も高頻度で使われる薬が，ジルチアゼム注です．投与方法には，「15 の法則」を覚えておくと便利です．

ジルチアゼム 15 mg 静注（正確には 0.25 mg/kg）を約2分かけて行い，それに続き，持続静注を 15 mg 毎時で開始します．安静時レートを 110 以下

● 病歴をチェックする
病歴を詳しくみていくことで，大まかな診療方針決定につないでいく．

● 血圧が低くショック状態の場合の対応
・輸 液
・電気的除細動

● 血圧が低くない場合の対応
・薬物療法：いろいろな薬剤を比較的安心して使用できる．

● レートコントロールの横綱
・Ca 拮抗薬
・β遮断薬
・ジゴキシン

● ジルチアゼム「15 の法則」
・ジルチアゼム 15 mg 静注（正確には 0.25 mg/kg）を2分かけて行う．
・持続静注を 15 mg 毎時で開始．
・安静時レート 110 以下に抑えるため 5〜15 mg 毎時で調節．
・治療開始 15 分後にも頻拍が続いていれば，再度 15 mg 静注を追加．
・心拍数が安定したら経口薬に変更し，2時間後に持続静注を止める．

に抑えるように5〜15 mg毎時の間で調節します．治療開始15分後にまだ頻拍が続いていれば，再度15 mg静注を追加します．心拍数が安定すれば経口薬に変更し，服用2時間後に持続静注を止めます．

ベラパミルの場合は，5〜10 mg静注（正確には0.075〜0.15 mg/kg）を2分かけて行い，30分後に頻拍が続いていれば，再度静注します．

しかし，実際のアメリカの臨床の現場では，ベラパミルが第一選択薬になることはめったにありません．これは，ベラパミルの強力な陰性変力作用によります．陰性変力作用は，非ジヒドロピリジン系Ca拮抗薬の宿命ですが，ベラパミルの陰性変力作用はジルチアゼムよりもさらに強く，特に心不全患者さんでは血圧降下作用が著明になるため，使いにくいのです．しかし，ベラパミルは，薬学的にはジルチアゼムよりもAV nodal blocking作用が強いため，臨床的に効果は同様といわれているものの[2]，ジルチアゼムでうまくレートがコントロールできない患者に対して有効な場合もあるかもしれません．

2）β遮断薬

選択肢③のβ遮断薬もジルチアゼムと並び，非常によく使われる薬です．冠動脈疾患のある患者さんには第一選択となりますが，COPDや喘息の既往のある患者さんの場合では，気管支攣縮を増悪させる可能性があり，注意が必要です．

急性期にはメトプロロール静注5 mgを2分間かけて静注し，効果がみられなければ，5分間隔で3回まで繰り返します．その後は，経口薬に切り替えるか静注を6時間ごとに繰り返します．エスモロールは半減期が短く安全に使えるβ遮断薬で，麻酔科や外科の先生に好まれる薬物です．500 mcg/kgを1分かけて静注し，その後50 mcg/kg/min持続静注に切り替えます．やはり，心拍数が落ち着いてきたところで経口投与に切り替えます．

◆ Ca拮抗薬かβ遮断薬か

AFFIRM試験によれば，心房細動のコントロール目標心拍数に達した患者さんの割合は，β遮断薬（70％）のほうが，Ca拮抗薬（54％）に優っていました[3]．確かに，β遮断薬は重篤な副作用のない，良い薬です．しかし，経口薬を継続して飲み続ける場合には，特に若い患者さんで，疲労感，脱力感，性欲減退などが問題となることが少なくありません．臨床家としての使いやすさのみでいえば，Ca拮抗薬のほうに軍配があがるかもしれません．ちなみに，現在のアメリカのガイドラインでは，Ca拮抗薬とベータ遮断薬が同じレベルで推奨されています[4]．

3）ジゴキシン

選択肢④のジゴキシンの房室伝導遮断作用は，Ca拮抗薬やβ遮断薬に比べると，やや頼りありません．しかも，安静時の心拍数はある程度下げるものの，Ca拮抗薬やβ遮断薬のように運動時の頻拍も抑制する効果は期待で

---

check!

● ベラパミル：臨床の現場から
このベラパミルは，肥大型心筋症の治療にも使われます．これは，ベラパミルの「毒」の部分，すなわち「強力な陰性変力作用」が，左室流出路狭窄を和らげることができるからです．

● 冠動脈疾患のある患者には，β遮断薬が第一選択となる．
ただし，COPDや喘息の既往に注意が必要．

● メトプロロール
・静注5 mgを2分かけて静注．
・効果なしの場合：5分間隔で3回まで繰り返す．
・その後，経口薬に切り替えるか，静注を6時間ごとに繰り返す．

● エスモロール
・半減期が短く安全に使える．
・500 mcg/kgを1分かけて静注．
・その後，50 mcg/kg/min持続静注に切り替える．
・心拍数が落ち着いたら経口投与とする．

● Ca拮抗薬かβ遮断薬か
・臨床での使いやすさではCa拮抗薬がβ遮断薬をやや上回るか．
・米国のガイドラインでは，同レベルの推奨となっている．

きません．しかし実際の臨床現場では，ジゴキシンの存在は無視できないものがあります．というのも，前記の選択肢の中でジゴキシンだけが，陰性変力作用や血圧低下作用をもたないからです．例えば，救急室を受診した患者さんの血圧が，92/54 mmHg だったとしましょう．誰もが Ca 拮抗薬や β 遮断薬の使用をためらうはずです．それは，血圧をさらに降下させ患者さんの状態を悪化させる可能性があるためです．そのような場合，ジゴキシンなら安心です．0.5 mg をまず静注し，6 時間後に 0.25 mg 静注，さらに 6 時間後に 0.25 mg を静注します．その後は経口薬に切り替え，血中濃度から維持量を決めます（有効血中濃度 0.8〜2.0）．

4）アミオダロン

選択肢①のアミオダロンだけは注意が必要です．アミオダロンは Vaughn-Williams Class Ⅲ の抗不整脈薬ですが，β 遮断作用を併せもつため心拍数コントロールにも有効です．現在のアメリカのガイドラインでは，心不全を合併した症例や，他の薬物でコントロール不能な心房細動頻拍への使用が推奨されています[4]．しかし，ここで問題なのは（というか，私が問題と思うのは），アミオダロンが心房細動を洞調律に戻してしまう可能性があることです（pharmacologic cardioversion）．これは一見，素晴らしい治療法のように見えますが，実は大きな落とし穴があります．前出の症例の場合，現病歴からは，この患者さんが正確に何日前から心房細動になっていたのかはっきりしません．もしかしたら，数ヵ月前から心房細動があり，たまたま数日前まで無症状だっただけなのかもしれません．もし，救急室受診のときまでに心房血栓が形成されていて，そのうえでアミオダロンを投与されたら，どうなるでしょう．洞調律に戻ると，心房収縮力の回復に伴い心房血栓が左心耳から圧出され，それが血栓塞栓となる可能性があります．心房収縮力の回復には（心房細動の持続期間にもよりますが）通常 3〜4 週間かかりますので，入院中には何も起こらないかもしれません．しかし，退院数週間後（心房収縮力の回復時）の脳梗塞発症という事態は避けなくてはなりません．**心房細動の発症時刻が明らかで，それが 48 時間以内なら，もしくは，すでに抗凝固療法を受けている患者さんの場合には，アミオダロンも良い選択肢となりますが，そうでない場合は，経食道エコーで心房内血栓を否定してから使用したほうが安全と考えられます．**

心房細動頻拍の薬物治療の可能性について議論しましたが，実際の臨床は，これほどシンプルでないことも確かです．

---

check!

● ジゴキシンは陰性変力作用や血圧低下作用をもたないので，血圧降下の影響が心配される症例に有効な場合がある．

● アミオダロンのピットフォール
アミオダロン投与により心房細動が洞調律に復す可能性あり．
↓
心房収縮力の回復により，受診以前にできていた心房血栓が圧出されて血栓塞栓となる可能性がある．

● アミオダロン投与時の注意事項
心房細動の発症時刻が不明の場合は，経食道エコーにて心房内血栓の存在がないことを確認してから使用するのが望ましい．

Q 次に行うべき治療について教えてください

症例の続き

心房細動頻拍に対して，救急室でジルチアゼムの静注に続いて持続静注が開始された．1時間後，心拍数 127 回/min，血圧 110/60 mmHg．動悸症状はやや改善したが，完全には消失せず．

■さて，次に行うべき治療は？
① ジルチアゼムを中止し，メトプロロールに切り替える．
② ジルチアゼムを中止し，ジゴキシンに切り替える．
③ ジルチアゼムを継続し，メトプロロールを加える．
④ ジルチアゼムを継続し，ジゴキシンを加える．

A
心拍数の抑制効果が不十分と思われます．心房細動頻拍に対するジルチアゼムとβ遮断薬の効果はほぼ同等ですので（ジゴキシンはやや劣る），この場合は切り替えではなく，新しい薬物を加えることでレートコントロールに対しての相乗効果をねらいます．血圧はまだ十分保たれているので，β遮断薬が使えます．**選択肢③が適当でしょう．**

ジルチアゼムからスタートし，メトプロロールを加え，それでもダメならさらにジゴキシンを加えます．それでも安静時心拍数を110未満にコントロールできない場合には，どうしたらいいでしょう．そのときは，「仕切り直し」が必要かもしれません．もう一度立ち止まり，何か見落としがなかったか考えます．頻拍を誘発しそうな原因をチェックします．
・マグネシウムやカリウムなどの電解質は正常でしょうか？
・甲状腺ホルモンはどうでしょう？
・COPDの低酸素症は改善していますか？
・ネブライザーを頻回に使っていませんか？
・大きな心雑音は聞こえませんか？
・心不全などの徴候はありませんか？
・発熱はありませんか？

心エコーも非常に重要な情報を提供してくれます．
・心機能はどうでしょう？ EFが低ければ，心拍出量を維持するため，心拍数は当然速くなります．
・重度の僧帽弁逆流とそれに伴う左心房拡張はありませんか？
・心嚢液貯留など心タンポナーデを疑わせる所見はありませんか？
・肺塞栓などが疑われる右室負荷所見や肺高血圧はないでしょうか？

> check!
> ●次の治療の手順
> ・ジルチアゼムでスタート
> ↓
> ・メトプロロール追加
> ↓
> ・ジゴキシン追加
> 以上で安静時心拍数110未満にコントロールできない場合は「仕切り直し」を．

> **症例の続き**
>
> ジルチアゼム，メトプロロール，ジゴキシンの3剤併用で，病棟での安静時心拍数は80〜90で推移している．血圧は，102/64 mmHg．動悸症状は改善したが，しばしばめまいを訴えるようになった．モニター上では，4〜5秒の心拍休止が認められた．

これこそ，心房細動頻拍で非常によく遭遇するシナリオです．**頻拍徐拍症候群**（tachycardia-bradycardia syndrome）と呼ばれる病態です．
どうしたらいいでしょう？
①1剤を中止し，様子をみる．
②2剤を中止し，様子をみる．
③3剤すべて中止し，様子をみる．
④循環器内科に相談する．

> check!
> ●頻拍徐拍症候群への対応
> ・1剤を中止して心拍数を観察
> ↓
> 安定しなければ，循環器内科に相談する！

A 心拍数は安定してはいるものの，低めとは言い難いので，3剤すべて中止したら心拍数が跳ね上がり，「元の木阿弥」になるのは目に見えています．ですから，**まずは1剤（ジゴキシン）中止し，心拍数を観察します**（選択肢①）．それで，頻拍のコントロールが不安定になったり，まだ心拍休止が持続するようであれば，循環器内科に相談します（選択肢④）．

■循環器内科医の選択は？

循環器内科医の立場からは，この場合の治療オプションは三つあります．

1）一つめは，**除細動**です．経食道エコーで左心耳血栓がないことを確認後，電気的（もしくは薬物的）に除細動します．洞調律に戻してしまえば，レートコントロールは（多くの場合）問題にならなくなります．初めて心房細動と診断された症例であれば，除細動で洞調律に戻る可能性は十分あります．

2）二つめは，**ペースメーカー植込み**です．もし病歴から，心房細動が2年以上持続していることが明らかで，除細動も過去に不成功だった場合には，このオプションを考慮します．実際，この頻拍徐拍症候群が，アメリカでのペースメーカー植込み適応のナンバー1です．ペースメーカーのバックアップがあれば，徐拍の心配はもうありませんので，後顧の憂いなく頻拍の薬物コントロールに集中することができます．

3）三つめは，**心房細動アブレーション**です．しかし，この治療は，患者のレートコントロールが不安定な急性期に考慮すべきものではないので，ここでは詳しく述べません．

> **症例の続き**
>
> 　除細動後，洞調律に戻ったものの，2時間後に頻拍と徐拍を伴う心房細動が再発，持続したため，ペースメーカー植込みが行われた．ジルチアゼム，メトプロロール，ジゴキシンの3剤は，頻拍抑制のため，その後も継続された．安静時心拍数は100以下にコントロールされているが，トイレに行くなどの軽い労作で心拍数が容易に160台に上昇．患者は労作時の息切れを訴える．

　持続性心房細動で，薬物治療でコントロールがうまくいかない場合，もしくは血圧低下のために患者がそれ以上の薬物増量に耐えられない場合では，**房室結節へのアブレーション**を考慮します．房室結節アブレーションは，低リスクで手技時間も20分ほどで済みますが，房室伝導機能が完全に失われるため，ペースメーカー植込みが同時に行われます（この症例の場合，すでにペースメーカーが入っているので問題ありません）．房室アブレーション後は，房室伝導阻害薬を中止することが可能です．

●薬物でのコントロールが困難，または血圧低下のため薬物増量が不可能な場合
房室結節へのアブレーションを考慮．
（低リスクで手技時間も短くて済む利点がある）

おわりに

　以上，心房細動頻拍の心拍数コントロールについて，アメリカの臨床現場で実際に使用されている治療方法を論じました．薬物治療に関しては，表題に掲げたような「βかCaか」ではなく，「βもCaも」というのが本当のところです．どちらがいいとは言えませんが，アメリカの臨床現場の第一選択薬としては，ジルチアゼムが圧倒的に多く使われている印象があります．裏を返せば，「ジルチアゼム（Ca）は使いやすい」というのが，多くの臨床家の意見というところでしょうか．しかし，結局は**一人ひとりの患者さんの病歴や状態から最適な薬物を選んでいくというプロセスに，日米の違いはない**と思います．

[文　献]

1) Van Gelder IC, Groenveld HF, Crijns HJ et al：Lenient versus strict rate control in patients with atrial fibrillation. N Engl J Med 362：1363-1373, 2010

2) Lundstrom T：Ventricular rate control and exercise performance in chronic atrial fibrillation：effects of diltiazem and verapamil. J Am Coll Cardiol 16：86-90, 1990

3) Olshansky B, Rosenfeld LE, Warner AL et al：The Atrial Fibrillation Follow-up Investigation of Rhythm Management（AFFIRM）study：approaches to control rate in atrial fibrillation. J Am Coll Cardiol 43：1201-1208, 2004

4) 2011 ACCF/AHA/HRS Focused Updates Incorporated Into the ACC/AHA/ESC 2006 Guidelines for the Management of Patients With Atrial Fibrillation. J Am Coll Cardiol 57：e101-198, 2011

V 抗不整脈薬

20 心房細動や粗動でリズムコントロールを行うのはどんなとき？ そして、どんなクスリ？

慶應義塾大学病院 循環器内科　稲川浩平，高月誠司

ここがポイント！

- ☑ レートコントロールとリズムコントロールの比較では，ハードエンドポイントに有意な差を認めない．
- ☑ リズムコントロールでは患者のQOLを改善できる可能性がある．
- ☑ 救急・集中治療における心房細動治療に明確なガイドラインはない．
- ☑ リズムコントロールで使用する薬剤は，基礎心疾患の有無により選択が異なる．
- ☑ カテーテルアブレーション治療は，成績・安全性の向上に伴い適応が拡大されてきている．

はじめに

心房細動は，経過により**初発心房細動**（心電図上初めて心房細動が記録されたもの），**発作性心房細動**（薬物・非薬物治療の有無にかかわらず持続期間が7日以内），**持続性心房細動**（持続が7日間を超えるもの），**永続性心房細動**（除細動が無効もしくは試されておらず，常に心房細動で経過しているもの）に分類されます[1]．

●心房細動
・初発：心電図上初めて記録されたもの
・発作性：持続期間7日以内
・持続性：持続期間7日超
・永続性：常に心房細動で経過

Q リズムコントロールとレートコントロールについて教えてください

A リズムコントロール治療は心房細動を停止させ，洞調律の維持を目的とした治療で，直流通電による電気的除細動や抗不整脈による薬理学的除細動や心房細動の予防が含まれます．レートコントロール治療は，心房細動による頻脈を防ぐ治療で，β遮断薬やカルシウム拮抗薬，ジギタリス製剤が用いられます．（レートコントロールの詳細については「19. レートコントロールはβか？ Caか？ それでもどうにもならないときは？」p383を参照してください）

●リズムコントロール
心房細動を停止させ，洞調律の維持を目的とする治療

●レートコントロール
心房細動による頻脈を防ぐ治療

■ 心房細動患者にどちらの治療を選択するべきか？
1）海外での試験結果——レートコントロール治療の非劣性

心房細動患者に対して，リズムコントロール治療とレートコントロール治療のどちらを選択すべきかこれまでに議論があり，リズムコントロール治療とレートコントロール治療を比較した複数の臨床試験が行われました．AFFIRM 試験[2]では，リズムコントロール治療とレートコントロール治療を比較して，全死亡，心血管死，血栓塞栓症などのハードエンドポイントには有意な差を認めませんでした．本試験では，リズムコントロール群で抗不整脈薬の有害事象を多く認めましたが，62.8％の症例でアミオダロンが使用されており，それがリズムコントロール治療における有害事象につながった可能性があります．

他にも PIAF[3]，RACE[4]，STAF[5]等の試験がありますが，いずれもレートコントロール治療の非劣性を示す結果となっています．これらの試験は海外で行われ，使用された抗不整脈薬はわが国での使用頻度と異なり，またいずれの試験も，発作性心房細動症例が少なかったです．

2）日本での J-Rhythm 試験——リズムコントロールで QOL 改善の可能性

そこで，わが国の不整脈診療の現状を踏まえて日本のガイドラインに従って抗不整脈薬を使用し，心房細動患者のリズムコントロールとレートコントロールを比較する J-Rhythm 試験が行われました[6]．本試験の一次エンドポイントには，死亡や脳梗塞，心不全等のハードエンドポイントに加え，ソフトエンドポイントである患者の治療法に対する忍容性を加えています．使用されている抗不整脈薬は，Na チャネル遮断薬が発作性で約 90％，持続性で約 80％，アミオダロンは発作性で 0.5％，持続性 1.3％と少ないです．本試験の一次エンドポイントでは，ハードエンドポイントは両群で有意差はなく，患者の治療法への忍容性がリズムコントロールで優れていました．このように，**心機能が正常な例で適切な抗不整脈薬を使用すれば，リズムコントロールにより患者の QOL が改善できる可能性**を示しました．

● J-Rhythm 試験
日本の不整脈診療の現状を踏まえ，日本のガイドラインに従い抗不整脈薬を使用してのリズムコントロール，レートコントロール比較試験．

Q 救急・集中治療におけるリズムコントロールについて教えてください

A 日本循環器学会や米国心臓協会の心房細動治療ガイドラインには，集中治療に関する項目はありません．救急・集中治療にあたりリズムコントロールを選択する状況としては，**①発作性心房細動を発症し症状が非常に強く，救急外来を受診した場合**，**②低心機能例で洞調律の維持が血行動態の安定に重要である場合**等でしょう．

【①の場合】

心房細動の除細動には，心房細動の持続時間を考慮する必要があります．48 時間以内であれば，そのまま除細動が可能ですが，それ以上持続している

● 心房細動の除細動
心房細動の持続時間を考慮する．
・48 時間以内：除細動可能．
・48 時間以上・持続期間不明：抗凝固療法を 3 週間以上続けたあとで除細動．

場合あるいは持続期間が不明な場合には脳梗塞の合併を防ぐため，有効な抗凝固療法を3週間以上継続してから除細動する必要があります．あるいは，経食道心臓超音波検査で左心房・左心耳内血栓を認めないことが必要です．48時間以上継続した心房細動を除細動した場合には，その後，最低4週間は抗凝固療法を継続する必要があります．

正常心機能症例であれば，ピルジカイニド等Naチャネル遮断薬が適していますが，**Naチャネル遮断作用による心房細動の不応期の心房粗動化（Ⅰc flutter）には注意**が必要です．

【②の場合】

②の場合は，低心機能例がほとんどであると予想されます．血行動態の改善や心不全加療に洞調律の維持が必要な際には，**まず電気的除細動を考慮**します．電気的除細動が行えない状況や除細動後の洞調律維持を目的として抗不整脈薬は使用されますが，使用可能な薬剤は限られます．Naチャネル遮断薬は使用できず，Kチャネル遮断作用をもつ**アミオダロン**か**ニフェカラント**の使用となるでしょう．アミオダロンは中心静脈ラインを確保し投与します．ニフェカラントは心電図でQT時間をモニターし，体重に応じて投与します．

Q 一般的なリズムコントロール治療について教えてください

1．孤立性発作性心房細動

孤立性発作性心房細動のリズムコントロールには，Naチャネル遮断薬，中でもチャネルとの結合・解離の速度が遅いslow drugであるフレカイニド，ピルジカイニド，ジソピラミド，シベンゾリン等が用いられます[1]．純粋で強力な遮断薬であるピルジカイニドやフレカイニドは，本邦でもエビデンスがあります[7,8]．交感神経活動により発作が起こることの多い**日中型心房細動**では，交感神経β受容体遮断作用も併せもつプロパフェノンが有効とされます．**夜間や食後に発症する心房細動**は迷走神経優位型で，ムスカリン受容体遮断作用があるシベンゾリンやジソピラミドが有効である可能性がありますが，抗コリン作用をもつ薬剤であり，房室伝導が良くなる結果，頻脈を合併しやすいので注意が必要です．

2．持続性心房細動

持続性心房細動では，心房筋のリモデリングの進行によって，Naチャネルのダウンレギュレーションが起こっています．そのため，薬物による洞調律維持には，心房筋の不応期を延長するKチャネル遮断作用をもつアミオダロン，ソタロール，ベプリジルが使用されます[1]．ベプリジルが使用されているのは主にわが国であり，有用性の報告もあります．Nakazatoらの持

●孤立性発作性心房細動での使用薬剤
・フレカイニド
・ピルジカイニド
・ジソピラミド
・シベンゾリン

●日中型心房細動の場合の使用薬剤
プロパフェノンが有効とされる．

●夜間・食後発症の心房細動で使用する薬剤
シベンゾリン，ジソピラミドが有効である可能性あり（頻脈の合併に要注意）

●持続性心房細動での使用薬剤
・アミオダロン
・ソタロール
・ベプリジル

続性心房細動患者 112 例の報告では，58％が洞調律に復帰し[9]，J-BAF 試験[10]ではベプリジル 100 mg/day で 37.5％，200 mg/day で 69.0％が洞調律に復帰しました．アミオダロンでは，前述の PIAF 試験で持続性心房細動の 56％が洞調律に復帰しています．ただし，K チャネル遮断薬では副作用の合併に注意が必要であり，アミオダロンでは甲状腺機能障害や間質性肺炎，ベプリジルでは torsade de pointes や間質性肺炎の合併症があり，十分な注意が必要です．

check!
● 注意すべき主な副作用
・アミオダロン：甲状腺機能障害，間質性肺炎
・ベプリジル：torsade de pointes，間質性肺炎

3．基礎疾患がある低心機能症例に合併した心房細動

基礎心疾患を有する低心機能症例に合併した心房細動治療では，催不整脈作用と陰性変力作用を有する Na チャネル遮断薬の安易な使用は慎むべきです．CAST 試験では，心筋梗塞後の心室性期外収縮症例に対する Na チャネル遮断薬は予後を悪化させました．心房細動が血行動態の破綻を招いている場合には，まず，電気的除細動を考慮します．心房細動発作の症状が強い場合や，心房細動自体が血行動態を増悪させ心不全を増悪する際には，抗不整脈薬による洞調律維持を考慮します．使用できる抗不整脈薬は限られ，K チャネル遮断薬のアミオダロンやソタロール（β 遮断薬作用あり），ベプリジル，陰性変力作用が比較的少ない Na チャネル遮断薬のアプリンジンが選択されます．AF-CHF 試験[11]では心房細動既往のある低心機能（駆出率＜35％）患者を対象に，レートコントロールとアミオダロンによるリズムコントロールを比較しました．レートコントロール群の心房細動の割合は 60〜70％でしたが，アミオダロン使用群では 4 ヵ月後で 17％でした．ただし本試験では，やはりハードエンドポイントでリズムコントロールとレートコントロールに有意差は認めませんでした．CHF-STAT 試験[12]は，低心機能で心房細動合併例に対する試験ですが，アミオダロンはプラセボに比し，洞調律維持効果は有意（31.4％対 7.4％）に高く，アミオダロン群で洞調律に復帰した群は，心房細動群に比して予後の改善を認めています．エビデンスの面では，アミオダロンが最も効果を期待できる薬剤であるが，長期投与では前述の副作用が問題となることが多々あります．ベプリジルは低心機能での心房細動に明確なエビデンスはありませんが，K チャネル遮断作用があることから，効果は期待されます．

肝機能障害，腎機能障害を合併する患者への抗不整脈薬の使用は，代謝経路を考慮しての使用が重要です．心房細動治療（薬物）ガイドラインも参照いただきたいですが，肝機能障害では腎排泄型，腎機能障害では肝排泄型を用いるのが基本です（表 1）．

表1　各種抗不整脈薬の左室への影響，排泄経路

抗不整脈薬	左室への影響	排泄経路（％）
リドカイン	→	肝
メキシレチン	→	肝
プロカインアミド	↓	腎（60），肝（40）
ジソピラミド	↓	腎（70）
キニジン	→	肝（80），腎（20）
プロパフェノン	↓	肝
アプリンジン	→	肝
シベンゾリン	↓	腎（80）
ピルメノール	↓	腎（70）
フレカイニド	↓	腎（85）
ピルジカイニド	↓	腎
ベプリジル	→	肝
ベラパミル	↓	肝（80），腎（20）
ジルチアゼム	↓	肝（60），腎（35）
ソタロール	↓	腎（75）
アミオダロン	→	肝
ニフェカラント	→	腎（50），肝（50）
β遮断薬	↓	肝，腎
アトロピン	→	腎
ATP	→	腎
ジゴキシン	↑	腎

〔不整脈薬物治療に関するガイドライン（2009年改訂版）より抜粋〕

　心房粗動の場合は？

●心房粗動の種類
峡部依存型
　・通常型
　・逆回転通常型
非峡部依存型

心房粗動は，三尖弁-下大静脈間峡部をリエントリー構造に含む**峡部依存型心房粗動**と，含まない**非峡部依存型心房粗動**があります．峡部依存型心房粗動は，三尖弁を心尖部より見て反時計周りに回転する通常型心房粗動と，時計方向に旋回する逆回転通常型心房粗動があります．心電図上Ⅱ・Ⅲ・aVf誘導で特徴的な陰性の鋸歯状波，V_1で陽性の鋸歯状波を示すのは，通常型心房粗動です．逆回転型心房粗動や，非峡部依存型心房粗動の十二誘導心電図での診断や，心房頻拍との鑑別は困難です．

1．レートコントロール

　心房粗動では内服薬や心房筋の状態により異なりますが，粗動波は240〜320 bpmの周期で回旋していることが多いです．この粗動波が，房室結節を2：1や4：1等の伝導で下降します．レートコントロールは心房細動と比

べて，しばしば難渋します．心機能低下のない症例であれば，ベラパミルやジルチアゼムのCa拮抗薬や，β遮断薬を使用します．心機能低下症例では陰性変力作用をもつ薬剤は使用しにくいですが，ジギタリス製剤は使用可能です．短時間作用型のβ遮断薬や少量のCa拮抗薬を用いることもありますが，難渋するようであれば，電気的なカルジオバージョンを考慮します．

2．リズムコントロール

心房粗動での薬理的除細動では，NaチャネL遮断薬よりKチャネル遮断薬の優位性が報告されています[13,14]．本邦ではベプリコール®が心房粗動症例にはよく用いられています．しかし，心房粗動に対する**カテーテルアブレーション**は治療成績が良く，また合併症も少ないため，待機的に治療が可能な症例ではカテーテルアブレーションが最良の治療法であり，三尖弁輪-下大静脈間の解剖学的峡部を線状アブレーションします．

> check!
> ●待機的治療が可能な場合は，カテーテルアブレーションが最良の治療法である．

Q アブレーション治療について教えてください

A アブレーション治療が適応となるのは，**抗不整脈薬抵抗性で症状のある心房細動**です．適応基準は施設により多少の差異はありますが，当院での適応基準を示します（表2）．カテーテルアブレーション治療の成績・安全性の向上に伴い，その適応は拡大されてきています．2011年に改訂された不整脈の非薬物治療ガイドライン[15]では，以前にはなかった**Class Ⅰ**＊の適応も加えられました．

また，カテーテルアブレーションにより享受するメリットが大きいであろうと考える病態を以下に挙げます．

1．若年発症症例

若年発症症例は，無症候で塞栓症のリスクがなければ経過観察も可能ですが，年齢を重ねるにつれCHADS₂スコアは高値となり，抗凝固療法が必要となります．その際にアブレーションによる心房細動根治を希望しても，心房細動持続時間が長期になるにつれ，洞調律の回復・維持は困難となります．また，抗凝固療法を継続する期間が長いほど，出血の合併症を発症する可能

> check!
> ●アブレーションが必要な症例
> 抗不整脈薬抵抗性で症状のある心房細動．
>
> ＊Class Ⅰ
> 高度の左房拡大や高度の左室機能低下を認めず，かつ重症肺疾患のない薬物抵抗性の有症候性の発作性心房細動で，年間50例以上の心房細動アブレーションを実施している施設で行われる場合．
>
> ●発症早期にアブレーションを行うことで心房細動を根治→抗不整脈薬や抗凝固薬の内服を中止できる可能性．

表2　心房細動カテーテルアブレーションの適応

- 有症状の患者
- 抗不整脈薬でコントロール不能の患者
- 左房径55 mm以下の患者
- 左房内に血栓が存在しない患者
- 年齢20〜75歳の患者
- 文書による同意が本人から得られる患者

性は高くなります．若年発症の心房細動患者では，**発症早期のアブレーションにより心房細動を根治することで，抗不整脈薬や抗凝固薬の内服を中止できる可能性**があります．

2．徐脈頻脈症候群

洞不全症候群の徐脈頻脈症候群では，抗不整脈薬は病態を増悪する危険性があり，使用しにくいです．また，一般的な治療法はペースメーカーの植え込みですが，**カテーテルアブレーションで心房細動を根治できれば，ペースメーカーを回避できます**．洞不全症候群を有する発作性心房細動患者にカテーテルアブレーションを行い，洞調律を維持することで洞機能も回復を認めたという報告もあります．

3．心不全

前述のAF-CHF試験では，低心機能の心房細動の治療方針として，リズムコントロールとレートコントロールでハードエンドポイントに差を認めませんでした．しかし，心房細動を合併する低心機能症例では，カテーテルアブレーションによる洞調律維持が心機能を改善させる場合があります．Lutomsky等の報告では，発作性心房細動70例の検討で，アブレーション前後で左室駆出率は41±6％から51±12％に改善しました[16]．また，Khan等の報告では，薬剤抵抗性で心不全を有する心房細動患者で，肺静脈隔離術と房室結節アブレーションおよび両心室ペーシングを比較したところ，6ヵ月後の左室駆出率や6分間歩行距離は肺静脈隔離群で有意に優れていました[17]．

●洞不全症候群の徐脈頻脈症候群：抗不整脈薬の使用→病態を増悪させる危険性あり．

[文　献]

1) 日本循環器学会 編：心房細動治療（薬物）ガイドライン（2008年改訂版）．Circ J 72（Suppl Ⅳ）：1581-1638, 2008
2) Wyse DG et al：A comparison of rate control and rhythm control in patients with atrial fibrillation. N Engl J Med 347：1825-1833, 2002
3) Hohnloser SH et al：Rhythm or rate control in atrial fibrillation-Pharmacological interention in Atrial Fibrillation（PIAF）：a randomized trial. Lancet 356：1789-1794, 2000
4) Hagens VE et al：Quality of Life in persistent atrial fibrillation in the RACE study. Circulation 106：Ⅱ 634, 2002
5) Carlsson J et al：Randomized trial of rate-control in persistent atrial fibrillation：the Strategies of Treatment of Atrial Fibrillation（STAF）study. J Am Coll Cardiol 41：1690-1696, 2003
6) Ogawa S et al：Optimal treatment strategy for patients with paroxysmal atrial fibrillation（J-RHYTHM study）. Circ J 73（2）：242-248, 2009
7) Atarashi H et al：Conversion of recent-onset atrial fibrillation by a single oral dose of pilsicainide（Pilsicainide Supression Trial on Atrial Fibrillation）. Am J Cardiol 78：694-697, 1996
8) Atarashi H et al：Doseresponse effect of flecainide in patients with symptomatic paroxysmal atrial fibrillation and/or flutter monitored with trans-telephhonic electrocardiography—A multicenter, placebo-controlled, double-blind trial—. Circ J 71：294-300, 2007

9) Nakazato Y et al：Conversion and Maintenance of Sinus Rhythm by Bepridil in Patients With Persistent Atrial Fibrillation. Circ J 60：44-48, 2005
10) Yamashita T et al：Dose-response effects of bepridil in patients with persistent atrial fibrillation monitored with transtelephonic electrograms：a multicenter randomized, placebo-controlled, double-blind study（J-BAF study）. Circ J 73：1020-1027, 2009
11) Denis R et al：Rhythm control versus rate control for atrial fibrillation and heart failure. N Engl J Med 358：2667-2677, 2008
12) Prakash CD et al：Spontaneous conversion and maintenance of sinus rhythm by amiodarone in patients with heart failure and atrial fibrillation：Observations from the veterans affairs congestibe heart failure survibal trial of antiarrhythmic therapy（CHF-STAT）. Circ 98：2574-2579, 1998
13) Hohnloser SH et al：Short- and long-term efficacy and safety of flecainide acetate for supraventricular arrythmias. Am J Cardiol 70：A3-A10, 1992
14) Morita N et al：Effect of nifecalant for acute conversion of atrial flutter. The possible terminstion mechanism of typical atrial flutter. PACE 30：1242-1253, 2007
15) 日本循環器学会 編：不整脈の非薬物治療ガイドライン（2011年改訂版）. Circ J 17, 2012
http://www.j-circ.or.jp/guideline/pdf/JCS2011_okumura_h.pdf
16) Lutomsky BA et al：Catheter ablation of paroxysmal atrial fibrillation improves cardiac function：a prospective study on the impact of atrial fibrillation ablation on left ventricular function assessed by magnetic resonance imaging. Europace 10：593-599, 2008
17) Khan MN et al：Pulmonary vein isolation for atrial fibrillation in patients with symptomatic sinus bradycardia or pauses. J Cardiovasc Electorophysiol 15：784-789, 2004

V 抗不整脈薬

21 エビデンスはないけれども，ピルシカイニドはいろいろとよく使われる

東京女子医科大学
循環器内科　志賀　剛

ここがポイント！

- ✓ ピルシカイニドは純粋なNaチャネル遮断薬（Ⅰc群）であり，腎排泄型で消失半減期が短い．
- ✓ 心房細動に対し，ピルシカイニドは経口薬，静注薬とも停止効果がある．しかし，予防効果については未だ十分なデータがない．
- ✓ ピルシカイニドは心室期外収縮数を減らすが，心血管イベントを抑制するかは不明である．
- ✓ 高齢者，腎機能障害者では半減期が延長し，血中濃度が上昇しやすい．
- ✓ 器質的心疾患を有する例や心機能低下例，心不全例への使用はリスクが高く，避けるべきである．

Q ピルシカイニドとは，どんな薬ですか？

A Ⅰ群抗不整脈薬に分類されるピルシカイニドは，日本で開発された純粋なNaチャネル遮断薬で，Naチャネルへの結合・解離動態が遅いことから，その作用は強力でⅠ群薬の中でもⅠc群として位置づけられています（**表1**）[1]．ピルシカイニドは，このように**薬理作用がシンプルであるのと同時に薬物動態もシンプルです**．経口薬は消化管吸収が良好で，最高血中濃度到達時間は1〜2時間，用量依存性に血中濃度は高くなります（用量と比例する線形の関係）．**尿中未変化体排泄率が75〜82％**と，そのほとんどが腎から排泄され（腎排泄型），**消失半減期が4〜5時間**と短い特徴があります．よって，作用時間が短い薬物動態の特徴を利用した投与設計の組立や頓用使用も試みられています．一方で，ピルシカイニドのクリアランスが腎機能に依存するため，腎機能障害時や高齢者では血中濃度が高くなり半減期が延長します．クレアチニン・クリアランスが20〜50 mL/minでは消失半減期が2倍，20 mL/min以下では5倍以上にもなるといわれます（**図1**）[2]．過量となり緊急処置が必要なときには透析性があり（28〜32％），血液透析による除去が有用です．

check!

● ピルシカイニド
・Ⅰ群抗不整脈薬
・日本で開発された純粋なNaチャネル遮断薬
・経口薬は消化管吸収良好
・最高血中濃度到達時間：1〜2時間
・腎排泄型
・消失半減期：4〜5時間

● 注意点
腎機能障害時や高齢者では血中濃度上昇，半減期延長となるため，注意する．

表1 Sicilian Gambitによる薬剤分類（日本版）とⅠ群抗不整脈薬（Naチャネル遮断薬）

薬剤名	チャネル						受容体				ポンプ	臨床効果			心電図所見		
	Na Fast*	Na Med*	Na Slow*	Ca	K	If	α	β	M₂	A1	Na-K ATPase	左室機能	洞調率	心外性	PR	QRS	JT
リドカイン	○											→	→	◉			↓
メキシレチン	○											→	→	◉			↓
プロカインアミド		Ⓐ			◉							↓	→	●	↑	↑	↑
ジソピラミド		Ⓐ			◉				○			↓	→	◉	↑↓	↑	↑
キニジン		Ⓐ			◉		○		○			→	↑	◉	↑↓	↑	↑
プロパフェノン		Ⓐ						◉				↓	↓	◉	↑	↑	
アプリンジン		❶		○	○	○						→	→	◉	↑	↑	→
シベンゾリン			Ⓐ	○	◉				○			↓	→	◉	↑	↑	→
ピルメノール			Ⓐ		◉				○			↓	↑	◉	↑	↑	↑→
フレカイニド			Ⓐ		○							↓	→	◉	↑	↑	
ピルシカイニド			Ⓐ									↓→	→	◉	↑	↑	

遮断の相対的効力： ○ 低度　　◉ 中等度　　● 高度　　Ⓐ＝活性化状態遮断薬
❶＝不活性化状態遮断薬

* Naチャネルとの結合・解離速度．

（文献1より引用）

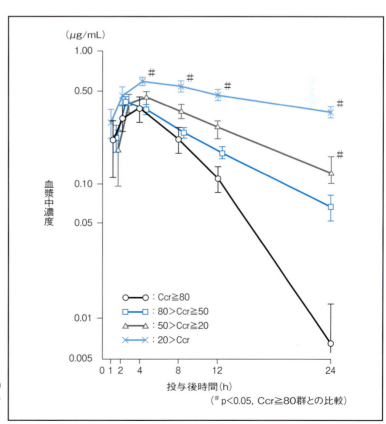

図1　腎障害患者におけるピルシカイニド塩酸塩水和物50 mg単回経口投与時の血漿中濃度推移（文献2より引用）

(#p<0.05, Ccr≧80群との比較)

Q ピルシカイニドは心房細動に効くのですか？

A 1．心房細動の停止効果は？

現在までに報告されている臨床研究の多くは心房細動の停止効果に関するものです．発症後7日以内の持続する症候性心房細動患者75名（平均年齢56歳，男性68％）を対象に，ピルシカイニド150 mg（40名）あるいはプラセボ（35名）の単回経口投与をする多施設無作為化二重盲検試験（PSTAF）によると，90分以内の停止効果はピルシカイニドが有意に高いという結果でした（45％ vs 9％，p＜0.01）[3]．いわゆるピルシカイニドの"Pill-in-the-Pocket"のエビデンスとなる試験といえるでしょう．なお，静注についても，発作性心房細動・粗動患者を対象にピルシカイニド1.0 mg/kg あるいはプラセボの無作為化二重盲検試験にて同様に停止効果があることが示されています[4]．

他に，発症48時間未満の持続する心房細動患者を対象としたピルシカイニド100～150 mg 単回経口投与あるいはジソピラミド2 mg/kg 静注による停止効果をみた無作為化試験がありますが，両者に有意な差は認められませんでした[5]．また，発症後48時間以上6ヵ月以内持続する心房細動患者108名（平均年齢59歳，男性78％）を対象に，ピルシカイニド150 mg/day 分3（58名）あるいはプラセボ（50名）の経口投与をする多施設無作為化二重盲検試験（PSTAF-Ⅱ）では，2週後に洞調律化していた頻度はピルシカイニドが有意に高いものでした（22％ vs 2％，p＝0.002）[6]．

2．心房細動の予防効果は？

心房細動の予防効果に関する報告はほとんどありません．発作性症候性心房細動患者60名（平均年齢66歳，男性75％）を対象にピルシカイニド150 mg/day あるいはシベンゾリン300 mg/day のクロスオーバー試験を行った報告が唯一で，心房細動の持続時間が48時間以内の例（22名）は洞調律維持期間に両者で有意な差がなく（12.3ヵ月 vs 12.9ヵ月），48時間以上の例（38名）はピルシカイニドよりシベンゾリンのほうが洞調律維持期間が有意に長かったという結果でした（1.6ヵ月 vs 5.9ヵ月，p＜0.05）[7]．

以上より，**ピルシカイニドに心房細動に対する停止効果があることは確かでありますが，他の抗不整脈薬と比べて予防効果を含め有効性が高いかどうかはわかりません**．薬物動態の特性から早期効果発現を期待し，"Pill-in-the-Pocket"的使用が多く見受けられますが，その効果はあくまで比較的若くて心機能のいい患者を対象に1回100～150 mg という高用量を使用したうえでの話であります．1回25～50 mg 程度の投与では，「飲んだ→止まった→効いた」の論法でしかなく，経験的治療の域を超えないと思います．

● 心房細動停止効果「有り」とする結果が示されている．

● ピルシカイニドが他の不整脈薬と比べ，心房細動に対する有効性が高いかどうかは不明である．

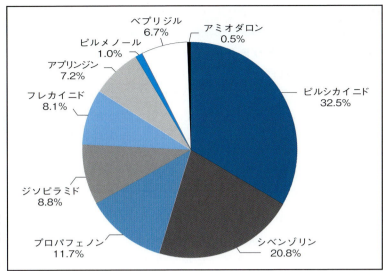

図2 J-RHYTHMにおけるリズムコントロール群の使用抗不整脈薬の内訳(登録時)
(文献8を参照して作成)

予防効果についてはエビデンスといわれるデータがなく，J-RHYTHM試験*でリズムコントロール薬としてピルシカイニドが多く使用されていた（図2）[8]というだけで日本のガイドライン[9]に載せられているのが現実です．

*J-RHYTHM
Japanese Rhythm Management Trial for Atrial Fibrillation の略．
日本人の発作性心房細動患者を対象にリズムコントロールとレートコントロールのいずれの治療戦略が至適であるのかを検討した試験．

Q ピルシカイニドは心室不整脈に効くのですか？

A 心室期外収縮の抑制効果については，治験の結果があります．心室期外収縮が頻発（15個以上/3分）している患者（急性心筋梗塞例や心不全例は除く）を対象に無作為化二重盲検試験（14日間連投）を行ったところ，ホルター心電図による心室期外収縮数減少率は75 mg/dayで20％，150 mg/dayで56％，225 mg/dayで62％でありました[10]．ただ，これはあくまで心室期外収縮の数を減らすものであり，その評価は一時代前の日本特有の主観的尺度（全般改善度，概括安全度，有用度）に基づくものでしかありません．これには，当時（1991年にサンリズム®カプセルの製造販売承認）の抗不整脈薬の治験事情が関係しています．現在までに心室不整脈を有する患者として突然死を含む心血管イベントの抑制効果は不明であり，生活の質（QOL）に関する客観評価もありません．器質的心疾患を有する例に使用することは，その目的からもありえないでしょう．ただ，ピルシカイニドが心室期外収縮数を減らして自覚症状を軽減することは示されており，もし使用するとしたら，**器質的心疾患を有さない特発性心室期外収縮多発例に対し，不整脈による症状の改善を目的とする場合に限られる**と思います．

- 器質的心疾患のある患者に使用することはない．
- 使用するとすれば，器質的疾患のない特発性心室期外収縮多発例への不整脈症状改善目的での使用に限定される．

Q ピルシカイニドは「心抑制が弱い」というのは本当ですか？

A **全く根拠がありません**．一時，医薬品の便覧を扱った本や商業誌などで「心抑制作用が弱い」という記載が見受けられ，イメージとして一般医や医療関係者に広がってしまいました．これらの記載を読んでみると，「○○に比べて」という対照もなく，根拠となるデータや文献も示されていません（つまり，客観評価はされていない）．科学的な判断に基づくものではなく，あくまで，ある専門医の個人的意見がひとり歩きしただけです．

　犬を用いた実験からピルシカイニドは用量依存性に1回拍出量を減少させ，その陰性変力作用はフレカイニドとほぼ同じであったと報告されています[11]．器質的心疾患を有さない不整脈患者を対象にした右心カテーテル検査の結果によると，150～200 mg 単回投与により平均肺動脈圧が上昇し，1回拍出量は減少しました[12]．ピルシカイニドはプルキンエ線維を含めた刺激伝導系への抑制が強く，静注をした際に急に脚ブロックや心室内伝導遅延をきたした経験をされた方もいると思います．それだけでもNaチャネル遮断薬として心抑制効果があることは容易に想像できますが，一方で，閉塞性肥大型心筋症の圧較差軽減作用にもつながります[13]．

器質的心疾患を有する例や心機能低下例，心不全例への安易な使用は避けるべきです．

check!
● ピルシカイニドは，心抑制がある．

Q ピルシカイニドはQT延長を起こしませんか？

A ピルシカイニドにはⅠa群薬や同じⅠc群であるフレカイニドと異なり，Kチャネル遮断作用がありません．このため，活動電位持続時間や心室不応期の延長はなく，心室の再分極過程に対する影響はないとされています．よって，ピルシカイニドにより典型的なQT延長症候群に遭遇することは少ないですが，プルキンエ線維を含めた刺激伝導系への抑制が強いことから，**QRS幅延長を伴ったQT延長を呈することがあります**[14,15]．もちろん，心筋梗塞など器質的心疾患を有する例では，Naチャネル遮断作用による伝導遅延からリエントリー性心室頻拍をひき起こしやすいのは，他のⅠ群抗不整脈薬と同じです．

　また，ピルシカイニドによりブルガダ型心電図波形が顕性化されることもあります[16]．稀ながら，QT延長を伴わない多形性心室頻拍を惹起することもあります[17,18]．ピルシカイニドの催不整脈作用はこのような頻脈性不整脈のみならず，洞結節を含めた刺激伝導系の抑制から，洞停止や房室ブロックなど徐脈性不整脈があることも留意しておくことが必要です．

● ピルシカイニドは，QRS幅延長を伴うQT延長を起こすことがある．

> **MEMO**
>
> ●Naチャネルの結合・解離動態とは
>
> 　結合・解離動態が遅い薬ほどNaチャネルから離れにくく，拡張期になってもなかなか薬がチャネルより離れにくいためNaチャネルへの抑制効果が強く出ます．このため，心室やプルキンエ線維の活動電位の立ち上がりを著しく抑えることから，心電図上のQRS幅は延長します．頻脈になると拡張期の時間が短縮され，さらに薬はNaチャネルから離れにくくなり，効果がより強く出ます（頻度依存性ブロック）．

Q ピルシカイニドは高齢者にも安全に使用できますか？

A 高齢者では生理機能が低下していることが多く，副作用が出現しやすいことに留意していなければいけません．特に75歳を超える高齢者では，血清クレアチニン値が正常範囲であっても糸球体濾過量は生理学的に低下しており，ピルシカイニドのような腎排泄率の高い薬は血中濃度が上昇しやすくなります．また，高齢者では食欲がなくなると脱水となり，急激に腎機能が悪化したり，電解質バランスが崩れることがあります．さらに高血圧や心筋虚血を合併していることが多く，ちょっとしたことで心不全を発現することもしばしばあります．催不整脈や心不全の増悪は，心臓突然死など重篤な有害事象をひき起こしかねないため，適応を慎重に判断し，漫然と投与しない姿勢が必要です．

●高齢者への投与は副作用に注意し，適応を慎重に判断する．

Q なぜピルシカイニドはよく使われるのですか？

A その理由は，よくわかりません．ただ，いえることはエビデンスに基づくものではなく，薬に対するイメージあるいは医師個人の経験に基づくものであるということです．Ⅰ群抗不整脈薬のほとんどはKチャネル遮断作用など何らかの作用を併せもち，それが一方で副作用発現にも関係します．その点，ピルシカイニドは薬理作用がNaチャネル遮断作用のみとシンプルでかつⅠc群に分類されるように強力であり，薬物動態もシンプルなことが使いやすいというイメージにつながっているのかもしれません．半減期が短く作用時間も短いことから，抗不整脈薬としてはon-offが容易であることや"Pill-in-the-Pocket"的使用が過大評価され，「とりあえずこの薬で様子を見て」といった日本特有の診療スタイルにピルシカイニドがうまくマッチし，医師も患者も受け入れやすい，という背景があるのかもしれません．

> **治療を成功させるための秘訣**

腎機能と用法・用量の設定

腎機能低下例での投与量・投与間隔の簡便な調整法としては，Giusti-Hayton の方法があります（表2）．例えば，クレアチニン・クリアランス（Ccr）30 mL/min の患者に対して正常腎機能例にピルシカイニド［尿中未変化体排泄率（fu）：0.8］50 mg を1日3回投与する場合と同じ効果を得るためには，$G = 1 - 0.8 \times (1 - 30/100) = 0.44$ で，1日3回投与で投与量を変更する場合には $50\,mg \times 0.44 = 22\,mg \fallingdotseq 25\,mg$ となります．投与量を 50 mg にして投与間隔を変更する場合には，$8\,時間/0.44 = 18\,時間$ となります．もちろん，これはあくまでも初期投与量設定の目安であり，血中濃度を測定して確認する必要があります．

表2　腎障害時の投与設計——Giusti-Hayton の方法

$$G = 1 - fu \times (1 - \overline{Ccr}/Ccr)$$

fu：尿中未変化体排泄率
$\overline{Ccr}$：患者のクレアチニン・クリアランス（mL/min）
Ccr：正常腎機能クレアチニン・クリアランス（=100 mL/min）
　①投与間隔を一定にして投与量を変更する場合
　　　$D' = D \times G$
　②投与量を一定にして投与間隔を変更する場合
　　　$T' = T/G$

症例提示

症　例：52歳，女性，会社員．
主　訴：動悸．
既往歴：特になし．

昨年までの健診では正常心電図であった．3ヵ月ほど前から食後や就寝前に動悸を感じていた．今月に入ってからは毎日，日中でも数時間持続する動悸を感じるようになり気になっていた．本日，会議中に強い動悸と胸苦しさを自覚，症状が治まらないため救急受診した．血圧 120/70 mmHg，脈拍 112/min 不整，聴診上，心音・呼吸音とも正常．心エコーでは左房径が 4.3 cm と拡大している以外に器質的心疾患を示唆する所見なし．

血液検査：白血球 6,340/mm^3，Hb 15.8 g/dL，血小板数 23.8 万/mm^3，総蛋白 6.6 g/dL，AST 18 U/L，ALT 22 U/L，γGTP 31 U/L，尿素窒素 16.9 mg/dL，クレアチニン 0.92 mg/dL，尿酸 5.5 mg/dL，Na 143 mEq/L，K 4.4 mEq/L，血糖 94 mg/dL，HbA1c 5.0%

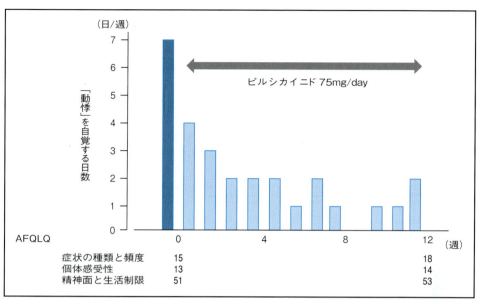

図3 有症候性発作性心房細動患者におけるピルシカイニド治療とQOLの変化
AFQLQ：Atrial Fibrillation Quality of Life Questionnaire（日本心電学会）

甲状腺機能：TSH 1.6 μIU/mL，FT3 3.5 pg/mL，FT4 1.5 ng/mL

　本例では基礎疾患がなく，孤立性心房細動と考えてよい．この場合の治療目的は，血栓塞栓症の予防と症状の緩和だけである．本例は52歳，CHADS$_2$スコアは0点（CHA$_2$DS$_2$-VAScスコアも0点）となり，抗凝固療法の必要性はない．あとは，この「動悸」に対処するだけである．発作性（自然停止しうる）であることを考慮して，薬理学的除細動は行わずベラパミル5 mgを緩徐に静注したところ，心拍数は90/min程度となり「動悸」症状も軽減した．危険な不整脈でないことを説明したうえで，ピルシカイニドを1回25 mg 1日3回で開始した．服薬開始後「動悸」の頻度および程度とも軽減し，心房細動特異的尺度のQOL評価であるAFQLQの結果も，スコアの改善（高いほど良い）を認めた（図3）．ピルシカイニドを開始後，心房細動は必ずしも完全に抑制されているわけではないが，患者にとって重要なのは「動悸」症状の改善であり，「抗不整脈薬（洞調律維持治療）の役割は症状を改善すること（ヨーロッパ心臓病学会2010）」というゴールには十分達している．

［文　献］

1) 日本心電学会抗不整脈薬ガイドライン委員会報告：Sicilian Gambitに基づく抗不整脈薬選択のガイドライン作成に向けて．心電図 17：191-197，1997
2) サンリズム®カプセル25 mg，カプセル50 mg 医薬品インタビューフォーム，第一三共，2011
3) Atarashi H, Inoue H, Hiejima K et al：Conversion of recent-onset atrial fibrillation by a single oral dose of pilsicainide

(Pilsicainide Suppression Trial on Atrial Fibrillation) ; the PSTAF Investigators. Am J Cardiol 78 : 694-697, 1996

4) 加藤和三, 佐久間昭, 新 博次 他：塩酸ピルジカイニド注射剤〔SUN1165（注）〕の発作性心房細動・粗動停止効果―プラセボを対照薬とした多施設二重盲検群間比較試験―. 臨床医薬 14：769-790, 1998

5) Kumagai K, Abe H, Hiraki T et al : Single oral administration of pilsicainide versus infusion of disopyramide for termination of paroxysmal atrial fibrillation : a multicenter trial. Pacing Clin Electrophysiol 23 (11 Pt 2) : 1880-1882, 2000

6) Okishige K, Fukunami M, Kumagai K et al : Pharmacological conversion of persistent atrial fibrillation into sinus rhythm with oral pilsicainide : pilsicainide suppression trial for persistent atrial fibrillation II. Circ J 70 : 657-661, 2006

7) Komatsu T, Sato Y, Tachibana H et al : Randomized crossover study of the long-term effects of pilsicainide and cibenzoline in preventing recurrence of symptomatic paroxysmal atrial fibrillation : influence of the duration of arrhythmia before therapy. Circ J 70 : 667-672, 2006

8) Ogawa S, Yamashita T, Yamazaki T et al : Optimal treatment strategy for patients with paroxysmal atrial fibrillation. ―J-RHYTHM Study―. Circ J 73 : 242-248, 2009

9) 循環器病の診断と治療に関するガイドライン（2006-2007年度合同研究班報告）心房細動治療（薬物）ガイドライン（2008年改訂版）. Circ J 72 (suppl. IV) : 1581-1638, 2008

10) 新谷博一, 加藤和三, 杉本恒明 他：SUN 1165の心室性期外収縮に対する臨床評価―用量検討のための多施設二重盲検比較試験―. 臨床薬理 20：719-733, 1989

11) Sakanashi M, Noguchi K, Matsuzaki T et al : Effects of pilsicainide on systemic hemodynamics and cardiac function of anesthetized dogs. Cardioscience 4 : 241-250, 1993

12) 井野 威, 新 博次, 斎藤寛和 他：SUN1165単回経口投与の電気生理学的効果ならびに心血行動態に及ぼす影響―発作性上室性頻拍例における検討―. 臨床薬理 20：677-685, 1989

13) Kajimoto K, Imai T, Minami Y et al : Comparison of acute reduction in left ventricular outflow tract pressure gradient in obstructive hypertrophic cardiomyopathy by disopyramide versus pilsicainide versus cibenzoline. Am J Cardiol 106 : 1307-1312, 2010

14) 戸叶隆司, 中田八洲郎, 住吉正孝 他：Pilsicainide 単回投与により著明な洞徐脈, 心室内伝導障害および QT 延長をきたした1例. 心電図 16：289-296, 1996

15) Horita Y, Kanaya H, Uno Y et al : A case of the toxicity of pilsicainide hydrochloride with comparison of the serial serum pilsicainide levels and electrocardiographic findings. Jpn Heart J 45 : 1049-1056, 2004

16) Chinushi M, Komura S, Izumi D et al : Incidence and initial characteristics of pilsicainide-induced ventricular arrhythmias in patients with Brugada syndrome. Pacing Clin Electrophysiol 30 : 662-671, 2007

17) Sadanaga T, Araki S, Tanaka Y et al : Spontaneous polymorphic ventricular tachycardia after administration of pilsicainide in a patient resuscitated from ventricular fibrillation. Pacing Clin Electrophysiol 29 : 1016-1018, 2006

18) Kaneko Y, Nakajima T, Kato T et al : Pilsicainide-induced polymorphic ventricular tachycardia. Intern Med 51 : 443-444, 2012

V 抗不整脈薬

22 アミオダロン
―もはや抗不整脈薬は一種類でいい？―

イムスグループ 横浜旭中央総合病院 循環器内科　源河朝広（げんか ちょうこう）

ここがポイント！

- ☑ 心室細動（ventricular fibrillation：VF）/無脈性心室頻拍（ventricular tachycardia：VT）による心停止を含め，頻拍性心室不整脈に対する抗不整脈薬の一般的かつ実質的な選択薬は，アミオダロン（静注薬）一種類である．
- ☑ アミオダロンは，VF/無脈性VTによる心停止において自己心拍再開率を改善するエビデンス（無作為化二重盲検試験）が存在する唯一の抗不整脈薬である．
- ☑ アミオダロンは，経口薬と静注薬では薬理学的特性が異なり，静注で短期的に使用する限り，他の抗不整脈薬と比べても比較的安全で使用しやすい薬剤である．
- ☑ リドカインのVF/脈なしVTに対する効果（有効/有害）は未確定であり，持続性VTに対する効果は他の抗不整脈薬より明らかに劣る．

はじめに

　米国心臓協会（American Heart Association：AHA）二次救命処置（Advanced Cardiovascular Life Support：ACLS）では，心停止以外にも心停止の原因疾患（脳卒中と急性冠症候群）や周心停止期（徐脈・頻拍，自己心拍再開後）の初期マネジメントも含まれますが，本誌の他項と重複する内容もあるため，本項ではアミオダロンを中心に心停止（VF/無脈性VT）と頻拍性心室不整脈に対する薬剤に焦点を当てます．

Q ACLSで使用される心室性不整脈に対する抗不整脈薬を教えてください

　A AHA ACLSプロバイダーマニュアルに記載されているのは，**アミオダロンとプロカインアミドおよびリドカイン**の3剤です．ソタロールも記載されていますが，静注薬は日本では発売されていません．その他に低マグネシウム血症によるtorsades de pointes（TdP）が疑われるときは，抗不整脈薬ではありませんが，硫酸マグネシウムも使用されます．

check!
●AHA ACLSプロバイダーマニュアル記載の心室性不整脈に対する薬剤
・アミオダロン
・プロカインアミド
・リドカイン

Q VF/無脈性 VT よる心停止に対してアミオダロンが抗不整脈薬では第一選択となっている理由は何ですか？

A 2つの無作為化二重盲検臨床試験（ARREST 試験[1] と ALIVE 試験[2]）において，アミオダロンは各々の研究の対照薬（プラセボ：ARREST とリドカイン：ALIVE）に比較して，**自己心拍再開率と生存入院率の改善**を示したエビデンスがあるからです．アミオダロン以外で，同等以上の効果がエビデンスレベルの高い無作為化二重盲検試験で証明された抗不整脈薬は，現在のところありません．

check!
● アミオダロン以外では同様のエビデンスが証明された薬剤は現時点ではなし．

Q リドカインは効果がありますか？

A 前述したように，アミオダロン以外の他の抗不整脈薬と同様にリドカインも，心停止（VF/無脈性 VT）症例に対してプラセボと比較した無作為化二重盲検試験は行われておらず，真の有効性または有害性は証明されていません．少なくともアミオダロンより効果は劣るというエビデンス（ALIVE 試験）が存在するのみです．さらに，リドカインは心室性期外収縮（premature ventricular contraction：PVC）や非持続性 VT の抑制には効果的ですが，持続性（30秒以上）VT に関しては，アミオダロンやプロカインアミドと比較して停止効果や再発予防効果は明らかに劣ることが二重盲検試験[3,4]で示されています．このことから，**ACLS において患者の状態が安定している持続性の幅の広い QRS 頻拍（VT として対応する）に対する薬剤としても推奨されなくなりました**．ちなみに現在では，PVC や非持続性 VT に対する抗不整脈薬のルーチン使用は推奨されなくなっています．PVC や非持続性 VT は予後を悪化させないことが明らかとなり，むしろ抗不整脈薬による催不整脈作用のほうが懸念されるためです．PVC や非持続性 VT に治療が必要な場合（動悸などの症状により患者さんの QOL が著しく阻害される場合や虚血性心疾患などの基礎心疾患がある場合）には，リドカインではなく β 遮断薬が第一選択となります．

check!
● リドカイン
持続性 VT に関しては，アミオダロン，プロカインアミドに比して停止効果・再発予防効果で劣る．

Q ではなぜ，アミオダロンより効果が劣るリドカインが ACLS のプロトコールに残されたのですか？

A リドカインは，心室性不整脈に対して歴史的かつ地理的に世界中で広く使用されてきた薬剤であり，抗不整脈薬としては世界的に最も入手しやすい薬剤の一つです．一方，アミオダロン静注薬は，現在でもリドカインと比較して使用可能な国や地域または施設が限られています．日本でもアミオダロン静注薬が承認されたのは 2007 年 6 月と，比較的最近のことで，静

check!
● リドカイン
・抗不整脈薬としては最も入手しやすい．
・有効性は証明されていないが，有害性も証明されていない．
↓
アミオダロンの「代替薬」としてプロトコールに残された．

注薬が常備されていない施設がまだ多いのが現状です．リドカインは，その有効性は証明されていないが同様に有害性も証明されていないため，アミオダロンが使用できない場合の「代替え」薬としてプロトコールに残ったのです．

アミオダロン静注薬と経口薬の副作用を教えてください

比較的頻度が高く臨床的に問題となる副作用は，静注薬では**血圧低下**（26％）および**心拍数低下**（5％）ですが[5]，カテコラミンやペーシングなどによるサポートを必要とするような臨床で問題となる血圧低下および徐脈の頻度は少ないとされており，通常は投与速度を調整することで改善します．経口薬は肺線維症，甲状腺機能異常（低下/亢進），肝機能障害です．共通する注意すべき副作用としては，**β遮断作用**による**高度・完全房室ブロック**があります．

- ●副作用：静注
  ・血圧低下
  ・心拍数低下
  ↓
  投与速度調整により改善

- ●副作用：経口
  ・肺線維症
  ・甲状腺機能異常
  ・肝機能障害
  　など

アミオダロンは，剤形によってなぜ副作用が異なるのですか？

 基本的には，薬理学的動態と投与方法の違いから副作用が異なると理解してください．

日本で入手可能なアミオダロン静注薬は脂溶性で，脂肪組織への親和性が非常に高く，投与後速やかに血中から脂肪組織へ移行します．血中濃度は，脂肪組織が飽和してから再分布により徐々に上昇します．経口投与では，初期負荷投与を行っても有効性が発現するまで（すなわち組織脂肪への蓄積を経て血中に再分布するまで）に数週間から数ヵ月を必要とします．経口薬によりひき起こされる副作用は，通常，長期投与による肺や甲状腺などの標的臓器への薬剤蓄積によりひき起こされるため，救急/緊急の現場で行う短期間の急速静注投与法では生じません[5,6]．一方，徐脈や血圧低下は投与速度依存性に生じる[6]ため，緩徐に血中濃度が上昇する経口投与では起きにくく，緊急時に（脂肪組織へ移行する前に心臓に対して作用するように）短時間で一挙に血中濃度上昇（すなわち治療効果）を得るために行う静注投与では起きやすくなります．

また，アミオダロン静注薬による血圧低下は，主に脂溶性薬剤に含まれる添加物（ベンジルアルコールやポリソルベート80）の血管拡張作用によって生じるとされています[5,6]．アミオダロン自身にもβ遮断作用とCa拮抗作用があるため，これらの関与も考えられますが，日本で未発売の水溶性アミオダロン静注薬は，リドカインよりも血圧低下が低いことが臨床研究で報告[4]されていることからも，臨床的に問題となるような血圧低下は，添加物によって生じると考えてよいと思います．

●経口薬の副作用は長期投与によるもののため，短期間の急速静注では生じない．

●静注薬の副作用は投与速度依存性に生じる．

Q アミオダロン静注薬の具体的な投与方法を教えてください

A 現在の臨床現場で最も現実的かつ実践的と考えられる方法を**表1**にまとめました．急速投与方法は，国内では日本循環器学会などの心肺蘇生ガイドラインまたは使用経験が長い米国での使用方法に準じています．

1．添付文書に記載された投与法

日本における添付文書に記載された初期急速投与法は，以下になります．
「アミオダロン 125 mg＋5％ブドウ糖液 100 mL を，輸液ポンプを使用して 10 分かけて点滴静注」

2．臨床現場における考え方

しかし，上記の方法では，VF/脈なし VT よる心停止時に投与時間がかかりすぎて，現実的ではありません．国際コンセンサス[7]などを参考に議論が重ねられた結果，日本循環器学会および日本蘇生協議会による心肺蘇生ガイドラインでは，VF/脈なし VT に対しては国際コンセンサスと同一の方法が推奨されることになりました．

心停止ではない持続性 VT に対して基本は 10 分間での投与ですが，実際の臨床現場では早く効果を得る必要があると判断すれば，**血圧に注意しながら 5 分程度で静注することもあります**．いつ心停止（VF に移行）するかもしれない持続する VT 患者を目の前にしての 10 分間は，現場の感覚からすると長く感じられます．したがって，静注薬の主な副作用である血圧低下や徐脈をリアルタイムでモニターできる環境では，比較的安全に急速投与が可

表1 静注アミオダロンの投与方法

状　況	投与方法
VF/脈なし VT	初回：300 mg 急速静注 2 回目：150 mg 急速静注
VT（脈あり）	初期急速投与 125～150 mg＋5％ブドウ糖液 100 mL 10 分かけて静注 停止するまで 10～30 分ごとに反復投与 最大累積投与量：2.2 g/24 h 持続負荷投与 アミオダロン 750 mg＋5％ブドウ糖液 500 mL 　→　33 mL/h（0.8 mg/min）持続静注×6 h 持続維持投与 アミオダロン 750 mg＋5％ブドウ糖液 500 mL 　→　17 mL/h（0.4 mg/min）持続静注

能であることから，実臨床では 150 mg を 5 分くらいで投与する状況もあると思われます．また，非持続性 VT が頻発するが症状は少なく血行動態は保たれているような安定した状態で，むしろアミオダロン静注の血圧低下作用による状態の悪化を懸念するのであれば，10 分以上 30 分くらいかけて静注することもあります．要するに，**速い速度で投与すれば血圧や脈拍の低下が起きやすく，ゆっくりと投与すれば効果発現が遅れることを理解したうえで，臨床状況に応じて投与時間を調整することでよいと思います．**

> check!
> ・急速投与→副作用が生じやすい．
> ・緩徐な投与→効果発現が遅れる．
> 状況に応じて投与時間を調整する．

Q 急速投与量に関して，125 mg と 150 mg で違いはありますか？

A ■現場で「150 mg」が好まれるワケ

この両者を比較した報告はありませんが，薬理学的動態などから筆者は効果・副作用ともに違いはないと考えています．前述のように**副作用に関しては，初期投与量に関係せず，投与速度に依存する**ことが示されています．ではなぜ，150 mg を好んで使用するのかというと，救急・緊急の現場での使用の容易さに尽きます．静注薬 1 アンプル（3 mL）は通常 150 mg であり，そこから 125 mg（2.5 mL）を抜き取る方法は，緊急の現場では煩雑すぎます．**分単位の対応が求められる心停止や心停止直前という状況では，対応プロトコールのシンプルさも重要です．**

> check!
> ●副作用は，量ではなく投与速度に依存する．
> ●緊急の現場では，1 アンプル（3 mL）＝ 150 mg をそのまま使用するほうが現実的である．

Q ACLS において，抗不整脈薬はアミオダロン一種類と考えてもよいですか？

A ■アミオダロンを第一選択薬とするのが現実的・効果的対応法

はい．リドカインは，前述したように現時点では推奨できません．また，血行動態の安定した脈あり VT に対するプロカインアミドは，停止効果においてアミオダロンと直接比較した研究はないものの，リドカインより効果があることが示されています[8]．しかし，プロカインアミドは心機能低下例や QT 延長には推奨されず，投与方法（詳細は AHA ACLS マニュアルをご参照ください）も煩雑で，血圧低下や催不整脈作用もアミオダロンより注意が必要な抗不整脈薬です．ACLS は，専門医ではなく非循環器医や研修医，看護師など幅広い医療従事者が周心停止期に迅速かつスムースに初期対応できることを目的としています．これまでの筆者の AHA ACLS コースでのインストラクションや臨床現場での経験からも，ACLS を習得する方々全員が心機能の見極めや QT 時間延長のモニタリング，プロカインアミド投与方法の正確な実施ができるようになることは，なかなかハードルが高いことだと考えています．もちろん，これらを実践できる方々にはプロカインアミドを使いこなしていただきたいと願いますが，そうでなければ**心室頻拍に対してアミオダロンを第一選択薬として使用しながら時間を稼ぎつつ，専門医へコ**

> check!
> ・リドカイン：現時点では推奨されない．
> ・プロカインアミド：適応の判断と投与法が煩雑なので注意が必要．
> アミオダロンを第一選択薬とする．
> ●緊急の場面での効果的対応
> 心室頻拍にはアミオダロンを第一選択薬として使用→専門医に速やかにコンサルトする．

ンサルトすることが,より現実的かつ効果的な対応法であると考えています.現時点でACLSにおいてアミオダロンをVF/VTに対する「ワン アンド オンリー」の抗不整脈薬とすることは,エビデンスを逸脱しているわけでもなく,リアルワールドにおいて心室頻拍への対応がより実践的かつ適切に実施されると考えています.

[文　献]

1) Kudenchuk PJ, Cobb LA, Copass MK et al：Amiodarone for resuscitation after out-of-hospital cardiac arrest due to ventricular fibrillation. N Eng J Med 341 (12)：871-878, 1998
2) Dorian P, Cass D, Schwartz B et al：Amiodarone as compared with lidocaine for shock-resistant ventricular fibrillation. N Eng J Med 346 (12)：884-890, 2002
3) Somberg JC, Bailin SJ, Haffajee CI et al：Intravenous Lidocaine Versus Intravenous Amiodarone (in a New Aqueous Formulation) for Incessant Ventricular Tachycardia. Am J Cardiol 90 (8)：853-859, 2002
4) Sadowski ZP, Alexander JH, Skrabucha B et al：Multicenter randomized trial and a systematic overview of lidocaine in acute myocardial infarction. Am Heart J 137 (5)：792-798, 1999
5) Desai AD, Chun S, Sung RJ：The role of intravenous amiodarone in the management of cardiac arrhythmias. Ann Int Med 127 (4)：294-303, 1997
6) Kowey PR, Marinchak RA, Rials SJ et al：Intravenous Amiodarone. J Am Col Cardiol 29 (6)：1190-1198, 1997
7) Hazinski MF, Nolan JP, Billi JE et al：2010 International Consensus on Cardiopulmonary Resuscitation and Emergency Cardiovascular Care Science With Treatment Recommendations. Circulation 122：S250-275, 2010
8) Gorgels APM, van den Dool A, Hofs A et al：Comparison of Procainamide and Lidocaine in Terminating Sustained Monomorphic Ventricular Tachycardia. Am J Cardiol 78 (1)：43-46, 1996

V 抗不整脈薬

23 ニフェカラントとアミオダロンは，どちらが有効か？

Johns Hopkins 大学病院
循環器・不整脈科　鈴木健樹（すずき たけき）

ここがポイント！

- ニフェカラントは，心室不整脈に対して使用されるⅢ群薬である．
- アミオダロンはⅢ群薬に属すが，K^+チャンネルへの作用のほかにも様々な作用を有している．
- アミオダロンは ACLS（Advanced Cardiovascular Life Support）にも使われる．
- ニフェカラントにせよアミオダロンにせよ，これらの抗不整脈薬が必要な際に適切なタイミングで使用しよう．

はじめに

　ニフェカラント（シンビット®）は，心室不整脈に対して日本の臨床現場でしばしば使用される抗不整脈薬の一つです．一方，アミオダロン（アンカロン®）は，米国において頻繁に使用される抗不整脈薬の一つです（最近，日本での使用も増えてきています）．また，アミオダロンは心室不整脈に対してのみならず，心房細動にもしばしば使用される薬剤です．

　本稿においては，ニフェカラント，アミオダロンの特性，それぞれの背後にある心室性不整脈におけるエビデンスを概説した後，上記質問（「ニフェカラントとアミオダロンはどちらが有効か？」）に対する回答を考えてみようと思います．

Q ニフェカラント（シンビット®）について教えてください

A 　ニフェカラントは**日本で開発された抗不整脈薬**です．Vaughan Williams 分類Ⅲ群に属する純粋な（非選択性）K^+チャンネル遮断薬です．1999年に日本で静注薬が承認されて以来，日本では頻回に使用されています（米国においては認可・使用されていません）．K^+チャンネル遮断薬であり，Na^+チャンネルや$β$アドレナリンへの作用を有さない点が特徴的です．な

図1 ニフェカラントの構造
（http://www.info.pmda.go.jp/go/pack/2129407D1030_5_03/2129407D1030_5_03?view=body より引用）

●ニフェカラントの特徴
・日本で開発された静注抗不整脈薬．
・Vaughan Williams 分類Ⅲ群に属する純粋な（非選択性）K^+チャネル遮断薬．
・陰性変力作用がないので，心機能低下症例にも使用可能．
・半減期は1.5〜2.1時間と短い．
・主な副作用：QT延長，Torsades de pointes など．

お，陰性変力作用（negative inotropic effect）を有さないことから，心機能が低下している症例でも使用が可能となっています．ニフェカラントの構造を図1に示します．

ニフェカラントは静注薬であり，半減期は1.5〜2.1時間と短いです．主な副作用としては，**QT延長**，**Torsades de pointes** が挙げられ，緊密なモニタリングが必要です．静注薬のみ入手可能であるため，抗不整脈薬を継続使用する必要があるときは，他の経口の抗不整脈薬への変更を考慮する必要があります．

Q アミオダロン（アンカロン®）について教えてください

A Vaughan Williams 分類ではⅢ群に属しますが，ニフェカラントが純粋な K^+チャネル遮断薬であるのに対して，Na^+チャネル，Ca^{2+}チャネル，K^+チャネル遮断作用と，様々な作用を有します．日本においては，静注薬は2007年に認可され，心室頻拍，心室細動に対する第一選択薬として急速にその使用頻度が広がってきています．通常は静注で開始し，経口薬に変更します．アミオダロンの構造について，図2に示します．

●アミオダロンの特徴
・静注薬と経口薬がある．
・日本では静注薬は2007年認可後，心室頻拍，心室細動への第一選択薬として急速に使用頻度が広がりつつある．
・通常は静注で開始し経口薬に変更．
・半減期は60〜142日と長い．

■アミオダロンは経口薬と静注薬で効果に違いがある？

ここで注意を要するのが，経口薬と静注薬でアミオダロンの効果に違いが

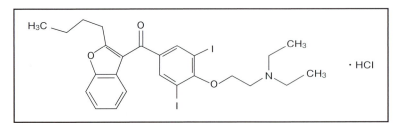

図2 アミオダロンの構造
（http://www.info.pmda.go.jp/go/pack/2129410A1028_1_08/より引用）

あるというところです．

1）経口アミオダロン

経口アミオダロンは主にIKrに作用することが知られており，Phase 3に作用します．他のclass Ⅲの不整脈薬同様QTを延長しますが，催不整脈作用は少ないです．K^+チャンネルへの作用に加え，Phase 0 Na^+チャンネルへの作用，$β$受容体遮断，L型Ca^{2+}チャンネル遮断作用も知られています．

2）静注アミオダロン

静注アミオダロンは，経口アミオダロンに比べて心房，心室筋へのaction potential duration 増加作用が少ないため，QRS, QT間隔への作用はほとんど有しません（QT延長の副作用はほとんどみられません）．一方で，洞結節への影響はないものの，AV nodeへの影響はあるため（延長），心房細動などの心房性の頻脈において心拍数を低下させる作用が知られています．

3）副作用

双方に共通する副作用としては，**甲状腺機能障害**，**間質性肺炎**などが知られています．

Q ニフェカラントの心室性不整脈においての臨床研究は？

A 心停止の際のショック不応性の心室細動において，ニフェカラントの有用性を示したスタディとしては，Taharaらの臨床研究が挙げられます．後ろ向き研究（retrospective study）においてニフェカラントを投与された群とリドカインを投与された群を比較したところ，ニフェカラントを投与された群がリドカインを投与された群に比べて予後が良かったことが示されています[1]．しかし，この研究は患者数120人と，ニフェカラントの臨床研究の中では多いものの，後ろ向き研究であったことを留意しておく必要があります．

Q アミオダロンの心室性不整脈においてのスタディは？

A アミオダロンが心停止の場面で使われた臨床研究においては，アミオダロンの有用性が示されています[2,3]．Kudenchukらは，病院外での心停止〔心室細動（ventricular fibrillation）または脈のない心室頻拍（pulseless ventricular tachycardia）〕において，アミオダロン投与群（n＝246）がプラセボ群（n＝258）に比べて予後が良いことを前向きの無作為ランダム化プラセボ対照研究で示しました[2]．一方，Dorianらは，shockに反応しなかった心室細動患者（n＝347）において，アミオダロン投与がリドカイン投与に比べて予後を改善したことを，これも前向きの無作為ランダム化プラセボ対照研究で示しました[3]．アミオダロンはACLS（Advanced Cardiovascular

Life Support）のプロトコールにおいても使用を推奨されています（Class Ⅱb，エビデンスレベルB）[4]．

　また，アミオダロンは心室性頻脈においてのみならず，その他いろいろな場面で使われています．例えば，心房細動においても使用されています．心不全患者において（心房細動，心室頻脈に対して）使用される薬剤の一つでもあります．長期の投与となると経口ですが，米国においては，アミオダロンは大変多くの場面で使われています．

check!
●アミオダロン使用症例
・心室性頻脈
・心房細動
・心不全患者の心房細動，心室頻脈

Q ニフェカラントとアミオダロンは，どちらが有効でしょうか？

A 「ニフェカラントとアミオダロンはどちらが有効か？」を考える際には，この質問が何を意味しているか考えることから始める必要があります．臨床的な課題を紐解くにあたり，頻用されるPICO（Patient, Intervention, Comparison, Outcome）を当てはめてみると，以下のようにこの質問は整理されます．

- **P**：ER（救急）またはICUにおいての心室性不整脈の患者さんにおいて，
- **I**：アミオダロンを投与した場合
- **C**：ニフェカラントを投与した場合に比べて
- **O**：予後が良くなる（または心室性不整脈の頻度が減る）

1．ニフェカラントとアミオダロンの直接比較臨床研究より

　ニフェカラントとアミオダロンを直接比較した臨床研究としては，除細動不応性の心室細動や心室細動が再発した患者において，アミオダロンのほうがニフェカラントに比べてわずかに生存率が良いという報告が存在します[5]．しかし，この臨床研究のみでアミオダロンがニフェカラントに比べて有意に有効といえるか，ということはできず（実際は統計的な有意差がなく，またn＝30とサンプルサイズも十分とはいえません），上記の質問に対する回答は，厳密にいうと，現時点においては**「まだわからない」**が答えと思います．

　私個人は，上記の質問に対する現段階の回答としては，「おそらく両方とも有効なのでは…」と考えます．ここからさらに，「あなたならどちらを使いますか？」と質問されたとすれば，私自身はアミオダロンを頻繁に使用する環境の中で経験を積んできたため，やはりアミオダロンを使うことに対する閾値のほうが低いと思います．また，静注から経口に変更できることも，アミオダロンの利点の一つであると思っています．

2．アミオダロン使用時の留意点

　一方で，アミオダロンが使いにくい面をもっている薬でもある，というこ

とにも留意しておく必要があるでしょう．半減期が長く（60〜142日），また，長期投与の場合は前述の甲状腺機能障害，肺障害の可能性も使用に際して注意しなければなりません．

> check!
> ●アミオダロン使用の注意点
> ・半減期が長い．
> ・長期投与では，甲状腺機能障害や肺障害の副作用出現に注意する．

3．どちらを使用するかは，環境や経験も考慮して決める

よって，私個人はアミオダロンの効果，リスクを認識したうえでアミオダロンを使用することが多いと思いますが，環境や経験によってはニフェカラントを使用することも十分考慮してしかるべきと思います．

Q この問題以前に，臨床現場での大事なポイントはありますか？

A 本稿においては，「ニフェカラントとアミオダロン，どちらが有効か？」という話題を中心に考察を加えてきました．ここで，臨床現場で大事なポイントを2点ほど挙げて closing remark とします．

> check!
> ●「どちらの薬剤を選択するか」よりも大切なことは，使用経験のある薬をタイミングを逃さずに使うこと．

1．抗不整脈薬を使わねばならない場面でしっかり使えること

実際の医療現場においては，**心室不整脈を目の前にして，いかに効率的に薬剤を使用できるか，使用する医師，看護師が安心して使用するか**，が大変重要です．ニフェカラントにせよ，アミオダロンにせよ，これらの抗不整脈薬が使われる場面は非常に「critical」な状況であることが容易に想像され，一瞬の治療方針の遅れがその後の患者のアウトカムに影響を与える可能性が大きいからです．エビデンスの面から考えると，アミオダロンのほうに分があります．が，しかし心室性不整脈を目の前にしてなじみのない薬剤を使用するよりは，これまで使用経験があり，使用する際の勘がいくぶんともある薬剤を適切なタイミングで使用することのほうが，適切であると考えます．ニフェカラント，アミオダロンいずれにせよ，使用しなければならない場面で，これらの抗不整脈薬を，タイミングを逃さず使うことのほうが，（どちらの薬剤を選択するかより）重要です．

2．抗不整脈薬をなぜ使うか，どのような病態に使うかを考えること

ニフェカラント，アミオダロンともに「強い」抗不整脈薬であり，日米それぞれの国で多くの使用経験がある薬剤です．一つ，ここで強調しておきたいのは，**なぜ抗不整脈薬を使う必要があるか，その後の治療方針はどうするのか**，を考えることがとても大事であるということです．

なぜ目の前で心室細動，心室頻脈が起こっているのか？ 患者さんの既往歴はどうか？ 心臓病の既往，心筋梗塞，心不全の既往はあるのか？ それともベースラインの心電図に QT 延長症候群のようなものが隠れているのか？ 今の病態は虚血に関連したものなのか？ それとも，reentry による

ものなのか？　虚血に関連するのであれば，PCIやバイパス手術は必要か？reentryによるものであれば，カテーテルアブレーションは必要か？　埋め込み型除細動器は？　抗不整脈薬の長期投与は必要か？　などなど，いろいろと考える必要が出てきます．現場においては，総合的に今後の方針はどうするのか，どういう病態に相対しているのか，を常に考慮し，治療薬の選択のみに留まらない柔軟な思考が必要であることは肝に銘じておく必要があるでしょう．

おわりに

筆者は，ニフェカラントとアミオダロンのどちらかというのではなく，それぞれの長所，短所を十分に熟知し，これらの抗不整脈薬を自信をもって使用できることが患者の予後を改善することにつながると考えます．本稿が心室性不整脈に対する抗不整脈薬の選択の幅を広げる端緒になれば幸いです．

[文　献]

1) Tahara Y, Kimura K, Kosuge M et al：Comparison of nifekalant and lidocaine for the treatment of shock-refractory ventricular fibrillation. Circulation journal 70：442-446, 2006
2) Kudenchuk PJ, Cobb LA, Copass MK et al：Amiodarone for resuscitation after out-of-hospital cardiac arrest due to ventricular fibrillation. The New England journal of medicine 341：871-878, 1999
3) Dorian P, Cass D, Schwartz B et al：Amiodarone as compared with lidocaine for shock-resistant ventricular fibrillation. The New England journal of medicine 346：884-890, 2002
4) Neumar RW, Otto CW, Link MS et al：Part 8：Adult advanced cardiovascular life support：2010 american heart association guidelines for cardiopulmonary resuscitation and emergency cardiovascular care. Circulation 122：S729-767, 2010
5) Amino M, Yoshioka K, Opthof T et al：Comparative study of nifekalant versus amiodarone for shock-resistant ventricular fibrillation in out-of-hospital cardiopulmonary arrest patients. Journal of cardiovascular pharmacology 55：391-398, 2010

VI その他の身近な疑問

24 弁膜症急性期
―大動脈弁狭窄症に使える薬物療法があるか？―

池上総合病院
ハートセンター　坂田芳人（さかた よしひと）

ここがポイント！

- ✓ ASにちなむ急性心不全に対して，弁置換術もしくは経カテーテル的バルーン弁形成術に至るまでのブリッジとして，適切な薬物療法は重要な救命治療として位置づけられる．
- ✓ AS急性心不全の病態は，駆出不全と左心内圧上昇を主体としている．急性期薬物治療時には，観血的血行動態モニターやベッドサイド心エコーを用いたきめ細かい心機能評価と経過観察が必須となる．
- ✓ 低心機能に加えて血圧低下傾向を示すAS心不全には，強心作用と昇圧作用を目的として，積極的にカテコラミン製剤を使用することにより，血圧維持と心機能の改善を図る必要がある．
- ✓ 高血圧を合併したAS心不全症例もしくは適切な血圧維持が可能な症例に限って，血管拡張薬の使用が可能になる．観血的血行動態モニターの監視下で，急激な血圧の下降に留意しながら，適正な肺動脈楔入圧すなわち左心内圧を得るようにする．
- ✓ 利尿薬，カテコラミン（強心薬ならびに昇圧薬），血管拡張薬，抗不整脈薬そしてIABPを併用して，血行動態と臨床的反応を観察しながら，きめ細かい用量調節を行うことが重要になる．

 Q ASによる急性心不全の病態を説明してください

● ASによる急性心不全
左心充満圧上昇にちなむ低酸素血症と，急性腎不全を含む多臓器不全による乳酸性アシドーシスが相まって進行し，急速に不可逆の血行動態の破綻に至る可能性のある危険な状態．

A ひと言で大動脈弁狭窄症（aortic stenosis：AS）による急性心不全といっても，そのメカニズムは極めて多様です．

大動脈弁が著明な抵抗として作用して，左室−大動脈間に著明な収縮期圧較差が発生するために，大動脈圧は収縮期から拡張期を通して低下を示します（**駆出不全**）．他方，圧負荷の持続に伴う心筋不全のために，左室拡張期圧ならびに左房圧に代表される左心内充満圧が上昇して，左室内圧は収縮期から拡張期を通して高値を示すようになります（**左心内圧上昇**）．左室−大動脈間の拡張期圧較差も減少するために，冠動脈灌流圧をはじめ，重要臓器の灌流が著しく損なわれるようになり，多臓器機能不全が出現するようになります（**図1**）．つまり，ASによる急性心不全は，左心充満圧上昇にちなむ低酸素血症と，多臓器不全（急性腎不全を含む）による乳酸性アシドーシスが相まって

183

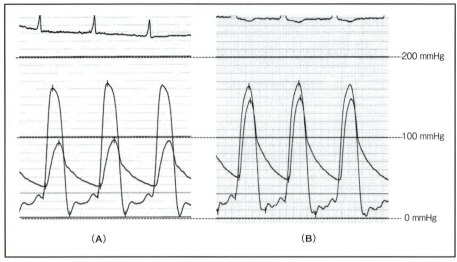

図1 低心機能（左室駆出率25%）と高度ASを有する急性心不全症例
（A）はバルーン形成術前の左室-大動脈同時圧曲線を示しているが，平均収縮期圧較差は70 mmHgに及び，左心充満圧（左室拡張期圧）も26 mmHgに上昇している．このような症例では，収縮期圧較差のために，大動脈圧は，収縮期から拡張期を通じて低値に抑えられてしまう．加えて，心内圧が上昇してくるために，拡張期圧較差が減少して，冠動脈をはじめとして重要臓器の灌流圧が低下することが示唆される．
（B）バルーン形成術により収縮期経弁圧較差（左室-大動脈）は著明に減少して，重要臓器の灌流圧の改善を得ることができる．

進行することになり，急速に不可逆の血行動態の破綻に至る可能性を含んだ危険な状態なのです．

血行動態ならびに病態の理解に基づいて，AS急性心不全の治療を概説してください

A 最終的には，**弁置換術**もしくは，**バルーン形成術**により，狭窄弁を解除して，心筋を圧負荷から解放することにより，左心内圧の減圧と重要臓器灌流の増加を得ることができます（図1）．しかし，救急医療の現場では，外科的もしくは経カテーテル的治療に先立って，**薬物治療を用いて，少しでも血行動態と患者の全身状態を安定化することが急務**となります．

AS急性心不全例では，血行動態は不安定で変動が大きいだけでなく，薬物に対して過剰な反応を示す場合もありますので，観血的に左心充満圧（Swan-Ganzカテーテルによる肺動脈楔入圧）と動脈圧を時々刻々モニターすることが必須となります．常に強心薬，昇圧薬，血管拡張薬を併用して，適切なカウンターアクト（拮抗）を得ることができるように備えたうえで，きめ細かく用量を調節します．また，ベッドサイド心エコーを駆使して，左室収縮能，僧帽弁逆流症（MR）の合併，心肥大による狭窄内腔の有無を評価

●最終的な治療
弁置換術またはバルーン形成術により狭窄弁を解除し，心筋を圧負荷から解放することで左心内圧の減圧と重要臓器灌流の増加に結びつける．

●救急医療での対処
薬物治療を用いて，患者の全身状態の安定化を図ることが急務．

することが重要です．

1．駆出不全ならびに重要臓器灌流障害の改善

　狭窄弁と左室機能不全が重複して駆出不全が生じていますが，少なくとも，陽性変力作用がある薬剤により左室機能不全の改善を図り，心駆出量を増大させることが可能です．この際，カテコラミン製剤，特にドブタミンの適切な使用が重要になります．また重要臓器の灌流圧を維持するうえで，いっそうの昇圧が必要となる場合には，より昇圧効果が高いノルアドレナリンの併用を考慮します．ただし，昇圧に伴い左心内圧も上昇するために，肺動脈楔入圧と動脈圧のモニターを組み合わせながら，過度な昇圧に伴う肺水腫の発生を避けるようにします（図2）．

2．左室機能不全と左心内圧上昇の改善

　圧負荷ならびに左心機能不全にちなむ左心内圧（左室拡張期ならびに左房圧）の上昇に対して，以下の薬剤で対処します．
　利尿薬は，肺動脈楔入圧を下げて，肺うっ血を改善させるうえで，必須と

check!

●ドブタミンとノルアドレナリンを併用する際の注意点
・肺動脈楔入圧と動脈圧のモニターを組み合わせ，過度な昇圧に注意する．
↓
肺水腫の発生を避ける！

●利尿薬は必須．
・左室機能低下にはドブタミンを使用．
・左心内圧の改善には血管拡張薬が有効．ただし，観血的血圧モニターによる厳重な管理が必要である．

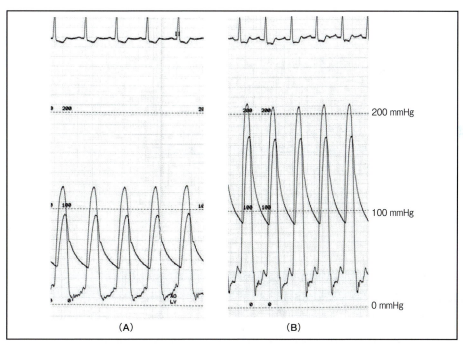

図2　AS心不全例における昇圧に伴う左心内圧の著明な上昇例
　　　低心機能と血圧低下をきたしたAS心不全症例．ドブタミンならびにノルアドレナリンを加えることにより，昇圧を得ることができるが，同時に左室拡張期圧は20〜38 mmHgと著明な上昇をみている．重要臓器灌流を維持するうえで，適切な昇圧は重要だが，過剰な昇圧に伴う左心充満圧の上昇により，肺水腫を生ずる可能性があるために，厳密な肺動脈楔入圧のモニターが必要である．

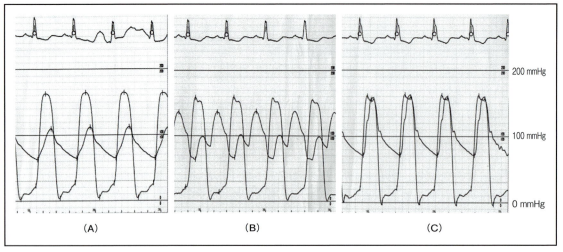

図3 AS 急性心不全における IABP の併用
(A) 75歳透析患者で AS 心不全を合併している．カテコラミン使用により，若干の昇圧を得ることができたが，左室拡張期圧の上昇をみるために，これ以上の昇圧は困難と考えられた．さらに重症かつ複雑冠動脈病変を併発しており，血行動態の不安定化が懸念されたので IABP による血行動態のサポート下で，経カテーテル的バルーン形成術を行った．
(B) IABP の開始により，特に拡張期圧較差は劇的に増加して，重要臓器灌流圧が著明に改善したことがわかる．
(C) 安定した血行動態下で経カテーテル的バルーン形成術を完了して極めて良好な血行動態結果を得ることができた．

なります．また左室機能低下に対しては，ドブタミンを使用します．通常の心不全急性期同様，左心内圧の改善には，血管拡張薬は極めて有効です．ニトログリセリン製剤，カルペリチドを，観血的な血圧モニター下で，過度の降圧が起こらないように厳重にモニターしながら，使用するようにします．

- ●薬物療法＋IABP
- ・拡張期大動脈圧増強→重要臓器灌流を改善．
- ・収縮期の後負荷低下→左心内腔圧を減圧．

3．駆出不全と左心内圧上昇の双方を改善する非薬物療法

薬物療法に，大動脈バルーンポンプ（IABP）による補助循環を併用することにより，拡張期大動脈圧を増強させて重要臓器灌流を著明に改善させると同時に，収縮期には，後負荷の低下により，左心内腔圧の減圧効果を期待することができます（図3）．

Q 利尿薬の使用法のコツを教えてください

A 左心内圧が上昇している症例では，利尿薬の投薬が必要です．消化器系ならびに肝血流量の減少のため，消化管からの吸収は期待できないために，**静脈注射により確実に血中濃度を上げる必要**があります．駆出不全ならびに低心拍出量のために，腎前性腎不全を合併した症例においても，フロセミドとマニトールの混合液を持続点滴することにより，持続する利尿を得ることが期待できます．

Q AS心不全急性期におけるカテコラミン製剤の役割について教えてください

A 1．ドブタミン

昇圧作用や陽性変時作用に比べると，主に陽性変力作用の比重が大きな薬剤です．心エコー上，心収縮力が低下している AS 症例において，本剤は，左室収縮力を増大して，駆出不全と左心内圧上昇の双方の改善を得ることができます（図 4）．頻脈にならないように，また不整脈を誘発しないように増量していきます．心エコー上，著明な心肥大と内腔狭窄を呈して，あたかも閉塞性肥大型心筋症に類似した病態を呈する症例においては，ドブタミンをはじめとする強心薬の使用は，左室内筋性圧較差を増悪させる可能性があり，禁忌となります．

2．ドパミン

低心機能と血圧低下傾向を有する駆出不全症例において，ドブタミンと併用することにより，昇圧といっそうの心収縮力の増強を期待することができます．また少量であれば，腎血流量を改善して，利尿効果を期待することが可能です．ドブタミンと比較すると，頻脈を誘発する傾向がより大きいために，極力少量で使用することが重要です．

check!
- ドブタミン（強心薬）の禁忌例
  心エコー上，著明な肥大と内腔狭窄を呈している症例
  ↓
  左室内筋性圧較差増悪の可能性あり．
- ドブタミン＋ドパミン
  ・昇圧と心収縮の増強が期待できる．
  ・ドパミン少量の使用→利尿効果の可能性あり．
  （ただし，ドパミンは頻脈誘発の傾向があるので，使用は少量で！）

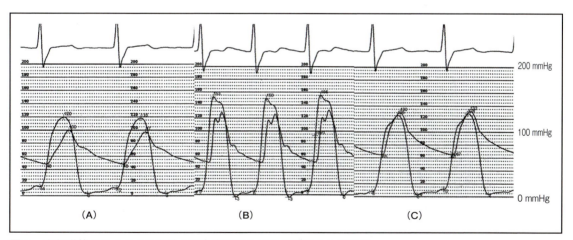

(A) (B) (C)

図4 血行動態からみる AS 急性心不全症例におけるドブタミンの効果
心収縮能が低下した（LVEF 20％）AS 心不全症例の患者症例の左室−大動脈同時圧較差を示している．（A）は薬物負荷前の状態であり，大動脈圧の立ち上がりは著明に遅延していると同時に，左室の収縮期圧の立ち上がりも減弱している．（B）においては，7.5 µg/kg/min でドブタミン投与を開始しているが，左室の収縮力の増大とともに，大動脈圧の立ち上がり（陽性変力作用），大動脈圧そのものが増大して（昇圧作用），心拍数が増加すること（陽性変時作用）を確認することができる．心臓収縮力ならびに心機能の改善により，血圧の上昇にもかかわらず，左室拡張期圧は（A）から（B）にかけて改善していることがわかる．（C）は，経カテーテル的バルーン形成術により，収縮期圧較差が消失して，ドブタミン中止にもかかわらず，大動脈圧の著明な改善を示す圧波形を得ることができた．

3．ノルアドレナリン

　重要臓器の灌流圧を維持するうえで，適切な血圧の維持は極めて重要です．同薬は，強心作用を期待することはできないものの，陽性変時作用を最小限にとどめて，末梢血管 α_1 受容体を選択的に刺激することにより，強力な昇圧を得ることが可能です．

Q　AS 症例における血管拡張薬の適応，また注意すべき点について教えてください

A　血管拡張薬のうち，特にニトロ系製剤は，前負荷ならびに後負荷を低下させて，左心内圧を減少させることにより，肺うっ血を改善させます．カルペリチドは血管拡張作用と利尿作用を併せもち，過度の降圧を招くことがない点で比較的使いやすい薬剤であり，肺静脈圧，肺毛細管圧の低下，腎細動脈レベルにおける血流増加と利尿効果を期待することができます．

　高度な AS を有する左心系は，左心内圧の減圧に比して，血圧降下と重要臓器灌流圧低下が過度になる可能性があります（図5）．したがって，**一定以上の血圧値を維持できる症例に限って，肺動脈楔入圧と動脈圧モニターのもとで，注意深く，血管拡張薬を使用する必要があります**．AS と高血圧の双方を合併した，いわゆる Dual pressure overload の症例では，2種類の圧負荷により心内圧が著明に上昇していると考えられ，血管拡張薬による降圧は極めて有効です．また高血圧合併例ではなくても，血圧がある一定以上の値を維持している症例については，強心薬としてのドブタミンと組み合わせながら，左心内圧のより確実な減圧を目的として，ニトログリセリン製剤もしくはカルペリチドを用いることが可能です．ニトロプルシッドはその降圧作

- ●ニトロ系製剤
  肺うっ血を改善する．
- ●カルペリチド
  肺静脈圧，肺毛細管圧の低下，腎細動脈の血流増加と利尿効果あり．
- ●高度 AS 症例への適応
  ・一定以上の血圧を維持できる症例に限る．
  ・モニター管理下で，注意深く使用する．
- ●ニトロプルシッド使用時の注意点
  降圧作用が強いので，カテーテル室以外では使用しない．

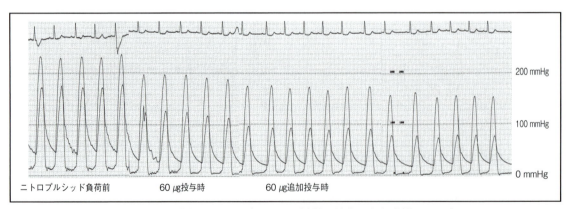

ニトロプルシッド負荷前　　　60 μg 投与時　　　60 μg 追加投与時

図5　高血圧を合併した AS 心不全例のニトロプルシッド製剤に対する血行動態上の反応
　AS と高血圧の合併例である．心臓カテーテル室で，左室-大動脈同時圧を測定しながら，希釈したニトロプルシッド製剤（Nitroprusside 60 μg/mL）を分注，追加しながら，末梢血管抵抗を徐々に落としていった．このような強力な血管拡張薬負荷により，左室圧は拡張期も含めて減圧されていくが，血圧の低下はより顕著であり，収縮期圧較差がより増大していき，容易に低血圧に至ることが示される．

用が強いために，過度の降圧を招く可能性があり，カテーテル室以外における使用は難しいでしょう（図5）．

Q そのほか，AS急性心不全における不整脈管理について教えてください

A 頻脈性心房細動の合併も，血行動態を著しく損ないますので，心拍数をコントロールのうえ，必要に応じて電気的除細動を行い，薬物療法（特にアミオダロンを用いて）により正常洞性脈の維持に努める必要があります．また，AS患者においては，刺激伝導系障害を合併している症例も少なくなく，一時的ペースメーカーの挿入が必要となる場合もあります．

VI その他の身近な疑問

25 弁膜症急性期
― 僧帽弁逆流症でバランスをとるための薬剤は？―

北里大学医学部循環器内科学　猪又孝元（いのまたたかゆき）

ここがポイント！

- ☑ 心不全管理にあたって，まず，急性 MR か，慢性 MR かを鑑別する．
- ☑ 急性 MR は，外科的介入が原則の病態である．
- ☑ 重症の MR では，硝酸薬や PDE 阻害薬といった後負荷を軽減する薬剤が有効である．
- ☑ 急性 MR では，大動脈バルーンパンピングと非侵襲的陽圧呼吸を積極的に活用する．

Q 心不全急性増悪例で高度僧帽弁逆流（MR）が併発した場合，まず見極めておくべき病態は何でしょうか？

A 急性 MR か，慢性 MR かの鑑別です．
　急性 MR では，薬物をはじめとした内科的治療に一定の限界があります．すなわち，緊急手術の可能性を念頭におき，心臓外科医に第一報を入れておくべきです．

check!
- ●心臓外科医に連絡を！
- ・内科的治療には限界がある．
- ・緊急手術の可能性も念頭においた対応を．

Q どのように急性 MR と慢性 MR を鑑別しますか？

A 心臓弁膜症では，病態の進行と症状の程度は必ずしも平行に推移しません．心不全を呈する閾値が存在するかのごとくで，病態進行がそれを超えると急激な症状発現をきたす，それまではほぼ無症状ということも少なくありません．大動脈弁狭窄症が典型的ですが，慢性 MR でも同様な例が存在します．
　最も簡便な鑑別法は，**左心腔の大きさ**です．慢性 MR は，左室と左房が拡大し，容量負荷を代償します．しかし，いわゆるフランク・スターリングの法則が破綻すると，収縮力は低下し，心ポンプ不全が起きます．慢性 MR の終末期では，例えば拡張末期径 68 mm，駆出率 38％のような左室形態となるわけです．しかし，急性 MR では，代償期が存在せず，一般的に左房も左室も拡大はごく軽度です．

Q 急性MRの心エコー図で，見逃してはならない所見は何ですか？

A 弁や弁下組織の亀裂や断裂などは，エコー診断の専売領域です．しかし，弁修復や弁置換といった外科的手術に至れば，あまり大きな意味をもつ所見ではありません．むしろ，**付加治療が必要な病態を見逃さぬこと**です．

■鑑別すべき病態

まず，**感染性心内膜炎の鑑別**です（図1）．抗菌治療が必要ですし，塞栓リスクは手術の適応や時期を変えます．急性MRでは，血液培養が必須です．もう一つは，虚血性心疾患による乳頭筋不全，断裂です．左室asynergyが存在すれば，冠動脈病変を検索します．心筋の虚血・梗塞では，心電図は高い診断力をもちます．

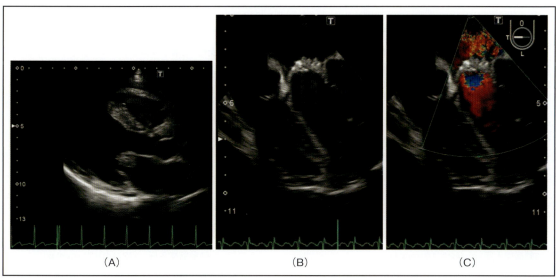

図1　感染性心内膜炎に伴う急性僧帽弁逆流
50歳男性．逸脱した僧帽弁前尖に疣腫が付着し（A），弁破壊（B）と高度の逆流ジェット（C）が確認された．左房，左室の径が拡大していないことから，僧帽弁逆流は急性発症であることが窺えた．

Q すべての急性MRが，緊急手術の対象となるのですか？

A **意外と緊急手術に回らず，薬物治療などで急性期を乗り切れる症例が少なくありません**．これは，左房が薄い壁構造で高コンプライアンスのため，腔拡大を通じ急激な逆流量を受け止める予備能があるためでしょう．あるいは，もともとある慢性MR例に，急性MRが派生したためかもしれません．一方，急性の大動脈弁逆流では，左室のコンプライアンスが低く，いったん薬物で落ち着いても，間もなく心不全が悪化に転じ，準緊急手術に回ることが少なくありません．

> **Q** 急性MRの緊急性や重症度を，最もダイレクトに反映するデータを教えてください

A まず，肺動脈楔入圧，特に急性MRが直接的な影響をもたらすv波の高さが重要です（**図2**）．肺静脈圧の上昇による肺うっ血がもたらす呼吸不全が，急性MRの管理を左右します．このように心内圧データは，モニターに表示される数値のみならず，圧波形の解釈が大事です．また，極めて重症化すると低心拍出が露呈します．三尖弁逆流が合併すると熱希釈法による心拍出量は正確性を欠きますが，混合静脈血酸素飽和度が簡便な目安になります．60％未満は，末梢低灌流と考えてください．

いずれにせよ，僧帽弁手術を要するかの緊急性は，僧帽弁逆流量で左右されず，左房圧で決まります．心エコー図は，直接に圧を測る診断ツールではないことを銘記すべきです．

check!
● データの読み方
・心内圧データでは，波形の解釈が重要．
・心エコー図は，直接圧を測るツールではない．

[A. 61歳男性，陳旧性心筋梗塞]

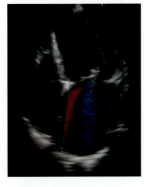

僧帽弁逆流：
逆流量 98 mL
逆流率 54％
左房径 59 mm

肺動脈楔入圧　a–/v21（18）mmHg

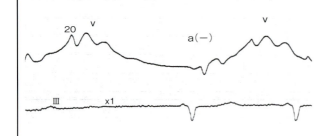

[B. 47歳女性，心臓サルコイドーシス]

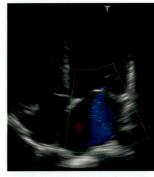

僧帽弁逆流：
逆流量 83 mL
逆流率 70％
左房径 42 mm

肺動脈楔入圧　a32/v40（31）mmHg

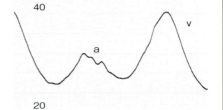

図2　僧帽弁逆流の重症度と血行動態的な重症度との関連——肺動脈楔入圧でのv波の意義
　左室収縮障害と高度僧帽弁逆流（MR）を呈した2症例．いずれも，Nohria-Stevenson分類 profile C（warm & wet）の心不全急性増悪で入院し，病状安定時に行った心エコー図と心内圧測定を示す．両者は，僧帽弁逆流量など心エコー図所見は酷似した．しかし，肺動脈楔入圧にてv波の増高が見られない症例Aは，急性期に用いたドブタミンおよびカルペリチドを終了でき，待機的に僧帽弁手術を行った．一方，v波が著高した症例Bでは急性期に用いたドブタミンおよびミルリノンを継続したまま，準緊急の僧帽弁手術となった．

Q 急性 MR による肺うっ血に対し，有効な薬剤は何でしょうか？

A MR は，左室収縮により生じます．したがって，後負荷を軽減する，すなわち，体血管抵抗を減ずる薬剤が有効です．欧米のガイドライン[1]では，ニトロプルシドが推奨されています（図3）[2]．しかし，わが国の実地現場ではほとんど使われていません．血圧管理が極めて難しく，何しろ使用経験が圧倒的に少ないのが最大の難点です（ニトロプルシドについては，II章の「6．結局，血圧を下げるときの第一選択薬は，血管拡張薬なのか？ Ca拮抗薬なのか？」p275に詳しいので，ご参照ください）．比較的類似するのは，ニトログリセリンでしょう．これに利尿薬を加え，減負荷をかけながら肺うっ血の推移を監視するスタイルが多いようです．

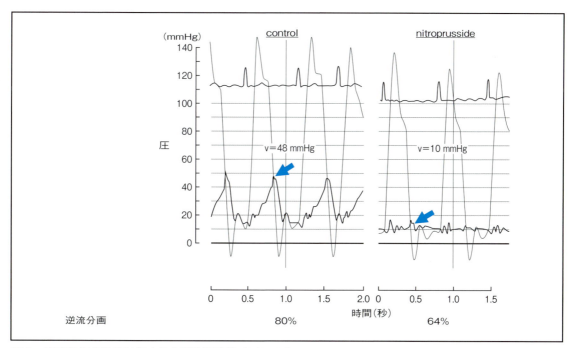

図3 高度僧帽弁逆流に対する血管拡張療法（文献2を参照して作成）
高度僧帽弁逆流において，ニトロプルシドは後負荷を軽減し，肺動脈楔入圧のv波著減により，肺うっ血を改善させる．この際，必ずしも逆流量は減らさない．

Q 高度 MR 例に，PDE 阻害薬は有効でしょうか？

A PDE 阻害薬は強心薬に分類されていますが，臨床家の視点からは血管拡張薬との印象が強い薬剤です．カテコラミンは高用量では血管収縮作用が出現しますが，PDE 阻害薬はむしろ高用量で血管拡張作用が前面に立ってきます．特に，低心機能例において，PDE 阻害薬はその強心作用と相俟って，硝酸薬などの純粋な血管拡張薬に比して血行動態が不安定になり

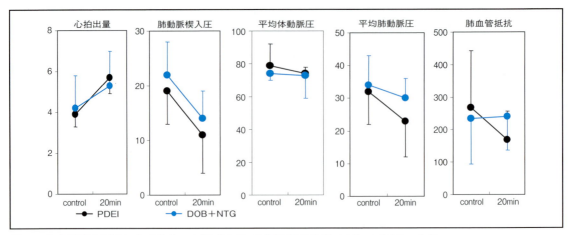

図4 高度僧帽弁逆流による肺うっ血例でのPDE阻害薬の効果 (文献3を参照して作成)
ドブタミン＋ニトログリセリンおよびPDE阻害薬のいずれも，僧帽弁逆流による肺動脈楔入圧を同様に減少させた．しかしこの際，PDE阻害薬で，肺動脈圧をより低下させた．

にくく，MR合併心不全の急性期治療に便利な薬剤です．その背景として，肺血管抵抗を減ずる特徴も重要なのかもしれません（図4）[3]．

Q 急性MRは，薬剤のみで急性期を乗り切れますか？

A 薬剤治療のみに固執せず，その限界を知ることが重要です．繰り返しますが，**急性MRは，外科的介入が原則の病態です**．急性期の緊急手術が回避できたら，それは幸運だっただけなのです．いかにいい状態で外科医に回すかが内科管理の基本スタンスと考えておきましょう．すると，デバイス治療にも抵抗なく治療の幅を広げることができます．急性MRでは，血行動態と呼吸状態が重症度と緊急性を決めますから，それをサポートする治療ツール，すなわち**大動脈バルーンパンピングと非侵襲的陽圧呼吸を積極的に活用すべき**です．

- ●急性MRは外科的介入が原則
  ・薬剤治療には限界がある．
  ・内科管理のポイントは，なるべく良い状態で外科に引き継ぐことである．

[文　献]

1) Jessup M, Abraham WT, Casey DE et al：2009 focused update：ACCF/AHA Guidelines for the Diagnosis and Management of Heart Failure in Adults：a report of the American College of Cardiology Foundation/American Heart Association Task Force on Practice Guidelines：developed in collaboration with the International Society for Heart and Lung Transplantation. Circulation 119：1977-2016, 2009
2) Harshaw CW, Grossman W, Munro AB et al：Reduced systemic vascular resistance as therapy for severe mitral regurgitation of valvular origin. Ann Intern Med 83：312-316, 1975
3) Hachenberg T, Möllhoff T, Holst D et al：Cardiopulmonary effects of enoximone or dobutamine and nitroglycerin on mitral valve regurgitation and pulmonary venous hypertension. J Cardiothorac Vasc Anesth 11：453-457, 1997

VI その他の身近な疑問

26 感染性心内膜炎での抗菌薬の基本的な考え方

1) 武蔵野赤十字病院 感染症科/現 東京医科大学臨床検査科
2) 武蔵野赤十字病院 感染症科

丹羽一貴[1], 本郷偉元[2]

ここがポイント！

- ☑ 抗菌薬はいつ開始するのが適切か？（診断）
- ☑ 抗菌薬は何を選択すべきか？（治療）
- ☑ 外科的治療はどのような場合に考慮する？（治療）
- ☑ 人工弁における感染性心内膜炎：Prosthetic valve endocarditis（PVE）について（治療）

はじめに

臨床医として避けて通れない感染症の一つに感染性心内膜炎（infective endocarditis：IE）があります．抗菌薬のない時代には，致命的な疾患でしたが，現在では約80%の患者が生存するといわれています．しかしながら，診断，治療が進歩した現在においても，IEは変わらず悩ましい疾患であることに変わりがありません．その理由として，①診断が難しい，②治療が個々の症例により異なる，③治療期間が長い，④様々な合併症を起こし致死的となりうる，といったことが考えられます．これらを解決するためには，まずは徹底的に基本に忠実に，原則を守ることが近道になると筆者は考えます．それでは，原則をおさらいしながら，実際のプラクティスをみていきましょう．

Q 抗菌薬はいつ開始するのが適切か？

A 「**診断なくして治療なし**」，この原則はIEのみならず，すべての疾患について共通する金言です．IEの診断といえば，真っ先に思い浮かぶのがModified Duke Criteria[1]でしょう（**表1**）．基本的には，IEに精通した医師でなければ，この診断基準を用いIEを診断するのがよいでしょう．IEを見逃さず診断するためには，まずはこの診断基準の項目に少しでも当てはまるものを診た場合，**IEではないかと疑う目**が必要でしょう．症候，診断の中で，少なくとも，不明熱，突然発症の急性心不全，脳梗塞等の塞栓症

check!
●IEを見逃さないためのポイント
・診断基準としてModified Duke Criteriaを活用する．
・不明熱，突然発症の急性心不全，脳梗塞などの塞栓症があった場合はIEを疑う．

表1 感染性心内膜炎（IE）の Modified Duke Criteria

[Major criteria]
■IE に対する血液培養陽性
  ● 2回の血液培養から IE として典型的な微生物が検出される
    ・Viridans streptococci, *Streptococcus bovis*, HACEK group, *Staphylococcus aureus* ; or
    ・他に感染巣のない Community-acquired Enterococci ; or
  ● 次のように定義される IE として矛盾しない微生物が血液培養から持続して検出される
    ・12時間以上間隔をあけて採取した血液培養が少なくとも2回以上陽性である ; or
    ・3回の血液培養すべて，もしくは4回以上の血液培養の大半が陽性（最初と最後の検体採取間隔が少なくとも1時間あいていること）
  ● 1回の血液培養で *Coxiella burnetii* が検出されること，もしくは antiphase I antibody titer＞1：800である
■心内膜が侵されている所見
  ● 次のように定義される IE として矛盾しないエコー所見（人工弁置換例，clinical criteria で "possible IE" となる症例，弁輪部膿瘍等の合併症を伴う IE の症例では経食道心エコーが推奨される）
    ・弁もしくは逆流ジェット通路内の支持組織，もしくは人工物上にみられる解剖学的に説明のつかない周期的に振動する心臓内腫瘤 ; or
    ・膿瘍 ; or
    ・人工弁の新たな部分的裂開
  ● 新規の弁閉鎖不全（既存の心雑音の悪化もしくは変化では十分でない）

[Minor criteria]
■素因：素因となる心疾患，静注麻薬使用
■発熱：38℃超
■血管現象：主要血管塞栓，感染性肺梗塞，感染性動脈瘤，頭蓋内出血，眼瞼結膜出血，Janeway's lesions
■免疫学的現象：糸球体腎炎，Osler 結節，Roth 斑，リウマチ因子
■微生物学的所見：Major criteria に合致しない血液培養陽性，もしくは IE として矛盾しない活動性感染の免疫学的所見
  （coagulase-negative staphylococci と IE の原因とならない微生物の1回の血液培養陽性は除外）

[Definite IE]
■Pathologic criteria
  (1) 微生物が疣贅，塞栓化した疣贅，心内膿瘍において，培養もしくは組織検査により証明される
  (2) 病変部位；組織学的に活動性心内膜炎を呈する疣贅もしくは心内膿瘍を認める
■Clinical criteria
  (1) 2 major criteria ; or
  (2) 1 major criteria＋3 minor criteria ; or
  (3) 5 minor criteria

[Possible IE]
  (1) 1 major criteria＋1 minor criteria ; or
  (2) 3 minor criteria

[Rejected]
  (1) IE 所見を説明しうる別の確実な診断 ; or
  (2) IE 所見が4日以内の抗菌薬にて消失 ; or
  (3) 4日以内の抗菌薬投与後の手術もしくは剖検時に IE の病理学的所見を認めない
  (4) Possible IE の criteria を満たさない

（文献1より引用）

を診た際には，これを思い出す必要があります．しかしながら，Modified Duke Criteria は万能ではなく，実際の臨床においては，これだけでは確定診断を得られない症例は多く，非常に悩ましい症例もよく経験します．そもそも，Duke Criteria 自体，疫学調査，臨床研究のためにつくられた基準であり，

IEの診断には臨床的な判断が重要です．特に，血液培養陰性例，PVE，右心系IEの場合には，感度が低下するため，このCriteriaにこだわりすぎる必要はありません．IEは，①自己弁におけるIE（native valve endocarditis：NVE），②人工弁における感染性心内膜炎（prosthetic valve endocarditis：PVE）と大別することができますが，本稿では感染性のNVEを中心に考えてみます．PVEは診断がより難しく，治療もNVEとは異なるため，特別な注意が必要です．

症例提示

【症例1】
　不明熱として受診した60歳男性の患者が38℃台の発熱が持続するため，他院より紹介にて受診した．四肢にJaneway's lesionsを疑わせる所見を認めた．血液培養採取より前に抗菌薬曝露歴があり，血液培養は2セット陰性，経胸壁心臓超音波（transthoracic echocardiography：TTE）では明らかな疣贅，心房内血栓を認めないが僧帽弁逸脱を認め，また造影CTにて左腎梗塞を認めた．免疫学的現象は認めなかった．
　※Modified Duke Criteria：Major 0, Minor 3 ⇒ "possible IE"

【症例2】
　この1ヵ月間，38℃以上の発熱に対し抗菌薬投与を行うも，中止後，繰り返し発熱するとの病歴にて，55歳の男性が他院より紹介にて受診した．受診時，抗菌薬内服中であり，解熱している．TTEにて僧帽弁前尖に6×6 mmの疣贅を認めたが，血液培養は2セット陰性，診察，検査にて明らかな塞栓症状は認めなかった．免疫学的現象は認めなかった．
　※Modified Duke Criteria：Major 1, Minor 1 ⇒ "possible IE"

【症例3】
　関節リウマチにてプレドニゾロン5 mg/dayを内服中の52歳女性が37℃台の発熱を認め，採取された血液培養2セットよりmethicillin-sensitive *Staphylococcus aureus*（MSSA）が検出されたため，院内コンサルテーションを受けた．1回目の血液培養から12時間以上経過してから採取された2回目の血液培養2セットからMSSAが検出されたが，明らかな塞栓等の血管現象，免疫学的現象は認めず，TTEにても弁膜症，疣贅は認めず，末梢血管等へのカテーテル挿入も認めなかった．Transesophageal echocardiography（TEE）を施行されたが，TTE同様に明らかな所見を認めなかった．
　※Modified Duke Criteria：Major 1, Minor 0 ⇒ "rejected"

前記3症例はModified Duke Criteriaを用いると，いずれもdefinite IEとなりません．では，前記のような症例では，IEとして抗菌薬治療を開始すべきでしょうか？　もしくは抗菌薬投与を行わずに経過を診るべきでしょうか？　もちろん，IEではない他の疾患と診断されれば悩む必要はないのですが，悩ましい症例は多いものです．診断に迫るためには，どうしたらよいのでしょうか？

1．なぜIEの診断が難しいのか？

IEの診断が難しい理由は，「**IEの病歴，診断時の所見に多様性がある**」ことと筆者は考えます．IEは原因菌，患者の免疫状態等の要因にて，急性から慢性まで様々な経過をとることが知られています．受診する，もしくは診断されるタイミングによって，新規の心雑音や発熱のみの症状にて発見される症例から，合併症としての急性心不全，脳出血，四肢の急性動脈閉塞といった重篤な合併症を発症してから発見される症例まで様々です．このことからもわかるように，**診断時の状態によって受診する診療科が異なる点も，この疾患の特徴でしょう．循環器的な疾患，心臓の感染症という認識のみでは，IEという疾患は見逃してしまうのです**．不明熱として内科系の医師によって診断される症例，急性心不全や各種塞栓症，はたまた動脈瘤による症状にて循環器科，神経内科，脳外科，消化器科，心臓血管外科で診断される症例，血尿にて腎臓内科，泌尿器科で診断される症例，皮疹にて皮膚科，もしくは眼症状にて眼科で診断される症例まで様々です．全身に症状を起こす疾患であり，診断のみならず，治療においても多数の専門科の協力が必要となるため，すべての臨床医は，この疾患を十分に知っておく必要があります．

2．IEの治療の決定はどのようにしたらよいのか？

さて，では具体的な治療の決定はどうしたらいいのでしょう？　結論から先に述べますが，「**IEの治療開始の決定は個々の症例ごとにRisk-Benefitを考慮し決定すべきである**」と筆者は考えています．後述しますが，IEによる急性心不全の発症といった外科的治療を要する症例では，診断，治療に悩むことは少ないかもしれません．しかしながら，すぐに外科的治療を要する症例は多くありません．では，どのような症例で直ちに抗菌薬投与が必要となるのでしょうか？

前述したとおり，「診断なくして治療なし」が原則です．ただし，IEにおいては，例外があると言わざるを得ません．もちろん，確定診断できることがベストではありますが，疑いのある症例では，場合によっては治療が先行することがあるのです．また，血液培養陽性報告を得るまでに，どうしても数日を要することより，診断が診察時に直ちに確定しないことも，この疾患の特徴でしょう．

---

check!

●診断が難しいワケ
・診断時の所見に多様性がある．
・診断時の状態によって受診する診療科が異なる．
・循環器的な疾患，心臓の感染症という認識のみでは見逃すことになりかねない．

●IEが疑われる症例では，血液培養の結果を得るまで時間を要するため，確定診断より治療が先行することもある．

原則として，IE が疑われる症例において，①vital signs が悪化している症例，②IE が原因と考えられる別の感染症（化膿性関節炎，脾膿瘍といった転移性の感染巣）が存在する症例，③感染性かは不明であるが，すでに塞栓症状等の血管現象を起こしている症例では，直ちに治療が必要となると考えたいです．一般に，血液培養採取前に抗菌薬曝露がない場合，IE における血液培養の陽性率は 90％以上といわれており，急性ではない症状の乏しい症例では，empiric therapy はいつも施行する必要はなく，血液培養の結果を待って考えてもよいのです．

これらの原則に従って考えると，前述の症例において，【症例1】【症例3】は直ちに治療が必要であると考えられます．【症例2】では，抗菌薬投与を中止のうえ，再度血液培養を採取するといったプラクティスも一つの方法となりうるでしょう．抗菌薬中止後の血液培養再検のタイミングについては，腎機能，曝露歴のある抗菌薬の種類，投与量，投与期間に差があることもあり，いつがよいというエビデンスは認めず，時に数週間偽陰性となることもあるようです．また，【症例3】は IE ではなく，黄色ブドウ球菌菌血症（*Staphylococcus aureus* Bacteremia：SAB）という疾患概念で考えることも可能です．SAB の際には，IE を疑わせる所見がなくても，TTE，TEE を施行すると 25％の症例で IE を認めたとの報告があります[2]．また同報告にて，IE に対する感度は TTE で 32％，TEE で 100％の結果となっており，TTE は IE の除外には十分でなく，TEE を施行すべきです．素因となりうる心疾患がない，または IE の所見を認めず，発熱や菌血症が血管内カテーテルの抜去等により 72 時間以内に改善した場合は，例外的に TEE の施行が必要でないこともあります．ただし，SAB の際は可能な限り，IE の検索を行うことをお勧めします．一部の例外を除き，他の細菌による菌血症では，SAB と同様な TEE の積極的な適応はないと考えますが，基礎疾患，IE を疑わせる所見を Modified Duke Criteria も参考とし，十分に検索したうえで，TEE の適応を考慮することをお勧めします．

●IE を疑った際の血液培養における注意点
・抗菌薬投与前に採取する．
・IE を疑う場合には 3 セット以上を採取する．

3．診断のための血液培養と心エコーのストラテジー

Modified Duke Criteria において Major criteria を担う血液培養と心エコーについて検討してみます．

1）血液培養はどのように行うか？

血液培養の採取について，「抗菌薬投与前に血液培養を採取すること」，「IE を疑ったら血液培養は 3 セット以上採取すること」を強調したいです．どちらも，まずは鑑別診断に IE を考慮するという思考から始まります．IE を常に意識していただきたい．診断の遅れによる合併症の発症，そしてその後に待っている患者の不幸な転機を起こしてはならないのです．

2）心エコーをどのように活用するのか？

心エコーについて，特に循環器内科医にTEEを依頼するタイミングについて考えてみます．

もちろん，IEが疑われた際，心臓血管外科にて手術が必要となる際にはTEEを施行するのですが，ここで注意したいのは，IEの疑いという鑑別診断についてよく検討してほしいということです．例えば，不明熱の鑑別診断を考慮する際に，IEについて検討される機会は多いと思いますが，TTEにて素因となる心疾患の所見もなく，血液培養も2セット陰性と判明し，他のIEを疑わせる所見も認めない場合，検査前確率はかなり低いと考えるでしょう．この検査前確率の見積もりは個人により異なるとは考えますが，これが

check!
●検査前確率の見積もりが重要．

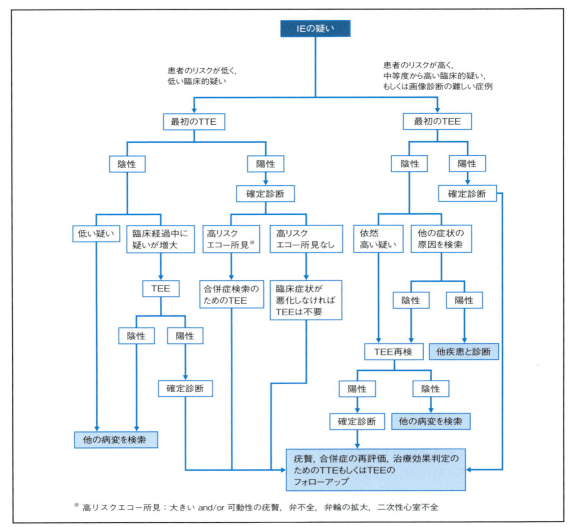

図1　心エコーによる診断のためのアプローチ（文献3より引用）

非常に重要な要素となります．このような症例においては，仮に TEE を施行し，疣贅を疑わせる所見を認め，Modified Duke Criteria の Major criteria を一つ満たしたとしても，TEE 所見と発熱のみで possible IE となり，低い検査前確率を想定している場合，これだけでは抗菌薬治療を行わず，検査の再検を検討するといった判断が予想されます．この場合は，TEE ではなく，侵襲の低い血液培養の再検を優先させればよいと考えます．日本循環器学会からの「循環器病の診断と治療に関するガイドライン：感染性心内膜炎の予防と治療に関するガイドライン（2008 年改訂版）」を含む各ガイドラインにおいて，血液培養陰性であっても IE の疑いが否定できない場合は，TTE の所見により方針を検討することを勧めています．もちろん，病院ごとの都合により，TEE へのアクセスが非常によい場合には，TEE の高い感度により，除外診断を行うことも一つの方法ではあると考えられますが，American Heart Association（AHA）/Infectious Diseases Society of America（IDSA）からのガイドライン等では，検査前確率により TEE 施行についての方針決定を行うこととなっており，「IE らしさ」を重視することが重要であり，病歴等を大切にしたいところです（**図 1**）[3]．

check!
● TEE 施行に際しては，病歴が重要なカギとなる．

> **!** 治療を成功させるための**秘訣**
>
> ・Modified Duke Criteria も参考に TEE の適応を検討しよう．

Q 抗菌薬は何を選択すべきか？

A IE の治療では，疣贅内の原因微生物を死滅させるか，もしくは外科的に取り除かなければなりません．血流が乏しく，貪食細胞の影響を受けにくい疣贅内の微生物を抗菌薬にて死滅させることは難しいです．このため，治療を成功に導くためには，十分な抗菌薬の血中濃度，投与期間が必要です．また，抗菌薬治療のみでなく，外科的治療が必要となる可能性もあるため，心臓外科医らと十分な検討が必要となります．

check!
● 抗菌薬治療のポイント
・原因微生物を知る
・抗菌薬の適切な投与方法（十分な血中濃度）
・抗菌薬の十分な投与期間

1．抗菌薬決定のために，まずは原因微生物の同定！

さて，抗菌薬治療において何より重要なものは，原因微生物を知ることでしょう．当院では，「**菌ありき，固有名詞と感受性**」というフレーズを用いて，この原因微生物の同定の重要性について啓蒙を行っています．原因微生物が判明し，かつ最少発育阻止濃度：minimum inhibitory concentration（MIC）が得られれば，投与すべき抗菌薬，ならびに治療期間を決定しやすくなります．詳細は，日本循環器学会，AHA/IDSA [4]，British Society for Antimicrobial Chemotherapy（BSAC）[5]，Europian Society of Cardiology（ESC）[6]，

British Cardiac Society（BCS）[7]等より様々な抗菌薬の推奨が提案されており，これらを参照してください．

ガイドラインを参照する際の注意点を一つ述べます．各種ガイドラインに登場する Culture-negative endocariditis とは，不適切な微生物学的手法により原因微生物を検出できない場合，検出が非常に難しい細菌や細菌以外の微生物である場合，血液培養採取前に抗菌薬曝露があった場合を指すものであり，血液培養結果判明前の IE を指す用語ではないことに注意してください．

2．原因微生物が不明の場合の抗菌薬選択法は？

では，IE が疑われる症例に対して IE に準じた治療が必要と判断した場合，かつ血液培養等の結果が判明しておらず，まだ原因微生物が不明な状態である IE の場合，どのような抗菌薬を選択すべきであるかを考えてみましょう．

1）原因菌不明の場合は empiric therapy を行う

IE の抗菌薬治療も感染症診療の原則どおり，原因菌に対する第一選択薬を用い，狭域化：de-escalation が可能な場合は，なるべく spectrum が狭い抗菌薬を用います．原因菌が不明である場合は，empiric therapy を行いますが，まずは病歴をもとにリスクのある微生物を検討することが重要です．IE の原因となりうる微生物の頻度（**表 2**）[8]，ならびに疫学的な手がかりより抗菌薬を決定します（**表 3**）[4]．すなわち，リスクが低い場合には，考え得るすべての微生物をカバーする抗菌薬投与の必要性は低いです．

2）NVE で考えられる原因菌と使用する抗菌薬は？

NVE において考慮すべき原因菌は，急性発症の場合は *Staphylococcus aureus* であり，亜急性発症の場合は *S. aureus*，Viridans streptococci，Enterococci です．AHA/IDSA，ESC のガイドラインで推奨されている，これらの原因菌に対する抗菌薬を総合的に考慮すると，empiric therapy は「バンコマイシン（VCM）＋ゲンタマイシン（GM）」となるでしょう．このレジメンでは，MRSA，耐性傾向の強い Viridans streptococci，およびほとんどの Enterococci をカバーすることが可能です．日本循環器学会のガイドラインでのみ，empiric therapy としてセフトリアキソン（CTRX）が推奨されている点は興味深いですが，MRSA，Enterococci をカバーすることができず，注

check!
●原因菌不明の場合は empiric therapy：抗菌薬決定のポイント
・病歴より，リスクのある微生物を検討
・IE の原因となりうる微生物の頻度を考慮
・疫学的な手がかりを探る

表 2　IE の原因微生物

1） *Staphylococcus aureus*	31%	7） HACEK	2%
2） Viridans group Streptococci	17%	8） Fungi/yeast	2%
3） Coagulase-negative staphylococcus	11%	9） Polymicrobial	1%
4） *Enterococcus* species	10%	10） Other	4%
5） *Streptococcus bovis*	6%	11） Negative culture findings	10%
6） Other streptococci	6%		

（文献 8 より引用）

表3 Culture-Negative Endocarditis の疫学的な手がかり

疫学的特徴	頻度の高い微生物	疫学的特徴	頻度の高い微生物
静注麻薬使用	S. aureus, including community-acquired oxacillin-resistant strains Coagulase-negative staphylococci β-hemolytic streptococci Fungi Aerobic Gram-negative bacilli, including Pseudomonas aeruginosa Polymicrobial	糖尿病	S. aureus β-hemolytic streptococci S. pneumoniae
心血管内医療機器留置	S. aureus Coagulase-negative staphylococci Fungi Aerobic Gram-negative bacilli, including Corynebacterium sp	弁置換術後早期（1年以内）	Coagulase-negative staphylococci S. aureus Aerobic Gram-negative bacilli Fungi Corynebacterium sp Legionella sp
泌尿生殖器の疾患，感染症，妊娠・出産・中絶を含む手技	Enterococcus sp Group B streptococci（S. agalactiae） Listeria monocytogenes Aerobic Gram-negative bacilli Neisseria gonorrhoeae	弁置換術後後期（1年超）	Coagulase-negative staphylococci S. aureus Viridans group streptococci Enterococcus sp Fungi Corynebacterium sp
繰り返す感染症を含む慢性皮膚疾患	S. aureus β-hemolytic streptococci	イヌ，ネコへの曝露	Bartonella sp Pasteurella sp Capnocytophaga sp
口腔内不衛生，歯科処置	Viridans group streptococci "Nutritionally variant streptococci" Abitrophia defectiva Granulicatella sp Gemella sp HACEK organisms	汚染された牛乳，もしくは感染した家畜との接触	Brucella sp Coxiella burnetii Erysipelothrix sp
		ホームレス，ヒトジラミ	Bartonella sp
アルコール依存症，肝不全	Bartonella sp Aeromonas sp Listeria sp S. pneumoniae β-hemolytic streptococci	AIDS	Salmonella sp S. pneumoniae S. aureus
		肺炎，髄膜炎	S. pneumoniae
熱傷患者	S. aureus Aerobic Gram-negative bacilli, including P. aeruginosa Fungi	固形臓器移植	S. aureus Aspergillus fumigatus Enterococcus sp Candida sp
		消化管疾患	S. bovis Enterococcus sp Clostridium septicum

（文献4より引用）

意が必要です．

　AHA/IDSA，ESC ガイドラインでも Bartonella sp. が（確定ではなく）疑われる場合や HACEK 群（Haemophilus sp., Actinobacillus actinomycetemcomitans, Cardiobacterium hominis, Eikenella corrodens, Kingella sp.）の治療においては CTRX の投与について記載があります．しかし，現実的には HACEK 群や Bartonella sp. 等を含むグラム陰性桿菌による IE を疑わない場合は，CTRX，シプロフロキサシン（CPFX）は不要でしょう．なお，Methicillin sensitive Staphylococcus aureus（MSSA）による IE と判明した場合，日本循環器学会のガイドラインではセファゾリン（CEZ）＋ゲンタマイシ

ン（GM）による治療が推奨されていますが，Nafcillin，Oxacillin がないわが国ならではの治療なのかもしれません（AHA/IDSA ガイドラインでは，アナフィラキシーではないペニシリンアレルギーを認めた際の代替薬として CEZ の記載があります）．GM の投与期間も，AHA/IDSA，ESC のガイドラインと比し，長期間が推奨されています．

●治療効果判定指標としての血液培養
・24〜48 時間ごとの施行
・陰性化確認まで繰り返す
・陰性化した日を治療開始の 1 日目として投与期間を決定

3．治療効果判定指標としての血液培養

　Empiric therapy を開始した後に，治療効果の判定をすることを忘れてはいけません．一般的に IE は適切な抗菌薬を投与しても直ちに症状が改善するわけではないため，発熱のみを治療効果判定の指標とせず，血液培養を 24〜48 時間ごとに施行し，陰性化が得られるまで繰り返し確認する必要があります．血液培養が陰性化した日を治療開始の 1 日目として，抗菌薬の投与期間を決定します．

4．empiric therapy のレジメン，実際のところは？

　明らかにこれがベストであるという empiric therapy のレジメンは，当然ながら存在しないのですが，empiric therapy の基本的なレジメンは当院では「**VCM＋GM**」を用いることが多いです．グラム陰性桿菌や稀な原因菌が関与している可能性が高ければ「ABPC/SBT＋GM」や，「VCM＋GM＋CPFX」を個々の症例に応じて検討します．また *Bartonella sp.* による IE が疑われる場合は，CTRX やドキシサイクリン（DOXY）の投与も検討したいです．

　日本循環器学会のガイドラインでは，「抗菌薬が投与されていないにもかかわらず血液培養陰性の場合は，nutritionally variant streptococci（**用語解説参照**）や HACEK 群など本来培養困難な原因菌も考慮すること」との記載があり，抗菌薬曝露歴のない IE が疑われる症例で，血液培養陰性と判明した場合には，これらも考慮すべきでしょう．

5．投与量は症例ごとに調整が必要

　抗菌薬の投与量は，症例ごとに腎機能等を考慮し，調整する必要があるため，前述のガイドライン等を参照してください．VCM や GM 等のグリコペプチド系，もしくはアミノグリコシド系抗菌薬を使用する場合には，therapeutic drug monitoring（TDM）を施行したいです．**薬剤師との連携**も重要となります．VCM の血中濃度の trough は，15 μg/mL 以上を目標に投与します．また GM 等を使用する場合は，IE では抗菌薬を長期使用することより，副作用の発現も考慮し，一般的な投与法とは異なり target となる血中濃度の peak，trough 設定が低値となることに注意が必要です．Peak を 3〜4 μg/mL，trough を＜1 μg/mL となるように設定します[5]．

> **用語解説**
>
> **nutritionally variant streptococci（NVS）**
>
> 　NVSには *Abiotrophia defectiva*, *Granuricatella* sp.が含まれ，通常ヒトの口腔，咽頭，消化器，泌尿生殖器の常在菌として存在しますが，臨床的には主にIEの原因菌として血液培養より分離されます．通常の血液寒天培地にて発育せず，L-システインが添加されているチョコレート寒天培地やGAM寒天培地，ブルセラ寒天培地での炭酸ガス培養，もしくは嫌気培養によって発育がみられます．簡易同定キットの選択間違いにより誤同定されることがあるため，検出の際の培地選択や培養条件に注意を要する菌種といわれています．IEより分離される streptococci の 8～17％を NVS が占めるという報告もあります[9]．

> **治療を成功させるための秘訣**
>
> ・原因微生物の特定が重要！「菌ありき，固有名詞と感受性」
> ・Empiric therapy の基本的なレジメンは「VCM＋GM（＋α）」
> ・薬剤師と連携し，therapeutic drug monitoring（TDM）を施行しよう．

Q 外科的治療はどのような場合に考慮する？

A 基本的には，①IEによる弁膜症の悪化等によるコントロールのつかない心不全，②血液培養持続陽性や真菌によるIE等のコントロールのつかない感染症，③塞栓症の予防，という3点が大きな適応となります．左心不全，重度の弁膜症，10 mm 超の疣贅をもつ患者において，48時間以内の早期手術と，これまでの AHA/IDSA のガイドラインによる治療とを比較し，6週間以内の院内死亡と塞栓症状の発症よりなる複合エンドポイントについて検討した報告[10]によると，ガイドライン治療群では 9/39例（23％）であったのに対し，早期手術群では 1/37例（3％）と発症を有意に低下させました．また同報告では，6ヵ月後の死亡率に差は認めませんでしたが，総死亡数，塞栓症状の発症，IEの再発よりなる複合エンドポイントについても，早期手術群での発症は有意に低かったです．症例によっては，心臓外科医と十分に discussion したうえで，抗菌薬治療のみでなく早期の手術を検討することも必要なのかもしれません．後述する PVE，特に弁周囲感染症は外科的治療の適応となるため，人工弁置換術後の患者では注意が必要です．

1．外科的治療を行う場合の注意点は？

　外科的治療を行う際の注意点として，頭蓋内病変の有無にも注意を払いたいです．出血性病変を合併している場合には，手術の延期が考慮されます．脳梗塞を合併している場合には，日本循環器学会のガイドラインでは「可能

な限り2週間を経てから」の外科的治療が推奨されていますが，ESCのガイドラインでは脳梗塞を合併していても，症状が高度でなければ早期手術を推奨しており，神経内科医，脳外科医と相談のうえ，手術適応を検討したいです．

- ●外科的治療を行う際は頭蓋内病変の有無に注意する
  - ・出血性病変合併の場合は手術延期を考慮．
  - ・脳梗塞合併の場合は神経内科医，脳外科医との綿密な検討が必要．
- ●外科治療患者への抗菌薬投与期間は，摘出組織の培養結果に基づいて決定する．

2．外科的治療後の抗菌薬投与は？

また，外科的治療を施行された患者の適切な抗菌薬投与期間は，摘出された組織の培養結果に基づいて考えます．もし培養陽性であれば，人工弁置換術を施行した日を1日目として治療期間を決定します．培養陰性であれば，術前に決定した投与期間までの抗菌薬を投与すればよいでしょう．

Q 人工弁における感染性心内膜炎：Prosthetic valve endocarditis（PVE）について教えてください

PVEにおいては，これまでのNVEとは診断，治療ともに大きく異なることを覚えておきましょう．抗菌薬の基本的な考え方はNVEと同様ですが，PVEであれば，「VCM＋GM」に加えて，リファンピシン（RFP）やセフェピム（CFPM）の追加も検討したいです．ただし，前述したように，抗菌薬のみの治療では不十分となることがより多いため，心臓外科医と十分にdiscussionし，外科的治療を検討する必要があります．弁置換術後の患者では，日常診療における抗菌薬の投与について，より慎重になるべきでしょう．安易な経口抗菌薬の投与により，診断が非常に困難となる症例も経験します．逆に，歯科手技に際して，抗菌薬の予防投与を行うことが推奨されており[4)]，予防目的と治療目的を十分に検討のうえ，抗菌薬投与を行うことが必要でしょう．

- ●抗菌薬投与の注意点
  - ・予防目的なのか，治療目的なのかを十分検討したうえで行う．
  - ・安易な投与は避け，より慎重な投与を心がける．

TTEでは，音響陰影の影響のため弁周囲の十分な観察が不可能な場合があるため[11)]，より閾値を下げてTEEで検索していきたいです．また，Duke Criteriaでの診断感度も，PVEではNVEに比し低下するといわれており[12)]，心エコーの感度低下の影響を考慮すると，特に**血液培養**は重要な検査となります．弁周囲感染症も，PVEでは50％程度の症例で認められるとの報告もあり[13)]，NVEよりも高率に起こしうるため，**より積極的に外科的治療の適応を検討すべき**です．

まとめ

IEは診断，治療を含めて，医師としての総合力，病院のチーム医療が問われる疾患です．IEは，医療がすべてのことを一人で行うことはできないことを証明するような疾患です．病院全体を巻き込んだ，パラメディカルも含めた十分な疾患に対する知識，意識の普及を行わなければ，致死的な疾患となり得ます．より早期の診断，適切な治療ができるよう，医療の質の底上げを行い，一人でも多くの患者を救ってほしいと思います．

TOPICS

■ダプトマイシン等，抗MRSA薬の適応について

前述のごとく，IEの原因菌として重要な位置を占めるものにMRSAがあります．治療の第一選択薬はご存知のとおり，VCMですが，アレルギー等でVCMが使用できない場合，また稀ではありますが，VCMに耐性の*Enterococcus faecium*によるIEを治療する場合は，抗菌薬の選択に難渋します．

これらの症例に対する他の選択肢も増えつつあります．例えば，2011年末より，本邦でもダプトマイシン（Daptomycin：DAP）の使用が可能となりました．まだ馴染みの少ない方も多いと考え，簡単に説明します．

DAPは*Streptomyces roseosporus*由来の環状リポペプチドと呼ばれる抗菌薬です．グラム陽性菌の細胞膜に結合して細胞膜からカリウムイオンを流出させて膜電位の脱分極を起こし，細菌の蛋白やDNA，RNAの合成を阻害して殺菌するという機序により抗菌作用を発揮します．作用は濃度依存性です．肺胞サーファクタントによって不活化されるため，肺炎には使用できないこと，また髄液への移行性がよくないことは記憶しておきましょう．本邦では，敗血症，感染性心内膜炎（右心系のみ），深在性皮膚感染症，外傷・熱傷および手術創等の二次感染，びらん・潰瘍の二次感染が保険適応となっています．

DAPの適応について，特に気になるポイントとして，「右心系IEのみ」という制限がある点が挙げられますが，これはまだ左心系IEに対する効果に対して十分なエビデンスがないためです．右心系IEを含むSABの患者においては，DAP（6 mg/kg 静注/day）での治療は，VCM+GMによる一般的な治療と比し非劣性であり，また腎機能障害は一般的な治療で有意に多かったことが報告されています[14]．ただし，治療中にDAPのMICが上昇したという症例も含まれており，注意したいところです．また，2011年のIDSAによるMRSA治療ガイドラインでは，MRSA菌血症，NVEの治療にVCMと同様にDAPを推奨しており[15]，今後のDAPでのIE治療のエビデンス集積に期待したいです．同報告にて，8〜10 mg/kg 静注/dayの高用量のDAPを推奨する専門家もいるとの記載があり，難治例等では考慮してもよいかもしれません．

また，VCMに耐性のEnterococciとMRSAに対する*in vitro*の感受性をみた試験で，DAPとGMの併用療法は有用であろうとの報告もありますが[16,17]，すべてのMRSAに対するものではないとの報告もあり[18]，実際の治療時には慎重に検討したいです．難治例に対する他の選択肢として，リネゾリド（LZD）を検討することもあるかもしれませんが，2週間以上の長期投与で骨髄抑制を高率に発症するといった副作用の点より，IEでは使用しづらい印象があります．

[文 献]

1) Li JS, Sexton DJ, Mick N et al：Proposed modifications to the Duke criteria for the diagnosis of infective endocarditis. Clin Infect Dis 30（4）：633-638, 2000

2) Fowler VG Jr, Li J, Corey GR et al : Role of echocardiography in evaluation of patients with Staphylococcus aureus bacteremia : experience in 103 patients. J Am Coll Cardiol 30 : 1072-1078, 1997
3) Bayer AS, Bolger AF, Taubert KA et al : Diagnosis and management of infective endocarditis and its complications. Circulation 98 : 2936-2948, 1998
4) Baddour LM, Wilson WR, Bayer AS et al : Infective endocarditis : diagnosis, antimicrobial therapy, and management of complications : a statement for healthcare professionals from the Committee on Rheumatic Fever, Endocarditis, and Kawasaki Disease, Council on Cardiovascular Disease in the Young, and the Councils on Clinical Cardiology, Stroke, and Cardiovascular Surgery and Anesthesia, American Heart Association : endorsed by the Infectious Diseases Society of America. Circulation 111 (23) : e394-434, 2005
5) Gould FK, Denning DW, Elliott TSJ et al : Guidelines for the diagnosis and antibiotic treatment of endocarditis in adults : a report of the Working Party of the British Society for Antimicrobial Chemotherapy. J Antimicrob Chemother 67 (2) : 269-289, 2012
6) Habib G, Hoen B, Tornos P et al : Guidelines on the prevention, diagnosis, and treatment of infective endocarditis (new version 2009) : the Task Force on the Prevention, Diagnosis, and Treatment of Infective Endocarditis of the European Society of Cardiology (ESC). Endorsed by the European Society of Clinical Microbiology and Infectious Diseases (ESCMID) and the International Society of Chemotherapy (ISC) for Infection and Cancer. Eur Heart J 30 (19) : 2369-2413, 2009
7) Ramsdale DR, Turner-Stokes L : Prophylaxis and treatment of infective endocarditis in adults : a concise guide. Clin Med 4 : 545-550, 2004
8) Murdoch DR, Corey GR, Hoen B et al : Clinical presentation, etiology, and outcome of infective endocarditis in the 21 st century : the International Collaboration on Endocarditis-Prospective Cohort Study. Arch Intern Med 169 (5) : 463-473, 2009
9) Ruoff K : Nutritionally variant streptococci. Clin Microbiol Rev 4 (2) : 184-190, 1991
10) Kang DH, Kim YJ, Kim SH et al : Early Surgery versus Conventional Treatment for Infective Endocarditis. N Engl J Med 366 : 2466-2473, 2012
11) Roe MT, Abramson MA, Li J et al : Clinical information determines the impact of transesophageal echocardiography on the diagnosis of infective endocarditis by the Duke criteria. Am Heart J 139 : 945-951, 2000
12) Daniel WG, Mugge A, Grote J et al : Comparison of transthoracic and transesophageal echocardiography for detection of abnormalities of prosthetic and bioprosthetic valves in the mitral and aortic positions. Am J Cardiol 71 : 210-215, 1993
13) Blumberg EA, Karalis DA, Chandrasekaran K et al : Endocarditis-associated paravalvular abscesses. Do clinical parameters predict the presence of abscess? Chest 107 : 898-903, 1995
14) Fowler VG Jr, Boucher HW, Corey GR et al : Daptomycin versus standard therapy for bacteremia and endocarditis caused by Staphylococcus aureus. N Engl J Med 355 : 653-665, 2006
15) Liu C, Bayer A, Cosgrove SE et al : Clinical practice guidelines by the infectious diseases society of america for the treatment of methicillin-resistant Staphylococcus aureus infections in adults and children. Clin Infect Dis 52 (3) : e18-55, 2011
16) Leclercq R, Bingen E, Su QH et al : Effects of combinations of beta-lactams, daptomycin, gentamicin, and glycopeptides against glycopeptide-resistant enterococci. Antimicrob Agents Chemother 35 : 92-98, 1991
17) Caron F, Kitzis MD, Gutmann L et al : Daptomycin or teicoplanin in combination with gentamicin for treatment of experimental endocarditis due to a highly glycopeptide-resistant isolate of *Enterococcus* faecium. Antimicrob Agents Chemother 36 : 2611-2616, 1992
18) Credito, K., Lin G, Appelbaum PC : Activity of daptomycin alone and in combination with rifampin and gentamicin against *Staphylococcus aureus* assessed by time-kill methodology. Antimicrob Agents Chemother 51 : 1504-1507, 2007

VI その他の身近な疑問

27 心不全と輸液

Memorial Hospital of Rhode Island, Brown University　南　太郎

ここがポイント！

- 心不全の患者へ輸液を実施する際に考えるポイントは2つ．
  - ①輸液を負荷することで循環動態は改善するのか＝輸液反応性（fluid responsiveness）の問題
  - ②輸液を行うことで肺うっ血（congestion）は起こりやすいのか？　preload の評価
- 侵襲的な検査，非侵襲的な検査によりある程度 fluid responsiveness は予測できる．
- しかし，広く用いられている中心静脈圧（central venous pressure：CVP）だけでは，fluid responsiveness の指標としては不適である．
- 現在は，非侵襲的な検査（肺の超音波検査：lung ultrasound）によって，肺動脈楔入圧（pulmonary artery occlusion pressure：PAOP）をある程度予測することが可能である．

はじめに

　心不全に「輸液」というと，違和感を感じる人もいるかもしれません．心不全の治療の一つは利尿薬で，利尿をかけ輸液を絞り，心臓への負荷を軽減するのが治療の一つの柱です．本来，利尿が必要な患者さんに輸液する，というのはなんだか矛盾しているようにも思えます．少し難しいテーマですが，以下に症例を提示しながら一緒に考えていきたいと思います．

●心不全に輸液？
心不全の治療の柱は，利尿を促し心臓への負荷を軽減することなのに，輸液が必要なのか？

症例提示

　症　例：65歳，男性．
　既　往：糖尿病と高血圧，心不全（systolic heart failure）が存在する．
　3日ほど続く発熱，側腹部痛を主訴に来院，尿路感染症の診断のもと救急室で抗生物質投与が始められ，入院が決定した．研修医のA君が入院を担当することとなった．

指導医「入院とってくれてありがとう．ところで，さっき診察したら，この患者さん，あまり輸液が行われてないようだけれど？」

研修医のA君「輸液はちょっと…．**既往に心不全**がありますし，肺水腫をきたすのが怖いので」

指導医「でも血圧は境界域だし，尿の出も悪いよね」

A君「では，ラシックスで利尿をかけますかね？」

指導医「ラシックス，ふむ，つまりA君はvolume overloadだと判断するわけだね？」

A君「いや，というか尿量が少ないのでなんとなく…**心不全ですし**」

指導医「逆に，輸液を増やすという選択肢はどうだろう」

A君「でも先生，**既往に心不全**があるんです．輸液によって呼吸状態が悪くなってしまうのが怖くて」

指導医「身体所見はどうだろう？　ドライじゃないかな？　患者さんの体は熱かった？　冷たかった？　浮腫は？　頸静脈怒張は？」

A君「そりゃ熱があるので…熱いですが．うーん，確かに．呼吸音は清明です．皮膚も乾燥しているように思えます．浮腫もないし．頸静脈怒張はないと思うんですが…」

指導医「それならば，もう少し積極的に輸液をいってもいいんじゃないかな？」

A君「そうなんです．尿量も悪いですし，血圧も低めなんで心不全さえなければ輸液をもう少しいきたいんですけれど」

指導医「心不全があっても，輸液いけばいいじゃない」

A君「でも，なんか怖いんですよね…．**既往に心不全**がありますし，うーん，難しい．To give, or not to give：that is the question」

指導医「君はシェークスピア[1]かい？」

さて，ベースラインに心不全がある患者さんに輸液を行わないといけない状態，というのは存在するでしょうか？　そもそも，なぜ輸液が必要なのでしょう？　そしてそもそも，心不全とはどういう状況でしょうか？

　心不全って何？——心不全の定義

　1．心不全とは？

Cecilを紐解いてみましょう．

"Heart failure is a heterogeneous syndrome in which abnormalities of cardiac function are responsible for the inability of the heart to pump blood at an output sufficient to meet the requirements of metabolizing tissues or the ability to do so only at abnormally elevated diastolic pressures or volumes."[2)]

「心不全とは heterogenous syndrome で，組織の代謝需要に見合うだけの心拍出量を保てないか，保てていたとしても心臓の拡張期圧・容量が異常に亢進している状態」と定義されています．組織の需要を満たすだけの血液を心臓が拍出できていない状態，ここに心不全での輸液に対するヒントが含まれていると思います．心不全であえて輸液をする理由があるとすれば，輸液によって組織の需要を満たす血液を拍出できる，つまり血行動態の改善が期待される場合でしょう．

2．心不全にも様々なタイプがある

また，注意して考えないといけないのは，心不全といっても様々なタイプがあることです．急性の非代償性心不全（acute decompensated heart failure）もあれば，慢性の（代償されている）心不全（chronic heart failure）もあります．急性心不全では緊急に利尿が必要になってくる場合が多いので，輸液は一時的に（もしくは恒久的に）絞らないといけない．また心不全を組織への灌流 perfusion とうっ血 congestion の有無から **4 つのタイプ**[*]に分類する[3,4)]方法もあります．心不全とはいえ，必ずしもひとくくりにはできないということは，念頭に入れておく必要があります．

というわけで，ここでは主に慢性の心不全で，特に低灌流 hypoperfusion が存在する状態での輸液について考えていきたいと思います．

check!

● 心不全なのに輸液をするケース
輸液によって組織の需要を満たす血液を拍出できるようにする（血行動態の改善が期待できる）場合．

● 心不全をひとくくりにして考えない
様々なタイプがあるので，そのことを念頭においておく．

＊4つのタイプ
type A：warm and dry
type B：wet and dry
type C：wet and cold
type L：cold and dry

Q 輸液は何のため？

A
そもそも輸液って，なんでするんでしょう？　健康に生活しているときは，人間は輸液など必要としません．水が足りないから？　栄養が足りないから？　入院しているから何となく？　熱があるので不感蒸泄を補うため？　人によって様々な意見があると思いますが，ここで思い切って，一つの理由に絞ってみましょう．

1．「循環動態の改善が期待できるから」：Marik らの論文より

ある論文からの引用ですが，小気味よく言い切っています．

"Fundamentally the only reason to give a patient a fluid challenge is to increase stroke volume（SV）and cardiac output（CO）. This assumes that the patient is on the ascending portion of the Frank-Starling curve and has "recruitable" CO."[5)]

「輸液負荷（fluid challenge）を行う唯一の理由は，心拍出量を増やすことである．これは患者の体液量の状態が未だに Frank-Starling カーブが上昇

しているところにあり，輸液をかけることで心拍出量が適切に上昇するという前提のもとに成り立っている」

つまり**輸液を行う唯一の理由は，それにより血行動態（stroke volume や cardiac output）の改善が期待されるからだ**ということです．いくつか議論の余地の残る切り口ではありますが，ここに心不全の輸液に対する考えの大きなヒントがあると思います．つまり，

「心不全の状態で輸液する理由があえてあるとすれば，輸液により循環動態の改善が期待されるから」

ということになり，実にシンプルです．輸液による循環動態の改善が期待されれば輸液をするし，そうでなければ輸液を行わない，ということになります．この考え方を軸に，心不全の輸液を考えていくことができます．

2．輸液による肺水腫のリスクは？

しかし，ここで心不全独特の問題に直面します．仮に輸液によって循環動態の改善が期待できても，preload が増大し，肺水腫の危険が増大する可能性が高くなることです．Cecil でも "the ability to do so only at abnormally elevated diastolic pressures or volumes."[2] と書いていましたね．**循環動態の改善は認められるが，拡張期圧の異常な上昇と引き換えになってしまう．心不全の輸液の難しさの一つがここにあります．**

心不全での輸液に，なぜ A 君が躊躇していたかといえば，肺水腫が怖いからでした．輸液を行うことで心負荷の増大により肺水腫をきたすリスクを，確かに考えないといけません．もし，どれだけ輸液を負荷しても肺水腫をきたさないのであれば，輸液への躊躇はだいぶ減るかもしれません．

3．輸液を行う際に考えるべき 2 つの軸

理想的には輸液を行うことによって心拍出量を改善し，なおかつ肺水腫を防ぐことができたらいいわけです．

ここで，心不全で輸液を行う 2 つの条件を提唱したいと思います．

1) **輸液によって血行状態の改善が期待される**—fluid responsiveness の問題
2) **輸液による肺水腫のリスクが少ない**—congestion のリスク，もしくは preload の評価の問題

実は細かいことを言えば，心拍出量が改善すれば，予後は改善するのか？どの程度まで心拍出量を改善させるべきなのか？ 心拍出量の改善は必要なのか（hypoperfusion は実際存在するのか）？ という疑問は存在しますが，後ほど少し述べます．

---

check!

●肺水腫の危険性は？
輸液によって循環動態の改善が認められても，それにより心負荷が増大すれば，肺水腫の危険性が高くなる．

《症例再び》さて，先ほどの症例に戻りましょう．

指導医「ん？　A君，なんの準備かな？」

A君「いや，血行動態を見たいので肺動脈カテーテルでも入れようかと…」

指導医「うむ，なかなか積極的でよろしい．でも，非侵襲的にできる方法を先に試してみたかい？」

A君「身体所見は取りましたし，非侵襲的って言っても…」

指導医「超音波は試してみた？　ちょっとIVCの状態を見てみようか」
「ありゃ，ぺったんこじゃない[注]」
「LVの状態は…うーん，内腔がほとんどないよ，こりゃ」

A君「でも肺には水が溜まっているかもしれません」

指導医「でも君，たった今，胸の音はきれいだって言ったじゃない」

A君「でも自信がなくって….実は身体所見，あまり得意じゃないんです」

指導医「(患者さんに) 失礼します….ちょっと胸の音を聞かせていただいてよろしいでしょうか？　(Aくんに) 胸の音きれいじゃない，ちょっと君にも見せたいから**肺の超音波をしてみようか？**」

A君「なんですか，それ？　肺実質は空気がいっぱいで超音波診断に適さないって，アメリカ人が書いた分厚い教科書[6]で読んだような気がします」

指導医「まあ，ご覧なさい．失礼します，スラスラ」

A君「白っぽい線しか見えませんよ，やはり，ハリ…は正しかった…」

指導医「何をブツブツ言っているんだ，bilateral sliding lungs with A-line pattern，いわゆるA-profileだよ．肺実質のaerationはよく，PAOPは13mmHg未満と予想されるね」

A君「日本語でお願いします」

[注] この症例は「挿管されていない」という前提で読んでください．ただし，次の「Q」で述べる論文では挿管されている患者さんが対象となっていることに注意．

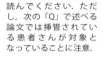 fluid responsivenessの評価

さて，当初の課題に戻りましょう．心不全で輸液を行うのは，以下の条件が期待されているときでしたね．

1）輸液によって血行状態の改善が期待されるのか？　―fluid responsivenessの問題
2）輸液による肺水腫のリスクが少ないのか―preloadの評価の問題

実はさらに根本的な問題で，**「輸液はそもそも必要なの？　(hypoperfusionは存在するの？)」**という問題も存在します．乳酸値や，尿量，SvO_2などの指標が重要になってきますが，ここでは先にも述べましたようにhypoperfusionを前提として話を進めます．

繰り返しになりますが，輸液における究極の疑問は"Can we improve cardiac output and hence hemodynamics by giving fluid"[7]つまり，輸液を行

うことによって心拍出量を改善し，血行動態を改善することができるか？ということになるでしょう．輸液をすることで血行動態が改善するかに対し，どのような指標が用いられるでしょうか？

1．身体所見の話

いわゆる "Cold Profile"[8]が low cardiac index の診断に役立つとされています[9,10]．Propotional pulse pressure（PP/SBP）＜25%，systolic blood pressure の値が低い，四肢が冷たいことなどは議論の分かれるところです．また，low cardiac index と fluid responsiveness の話は，厳密には分けて考えないといけません．

2．侵襲的な検査の話

1）central venous pressure（CVP）について

CVP は臨床の現場でよく用いられる指標で，実際，国際ガイドラインなどにも CVP を指標に輸液を行うことが書かれています[11]．が，この広く用いられている CVP が果たして fluid responsiveness を予測するパラメータとなりうるか，というのは，ちょっと注意が必要です．「CVP が低いから輸液する，高いから輸液を控えるべき」というのは当たり前のように聞こえますが，実は CVP の値の高低は必ずしも「輸液により血行動態が改善するか？」を正しく予想するものではないことが，最近の論文で示されている[11]からです．

この論文の結論によれば，CVP と blood volume は相関しない，また CVP や delta CVP は輸液負荷に対する血行動態の反応を予測しない，と手厳しい評価を下しています．そして「CVP は輸液のマネージとして用いられるべきではない」と結論づけています．

2）その他の侵襲的な検査について

CVP があまり有用でないとすると，その他に有用な指標はあるのでしょうか？ 同じ著者による別の論文[5]では，pulse pressure variation を中心に，様々な指標が検証されています（**表1**）．

- 脈圧の変動（pulse pressure variation：PPV）
- 収縮期圧の変動（systolic pressure variation：SPV）
- 一回拍出量の変動（stroke volume variation：SVV）
- LVEDAI：left ventricular end-diastolic area index（**TEE**＊）
- GEDVI：global end-diastolic volume index（transpulmonary thermodilution）
- 中心静脈圧（central venous pressure：CVP）

表1を見ていただきたいのですが，AUC の値は PPV が一番高く（0.94）出ています．GEDVI，CVP はともに値が低く（0.56，0.55），CVP の AUC

check!
● CVP の問題点
CVP 値の高低は必ずしも「輸液により血行動態を改善できるか」を正しく予想するものではないことが最近の論文で示された．

＊ TEE：transesophageal echocardiogram（経食道心エコー）

表1 静的，動的指標がそれぞれどの程度 volume responsiveness を予測するか

	Correlation（r）	AUC
PPV	0.78 （0.74〜0.82）	0.94 （0.93〜0.95）
SPV	0.72 （0.65〜0.77）	0.86 （0.82〜0.90）
SVV	0.72 （0.66〜0.78）	0.84 （0.78〜0.88）
LVEDAI	—	0.64 （0.53〜0.74）
GEDVI	—	0.56 （0.37〜0.67）
CVP	0.13 （−0.01〜0.28）	0.55 （0.48〜0.62）

（文献5より引用）

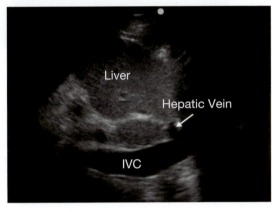

図1 IVC：subcostal view
この画像からさらにMモードを用いる（図2参照）ことでDIVC variationを測定する．

はなんと0.55で，この論文を基にすればCVPの値の高低で輸液するかを決めるのは，コインを投げて表裏で輸液をするかしないか決めるのと，そう変わらないとも言えます．

3．非侵襲的な検査の話

ここで，非侵襲的な検査に目を向けてみたいと思います．**超音波**による検査です．超音波でも経胸壁と経食道の2種類がありますが，ここでは特に非侵襲的な **TTE***を用いた fluid responsiveness の評価について述べてみたいと思います．

* TTE：transthoracic echocardiogram 経胸壁エコー

1）Inferior vena cava（IVC）の評価による fluid responsiveness の評価（図1）

Inferior vena cava の評価はどうでしょうか．IVCがCVPを予想することはエコーの教科書に詳しい[12]ですが，先程述べたようにCVPが volume responsiveness にとって必ずしも有用でない，という立場のもと，少し視点を替え，IVCと fluid responsiveness に直接の関係がないか見てみましょう．Feissel らによる論文[7]では，敗血症性ショックでICUにいる患者（挿管されている）を対象にIVCの動きを調べてみました．彼らはIVCのdiameterの変化（DIVC variation）に注目し，以下のようにDIVC variationを定義しました．

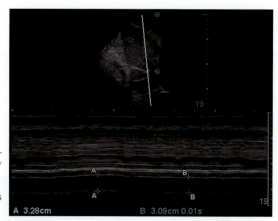

図2 DIVC 測定の一例
この例では DIVC variation：(3.28−3.09)/3.185＝0.0596 となり volume responsiveness はないと予想される．

DIVC variation＝(DIVC max−DIVC min)/DIVC mean（図2）

結果，12％以上 DIVC variation が存在する群においては fluid responder を高い sensitivity，specificity にて予見できるということがわかりました．

問題なのは以下の条件のもとでのみ証明されていることです．
①挿管されていること
②Sinus rhythm であること
③Tidal volume が 8〜10 mL/kg でないといけない
④Volume control（ventilator）
⑤Patients sedated

この条件に当てはまれば，非常に有用な指標と言えましょう．

4．まとめ

Fluid Responsiveness を評価するには
・病歴と身体所見，ただし有用な所見は少ない．
・侵襲的検査（pulse pressure variation），非侵襲的検査（change in DIVC）など，いくつか存在する．
・central venous pressure は必ずしも fluid responsiveness の良い指標とはならない．
・いくつかの条件はあるものの，IVC の径の変化は有用な指標となりうる．

以上，fluid responsiveness について考察しましたが，preload の評価はどうでしょう？

Congestion のリスク・preload の評価

 ここでも，ある論文の言葉を引用したいと思います．

"How to assess the end point where the patient has received optimal fluid therapy, while the signs of circulatory failure persist, has not been satisfactorily ascertained. This question has long been approached by using the pulmonary artery occlusion pressure（PAOP）, a value obtained using the pulmonary artery catheter（PAC）."[13)]

「循環動態不全が存在するとき，どの程度まで輸液を行うことが適切なのかを評価する方法ははっきりと確立されていない．長い間この疑問に対し，肺動脈カテーテル（PAC）を使い肺動脈楔入圧（PAOP）を測定することで答えようとしてきた．」

理想を言えば，輸液を行うことで血行動態は改善するが呼吸状態は悪化しない，という状態を保ちたいわけです（今回は心不全と輸液，というお題なので Inotropic agent や pressor, vasodilator にはあまり触れません）．そこで，PAOP を評価する必要が出てきます．時として，輸液により血行動態の改善は期待できるが，呼吸状態も悪化する可能性が十分にある（Cecil を思い出してください），という事態に陥ります．ここは非常に難しいところですが，究極的にどちらを優先するか，という問題になります．循環動態を第一に考えれば，呼吸状態については人工呼吸によるサポートまで視野に含め，あえて輸液を選択することも考えられます．

 Pulmonary artery occlusion pressure（PAOP）の評価

 1．身体所見で評価する

頸静脈圧（JVP）が高い，起座呼吸など[9,10)]が PAOP の高値を予測するとされています．逆に S3 や浮腫，ラ音などは，controvertial です．

2．侵襲的な検査で評価する（肺動脈カテーテル）

ここでは，侵襲的な検査による血行動態の評価について考えていきたいと思います．

便宜的に PAOP（approximate LVEDP）は，preload を評価する方法としてよく用いられています．肺動脈カテーテル（PAC）は侵襲的ですが，これにより PAOP を評価することができます．①非侵襲的な検査による血行動態への疑問が残り，②なおかつ，その疑問に対する答えが PAC によって得られ，③その答えによって治療選択に影響が出る．以上の場合には積極的に

考慮すべきでしょう．ただし，侵襲的な検査であり，カテーテル挿入の時間もかかります．ICU では行われますが，一般病棟や外来では，ちょっと行いにくい検査です．

3．非侵襲的な検査で評価する（肺超音波検査）

最新版の Harrison を紐解くと，

"Because US energy is rapidly dissipated in air, it is not useful for evaluation of the pulmonary parenchyma and cannnot be used if there is any aerated lung between the US probe and the abnormality of interest." [6]

と書かれています．訳すと「超音波は空気によって拡散されるので，肺実質の評価に役立たない」ということですが，実は**超音波は肺実質の評価にも役立つことが最近わかってきました**．dissipation を逆手に取って肺実質を評価するわけです．また肺の超音波診断 lung ultrasound が気胸の除外診断に役立つことは，20 年ほど前から指摘されています [14]．胸膜が胸壁に対しスライドする動きを捉えることで気胸を除外するわけで，これを「**sliding lung sign**」*と呼びます．胸膜のラインに垂直に描出されるライン（B-line），平行に走るライン（A-line）などのパターンにより，肺実質の状態まで推測できることがわかってきました．さらにそれを利用して PAOP を推測する方法が提唱されています [13]．

ここでは，肺の超音波診断における所見，A-line，B-line，A-profile，B-profile などについて，さらに詳しく解説させていただきます．

Lichtenstein らによって 2008 年に発表された論文によれば，A-profile，B-profile などの所見により，非侵襲的に PAOP の予測が可能であるとしています．では，A-profile，B-profile とは，いったいどういうものでしょう．

1）A-line/A-profile

A-line とは，肺の超音波における所見の一つで，写真にみられるような胸膜のラインに平行して連続する白いラインのことです（**図 3**）．Sliding lung

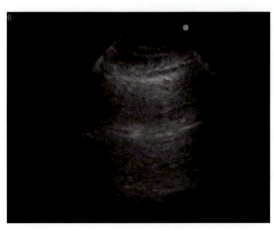

図 3　A-line
画面一番上の high echogenic な（＝白い）ラインは pleural surface である．その下（画面中央）に見える，pleural surface と平行に走る白いラインが A-line である．

* **sliding lung sign**
気胸の診断（除外診断に強い）に迅速に（胸部写真よりも素早く，ベッドサイドで）役立つので，是非活用をお勧めします．
sliding lung sign が認められればその部位での気胸はほぼ確実に除外できるが，逆に sliding lung sign が認められない場合，必ずしも気胸を意味するわけでないことに注意が必要である．また，空気は当然上に上がるために肺尖部（患者が heads-up だと仮定して）での sliding lung を特に注意深く観察する必要がある．詳しくは参考文献を参照してください．

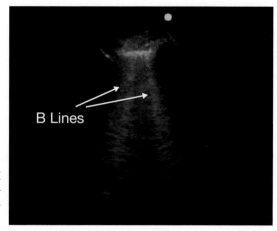

図4 B-line
pleural surface から垂直に延びている high-echoic なラインが B-line.

を伴うことで，正常な aeration を意味します．Sliding lung with A-line pattern は，つまるところ，その範囲での肺の組織の aeration が正常であることを意味します．

　A-profile とは，anterior-predominant bilateral A-lines associated with lung sliding と定義されています．つまり，両側の胸壁を超音波でスキャンした際に，どちらでも A-lines with lung sliding が認められる状態のことを意味します．PAOP≦13 mmHg の診断において，A-predominance（A-profile に相当）の sensitivity は67％，specificity は90％とされています．つまり，超音波において両側の肺野で sliding lungs と A-lines が認められたら，PAOP の値にある程度予測が立てられる（値は高くない）というわけです．

2）B-line/B-profile

　B-line とは，胸膜表面から垂直に走る，high-echoic なラインのことです（図4）．さらに "three or more B-lines visible between two ribs define B＋lines, or lung rockets." とあるように，複数の B-lines の存在を B＋lines もしくは lung rockets と表現します．B-profile とは，この論文の中で[13]anterior-predominant bilateral lung rockets associated with lung sliding と表現されています．つまり lung sliding が確認される状況で両側の肺に lung rockets が確認される状態です．B-profile が認められるときは，PAOP の値にはばらつきが認められました．

3）まとめ

　以上より，肺の超音波において A-profile が認められれば PAOP の値は低いことが予想され，輸液を実施する際の指標とすることができます．

- PAOP を用いて preload, congestion を評価することはできるが侵襲的な検査で時間もかかる．
- Lung ultrasound は非侵襲的な検査であり，特に A-profile が認められるときは PAOP は高くないと予想される．

まとめ

というわけで，駆け足で心不全と輸液の話をしてきましたが，いかがでしたでしょうか？　臨床の実際では2つの軸を考えながら，新しいテクノロジーも活用しつつ，悩みながら（＝総合的に判断しながら）患者さんに輸液を施していく，ということになりそうです．

なお，この原稿作成にあたり，妻の南 明子，ブラウン大学内科研修医の梅田武英先生，京都大学医学部の中西智子さんに貴重な意見を頂きました．深く感謝申し上げる次第です．

[文　献]

1) Shakespeare W. Hamlet. http://shakespeare.mit.edu/hamlet/full.html. Accessed March 17, 2013
2) Massie BM：Heart Failure：Pathophysiology and Diagnosis. In "Cecil RL, Goldman L, Schafer AI. Goldman's Cecil medicine. 24th ed." Chapter 58, Elsevier Saunders, Philadelphia, 2012
3) Nohria A, Lewis E, Stevenson LW：Medical management of advanced heart failure. JAMA 287（5）：628-640, 2002
4) Grady KL, Dracup K, Kennedy G et al：Team management of patients with heart failure：A statement for healthcare professionals from The Cardiovascular Nursing Council of the American Heart Association. Circulation 102（19）：2443-2456, 2000
5) Marik PE, Cavallazzi R, Vasu T, Hirani A：Dynamic changes in arterial waveform derived variables and fluid responsiveness in mechanically ventilated patients：a systematic review of the literature. Crit Care Med 37（9）：2642-2647, 2009
6) Fuhlbrigge AL, Choi AMK：Diagnostic Procedures in Respiratory Disease. In "Longo DL. Harrison's principles of internal medicine. 18th ed." Chapter 253, McGraw-Hill, New York, 2012
7) Feissel M, Michard F, Faller JP, Teboul JL：The respiratory variation in inferior vena cava diameter as a guide to fluid therapy. Intensive Care Med 30（9）：1834-1837, 2004
8) Nohria A, Tsang SW, Fang JC et al：Clinical assessment identifies hemodynamic profiles that predict outcomes in patients admitted with heart failure. J Am Coll Cardiol 41（10）：1797-1804, 2003
9) Drazner MH, Hellkamp AS, Leier CV et al：Value of clinician assessment of hemodynamics in advanced heart failure：the ESCAPE trial. Circ Heart Fail 1（3）：170-177, 2008
10) McGee SR：Evidence-based physical diagnosis. PA：Saunders, Philadelphia, 2001
11) Marik PE, Baram M, Vahid B：Does central venous pressure predict fluid responsiveness? A systematic review of the literature and the tale of seven mares. Chest 134（1）：172-178, 2008
12) Otto CM：Textbook of clinical echocardiography. 4th ed. PA：Elsevier/Saunders, Philadelphia, 2009
13) Lichtenstein DA, Meziere GA, Lagoueyte JF et al：A-lines and B-lines：lung ultrasound as a bedside tool for predicting pulmonary artery occlusion pressure in the critically ill. Chest 136（4）：1014-1020, 2009
14) Lichtenstein DA, Menu Y：A bedside ultrasound sign ruling out pneumothorax in the critically ill. Lung sliding. Chest 108（5）：1345-1348, 1995

VI その他の身近な疑問

28 腎機能悪化（WRF）を伴う心不全のマネジメントをどうするのか？

聖マリアンナ医科大学
腎臓・高血圧内科　柴垣有吾（しばがきゆうご）

ここがポイント！

- ☑ 心不全の予後規定因子である腎障害を防ぐ治療が重要である．
- ☑ 過剰な後負荷の軽減は，腎障害を惹起する．
- ☑ 前負荷軽減に従来のループ利尿薬に加えて，腎保護的な利尿薬の併用が検討される．

Q 心腎症候群とは？

A 循環動態の維持，つまり，体液量の維持と血圧の維持には心臓と腎臓の両方が協調的に働くことが重要であり，どちらが欠けても問題が生じます．急性あるいは慢性の腎機能障害や心機能低下はどれも非常に頻度の高い病態であり，共存することが多いです[1]．それぞれの臓器障害が，循環動態の異常を中心とした病態を介して，互いの臓器に悪影響を及ぼします．さらに，これが悪循環を形成し，予後悪化につながる重要な病態と認識され，**心腎症候群**（cardiorenal syndrome：CRS）と呼ばれています（図1）．

どちらの臓器障害が病態のカスケードの上流にあるか，さらに，急性か慢性かによっても病態の機序や病態が与える影響が違うことから，統一したコンセンサスが必要とされ，2008年に集中治療医と腎臓内科医の有志の集まりであるAcute Dialysis Quality Initiative（ADQI）によりコンセンサス・カンファランスが開催され，CRSを5つに分類しました[2]．

■ 治療に難渋する CRS type 1

この中でも最も循環器医あるいは腎臓内科医が治療に難渋するのが，急性非代償性うっ血性心不全（acute decompensated congestive heart failure：ADHF）における腎機能悪化（worsening renal function：WRF）あるいは急性腎障害（acute kidney injury：AKI）の病態であるCRS type 1でしょう．CRS type 1の疫学・病態・マネジメントに関しては優れた総説[3,4]が最近報告されており，是非一読をお勧めします．CRS type 1は，一般のAKIと同様，ADHF患者の予後悪化因子であることが知られています．特に，その影

check!

● **心腎症候群（CRS）とは**
循環動態の維持には，心臓と腎臓の両方が協調的に働くことが必要だが，どちらに障害が生じても互いに悪影響を及ぼし，悪循環となり予後悪化につながる重要な病態となる．

● **CRSの5分類**
- type1：急性心腎症候群/急性心不全→急性腎障害．
- type2：慢性心腎症候群/慢性心不全→慢性腎臓病．
- type3：急性腎心症候群/急性腎障害→急性心不全．
- type4：慢性腎心症候群/慢性腎臓病→慢性心不全．
- type5：二次性心腎症候群/全身性疾患の一症状として心・腎が同時に障害．

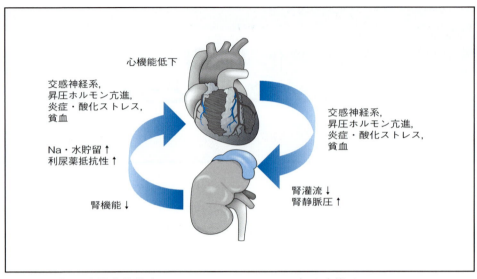

図1 心腎症候群（cardiorenal syndrome：CRS）の病態（文献1より引用）

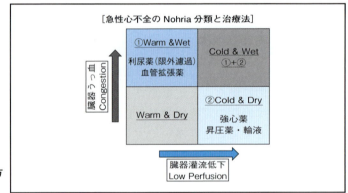

図2 心不全の臨床分類と治療方針（文献6より引用）

響はADHFの治療が難渋し，結果としてうっ血が完全に解除できない症例において顕著であることが示されています[5]．

CRS type 1 の病態は ADHF 自体による血行動態異常に主として起因していることから，そのマネジメントは ADHF のマネジメントそのものといってもよいです．ADHF の病態は Nohria らにより，いわゆる臓器灌流圧低下（low perfusion）の有無（warm or cold）と臓器うっ血（congestion）の有無（dry or wet）による4分類が提唱され，広く受け入れられています[6]．Low perfusion の有無は低血圧や脈圧低下，末梢冷感，臓器障害（意識障害，腎不全等）によって判断され，congestion の有無は起座呼吸や頸静脈怒張，Ⅲ音聴取などによって判断されます．Low perfusion の治療は心機能補助薬（強心薬）・血管拡張薬となり，congestion の治療は利尿薬や限外濾過療法が中心となります（図2）．これらは，それぞれ後負荷と前負荷と言い換えること

もできるかもしれません．治療薬を考える前に，腎の観点からみた後負荷と前負荷について考え，その後，これらの治療法についてそれぞれ腎保護的な観点から検討したいと思います．

Q 腎の観点からみた後負荷は？

A 腎臓内科医として CRS type 1 の診療を行う場面で，しばしば循環器内科医と意見が食い違うのが後負荷に対する考え方です．その原因は，**腎臓と心臓では許容できる灌流圧に差がある**ことに起因します．

図3に示すように，心（冠動脈）の血流は平均血圧（灌流圧）が 65 mmHg を切ると低下を始めるのに対して，腎血流は 80～90 mmHg で低下を始めます[7]．血流維持に必要な血圧は動脈硬化（心肥大・腎動脈硬化性疾患）を合併する場合には，さらに 20 mmHg 前後も高い灌流圧を必要とすることがわかります．しかし，実際には腎血流が低下してもしばらくは腎血流の自己調節能が作用し，輸入細動脈が拡張し，輸出細動脈が収縮することで GFR は維持されます．ところが，動脈硬化疾患や既存の慢性腎臓病（chronic kidney disease：CKD）の合併例ではこれら細動脈の収縮・拡張反応が十分でない，つまり，自己調節能が破綻しているために，腎血流の低下と同時に GFR が低下してしまうため，血圧が絶対値としてはそれほど低くなくても腎機能が悪化する可能性があります．これを**正常血圧性虚血性急性腎障害**と呼んでいます[8]．

そもそも，ADHF の状況では心拍出量が低下しているだけでなく，血流の再分布が生じ，脳や心臓への血流の配分は増加して，灌流量を維持する一方で，腎臓への配分は低下するため，心拍出量低下の割合以上に腎血流は低下します．よって，ADHF ではより高い灌流圧が GFR 維持に必要なのです．

さらに，ADHF では前負荷軽減のため，尿 Na 排泄を増やす必要があります．ここで，腎生理の基本である Guyton の圧利尿曲線を考えると，血圧維持がこの観点からも重要であることがわかります．圧利尿曲線は横軸に平均

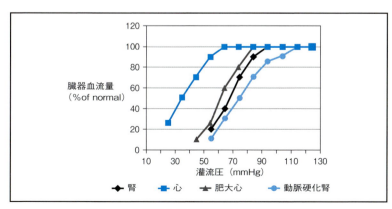

図3　心と腎における灌流圧と血流量の関係

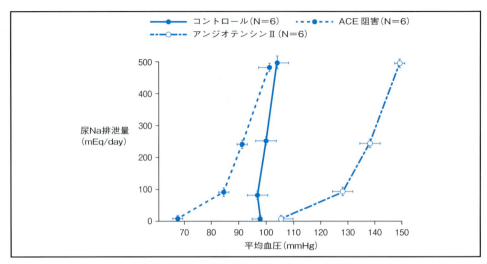

図4　Guyton の圧利尿曲線（文献9より引用）

動脈血圧，縦軸に尿 Na 排泄量をプロットしたものです（**図4**）[9]．健常人の圧利尿曲線は図のように傾きが急峻な S 字カーブを描きますが，心不全や腎不全患者では曲線が右方移動し，傾きが緩やかとなります．健常人における傾きの急峻さは，尿中の Na 排泄量を増やすには，ごくわずかに血圧を上げればよいことを示しています．一方，右方移動かつ傾きの緩やかな CRS type 1 の患者ではベースの血圧も高めとなるべきであり，かつ尿 Na 排泄量を増やすためには，血圧をかなり上げる必要性があることを示しています．

　ADHF では後負荷軽減を目的として，血管拡張薬などによる降圧が積極的に行われますが，動脈硬化疾患や CKD を合併する場合や，それらの保有率の高い高齢者においては，上記した理由で血圧を下げすぎると腎機能が急激に悪化しやすく，尿 Na 排泄も困難になるのです．European Society of Cardiology（ESC）ガイドラインでは，血管拡張薬の使用はさらなる低血圧による臓器灌流低下の危険から，「収縮期血圧 90 mmHg 以下では使用せず，90〜110 mmHg では慎重使用」という表現を採用しています．しかし，いわゆる low perfusion の診断における収縮期血圧＜90 mmHg の感度はたったの 12% しかありません[10]．つまり，臓器灌流が低下していても，多くの例で収縮期血圧は 90 mmHg 以上あるということです．図3に示したように，冠動脈血流は平均血圧で 65 mmHg が血流低下のカットオフとなりますが，腎血流は平均血圧で 80〜90 mmHg，収縮期血圧に換算すれば，100 mmHg 以上ないと低下し，特に，動脈硬化腎では GFR もこのレベルの血圧で低下してしまうことを意味しています．

　現在，ADHF において，どの程度の血圧が至適かはわかっていません．敗血症マネジメントの基準となっている EGDT（early goal directed therapy）では，平均血圧（mean arterial pressure：MAP）の目標は 65 mmHg 以上と

されています．しかし，前述の理由から，動脈硬化の強い患者においては，この目標は低すぎる可能性があります．過去の論文では相反する報告があり，この議論は決着がついていませんでしたが，最近の脳出血の前向き研究の Post hoc 解析では降圧が強いと AKI 発症が増加する相関関係が認められ[11]，さらに，ショック早期における MAP を 65 mmHg から 72〜82 mmHg まで上げることが腎予後を改善させる可能性が示されています[12]．ICU 入室患者を対象とした前向き研究においても，MAP を 65，75，85 mmHg と段階的に上げることにより，心拍出量や組織酸素化指標の改善が認められています[13]．このように研究によって結果が異なる理由としては，MAP を上げることによる腎機能改善に個人差があるからであり[14]，この理由として，個人個人の腎血流自己調節能の健全度に差があることが考えられます．つまり，動脈硬化が強い場合などには，より高い血圧維持を積極的に検討すべきです．心保護の観点から，後負荷を減らすという観点と天秤にかける必要がありますが，EF が高度に低下していない場合，MAP が 90 mmHg 以下までの後負荷の軽減が必要であるというエビデンスもないのではないでしょうか．

Q 腎の観点からみた前負荷は？

A CRS type 1 のメカニズムは，古典的には心拍出量低下に起因する腎灌流圧低下（腎虚血）であるとされていました．しかし，最近の大規模疫学研究の結果からは，実際には CRS type 1 の多くが，いわゆる **wet and warm** の心不全を呈しており，**心拍出量低下によるメカニズムだけでは説明できない**ことがわかってきました．

急性心不全（acute heart failure：AHF）における右心カテーテルの有益性を検証した ESCAPE 試験では，血行動態の指標である cardiac index（CI）や pulmonary capillary wedge pressure，systemic vascular resistance と WRF に相関がなく，また，CI の改善によっても腎機能は改善がないことから，心拍出量低下は ADHF の AKI の原因としては考えにくいとしました[15]．Mullens らは，ADHF にて右心カテーテルを施行した 145 名において，血行動態指標と WRF の頻度を観察し，CVP の上昇が CI より WRF の頻度と相関し，良好な予測因子となっていることを見出し，腎うっ血が CRS type 1 の原因としてより重要であると結論づけています[16]．

この現象は，古くから腹部コンパートメント症候群 abdominal compartment syndrome（ACS）として，腹腔内圧（Intraabdominal pressure：IAP）の上昇による静脈系のうっ血により，腎傷害を初めとする多臓器への悪影響を生じる病態として知られていたものです．Mullens らは，AHF でも IAP が高値をとる例が多く，そのような症例では WRF をきたすことを示しています[17]．腎灌流圧は**平均血圧－左房圧（腎静脈圧）**として示され，腎静脈圧の上昇は腎環流圧の低下，ひいては GFR 低下と近位尿細管での Na 再吸収

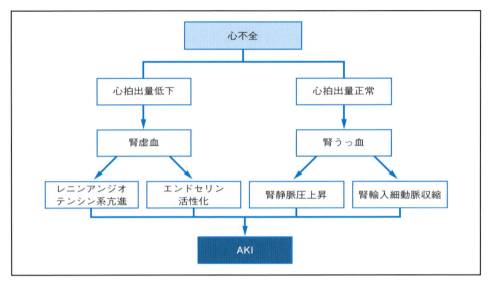

図5 急性心不全（AHF）における急性腎障害（AKI）のメカニズム
（Shamseddin MK & Parfrey PS：Mechanisms of the cardiorenal syndromes. Nat Rev Nephrol 5：641-649, 2009 より引用）

増加（体液量増加）につながります．また，腎静脈圧の上昇は RAAS を賦活化させることも知られていて，これが GFR をさらに低下させ，腎 Na 排泄を阻害する因子となっています[18]．このように，CRS type 1 の病態は**低心機能の場合は腎灌流圧低下が主要因**と考えてよいですが，**心機能が保持され，体液量が過剰気味の場合は，腎うっ血が要因**となることを知っておくべきです（図5）．

●CRS type 1 の病態
・低心機能：腎灌流圧低下が主要因．
・心機能保持・体液量過剰：腎うっ血が主要因．

Q 強心薬・昇圧薬について教えてください

A 1．ドパミンとノルエピネフリン

Nohria の心不全臨床 4 分類における cold に相当する患者群は強心薬や昇圧薬の適応となります．しかし，ADHF における強心薬・昇圧薬の有用性を証明した報告は非常に少ないか，あっても相反する結果が示されています．CRS type 1 での有用性はなおさらありません．強心薬の中では，昇圧や腎保護的な利尿の役割も兼ねたものとしてドパミンが用いられることが多いです．しかし，少なくとも"腎保護"を目的とした低用量の"Renal Dose"ドパミンには，予後改善効果や腎保護効果（透析回避効果）がないどころか，不整脈や虚血などの有害事象が多い傾向があることが示されており，使用すべきではありません[19]（詳しくは I 章「3．ドパミンの腎保護作用は過去のものか？」p 255 を参照）．また，ショックの治療としても，ドパミンはノルエピネフリンに劣ることが示されています[20]．ノルエピネフリンは従来，腎虚血などのリスクから使用が躊躇されることが多かったのですが，灌流圧低下のデメリットのほうが多く，（絶対的あるいは相対的）低血圧における使用で腎機能は悪化せず，

●ドパミンは"腎保護"目的では使ってはならない
・予後改善・腎保護効果はない．
・不整脈や虚血などの有害事象が多い．

●ノルエピネフリン
・ショックの治療：ドパミンはノルエピネフリンに劣る．
・低血圧における使用で腎機能は悪化せず，改善することもある．

逆に，改善さえすることがわかってきており，より積極的な使用を検討すべきと考えています[7]．

2．ドブタミンとミルリノン

ドブタミンやミルリノンに関してもADHFの長期予後を改善するという直接的なエビデンスはなく（詳しくは「2．心不全でミルリノンが役に立つ場面はあるのか？　ドブタミンとはどう使い分けるか？」を参照），CRS type 1 も然りです．しかし，CRS type 1 の病態を考えるに，心機能の改善は low perfusion にも congestion にも有用であり，血圧が低めである場合や利尿薬や血管拡張薬の使用で血圧が低下し，WRF が発症・悪化するような場面では，積極的な使用が検討されると思われます．個人的な感想は，ミルリノンがドブタミンに比較し，血圧低下傾向が強いこと，腎機能低下時は薬物動態が変化することを考えると，**腎機能の観点からはドブタミンが望ましいです**（EF が高度に低下している場合は，心負荷の観点からミルリノンという選択肢は当然あります）．

3．強心薬・昇圧薬はどのくらいの血圧で使うのか？

どの程度の血圧で low perfusion として上記薬剤を検討すべきかの結論は不明です．ESC[21]のガイドラインでは，収縮期血圧が低い場合や cardiac index が低く，臓器虚血症状（WRF など）がある場合に使用を考慮することが明記され，Canadian Cardiovascular Society（CCS）[22]のガイドラインでは，ショック患者や利尿薬抵抗性を伴ううっ血症状のある患者での使用を考慮すること，となっています．一般的には低血圧は収縮期血圧 90 mmHg，平均血圧 65 mmHg を指すと思われますが，前記したように，動脈硬化のある患者などでは腎保護の観点からはより高い血圧が望ましく，収縮期血圧が 90〜110 mmHg 前後であっても，WRF が進行している場合や心機能が悪化する前の家庭・外来血圧が高かった症例，収縮機能の高度低下がない（preserved EF）症例等では，使用を積極的に考慮すべきと考えています．

Vasodilator（血管拡張薬）について教えてください

1．Na 利尿ペプチド——nesiritide, carperitide

ADHF における vasodilator としては，ニトロ系薬剤や Na 利尿ペプチドが前・後負荷軽減を目的として使用される場合が多いです．

Na 利尿ペプチド〔nesiritide（本邦未承認），カルペリチド〕は，AHF においてニトログリセリンと同等の短期効果が示されていますが，腎機能障害のリスクが懸念されます[23]．しかし，そのリスクは低血圧によるもので，血圧を下げない程度の低用量では腎機能悪化をきたさず，うっ血症状を改善させます[24]．Nesiritide に関しては，より大規模な RCT（ASCEND-HF）が行われ，残念ながら長期予後の改善効果は得られていません[25]．しかし，自覚症状の改善を認める傾向があり，腎機能を悪化させなかったことは重要なポイ

- Na 利尿ペプチドの有用性（血圧を下げない程度の低用量使用時）
- 腎機能悪化をきたさない．
- うっ血症状を改善．
- RCT の結果，自覚症状を改善させる傾向あり．

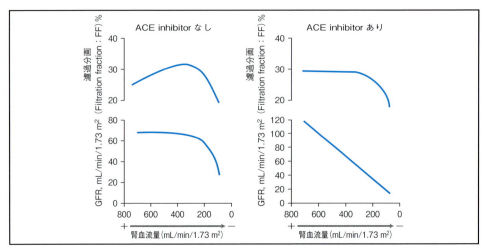

図6　ACE阻害薬の有無による腎血流量の差異（文献1より引用）

ントです．日本ではnesiritideの代わりにカルペリチドがNa利尿ペプチドとして用いられ，ADHF患者におけるRCTが施行され，予後改善効果が示されています[26]．カルペリチドは低血圧を起こさない程度の低用量（0.0125～0.025γ）での使用ではAKIの予防効果も示されており[27]，腎も含めた血管拡張作用だけでなく，その利尿効果と併せ，CRSの病態における有用性が非常に期待されています．

2．RAAS抑制薬

RAAS抑制薬（詳しくは「18．いつβ？ いつACE？ そしていつアルドステロン拮抗薬か？」を参照），特に，ACE阻害薬は，循環器内科医にとって重要な武器のようです．腎臓内科医としても，腎保護効果の認められた唯一の薬剤と言っても過言ではありません．しかし，最近では，特に尿蛋白の少ない患者でのRAAS抑制の効果はやや疑問視されつつあり，また，輸出細動脈拡張効果に主として起因するGFR低下作用も目立つ諸刃の剣です．特に，ADHFのように腎灌流が有意に低下している局面では，前述した正常血圧性虚血性急性腎障害となり，著明なGFRの低下のリスクが高いです（図6）．

慢性心不全におけるRAAS抑制の効果は疑いの余地の少ないところですが，ほとんどの大規模RCTでは高度腎機能障害合併例は除外されていることから，CRSの患者におけるRAAS抑制の効果は十分検証されていないと言ってよいです．また，慢性かつ安定期の心不全での効果はあっても，AHFの急性期での効果は不明のままです．さらに，PEP-CHF（Perindopril for Elderly People with CHF），CHARM-Preserved（Candesartan in HF Assessment of Reduction in Mortality/Morbidity），I-PRESERVEなど，心収縮能の保てている心不全症例でのRAAS抑制薬の有効性に関するエビデンスも乏しいです[28]．ESC[21]やCCS[22]のガイドラインでも，適応はEF40%

- ●カルペリチドへの期待（血圧を下げない程度の低用量使用時）
  - ・AKIの予防効果．
  - ・腎を含めた血管拡張作用．
  - ・利尿効果．
- ●RAAS抑制薬
  - ・尿蛋白の少ない患者への効果は疑問視されるようになってきている．
  - ・GFR低下：ADHFなど腎灌流が有意に低下している患者への使用はリスクが高い．

以下の低収縮能患者とされており，また，使用は血行動態および腎機能が安定していることを条件とし，血清 Cr 値の 30％以上の増加では RAAS 抑制薬（や利尿薬）の使用を再評価（減量・中止）することを明記しています．

3．減量や中止を考慮すべき場合は？

以上から，CRS type 1 において，特に，心収縮能が保たれている症例では，ACE 阻害薬や ARB などは使用をしばらく控える（すでに使用していた場合には一時的に中止する）ことが望ましく，収縮能が低下している症例でも，血清 Cr 上昇の度合いが強い（30％以上）場合には一時中止も検討すべきです．さらに，RAAS 抑制薬使用中は血圧・体液量維持に注意し，急激な血圧低下（収縮期で 90〜110 mmHg 以下）や利尿薬抵抗性の尿量低下・体液量過剰を呈する場合にも，減量や中止を検討するべきです．

Q Diuretics（利尿薬）と Ultrafiltration（限外濾過）について教えてください

A CRS では Nohria らによる心不全の臨床 4 分類[6]のうち wet & warm の病態が最も頻度が高く，また，ADHERE レジストリーでも心収縮能低下の有無は WRF の頻度に影響を与えない[29]ことから，体液量過剰（congestion）が灌流圧低下（low perfusion）以上に CRS における腎機能低下の原因として重要であることは前述のとおりです．以前に考えられていたように，体液量をドライサイドに保つことが腎機能には不利であるということは否定され，逆に，**AKI においては，体液量増加と腎予後および生命予後には負の相関関係があり，体液量過剰を避けることが重要である**ことが再認識されてきています[30]．

●AKI では，体液量増加と，腎予後および生命予後に負の相関があり，体液量過剰を避けなければならない．

1．利尿薬

利尿薬は AHF における**体液量過剰（うっ血，congestion）に対する治療の第一選択薬**として最も頻用されています．心不全における，その安定した効果の高さからループ利尿薬が最も用いられます．心不全の程度が高度でなければ，通常は塩分制限とループ利尿薬の併用によって，体液量過剰が是正されます．しかし，心不全が高度になればなるほど，ループ利尿薬の投与量に比して得られる効果が減弱することが知られており，利尿薬抵抗性（diuretic resistance）と呼ばれます．このような状況では，必然的に高用量の利尿薬の使用が必要となりますが，ESCAPE 試験の解析からは，ループ利尿薬の使用と患者の予後悪化には相関関係があり[31]，20〜25％の患者で 25％以上 GFR が低下する WRF を合併することが報告されています[15]．

1）利尿薬抵抗性への対応

利尿薬抵抗性に対する対応策としては，いくつかのことが考えられます．まず，単純に**投与量を増やす**ことです．具体的にはフロセミド経静脈投与での天井量*は腎機能によって異なり，GFR 50 mL/min 未満で 80 mg，20 mL/min 未満で 200 mg 程度とされています．また，フロセミドは半減期が短く，

＊ 天井量
それ以上，量を増やしても効果が増加しない量をいう．

有効血中濃度消失後のNa再吸収のリバウンドが起きやすいため，頻回・分割投与（1日2〜3回以上）とすることが一つの案です．フロセミドは経口投与でのoral bioavailabilityが10〜100％と極めて個人差が強いことも意外と知られていない事実であり，心不全ではフロセミドは経静脈投与がより確実です．また，もしフロセミドに有効性があれば，頻回ボーラス投与よりも持続投与に変更すべきです[32]．具体的には，20〜40 mgのフロセミドをボーラス投与して血中濃度を高めたうえで，5〜10 mg/hまでの投与速度で持続投与を行います．この点に関して，最近，持続とボーラス投与の比較を行ったDOSE試験が発表され，持続と間欠で予後に差がないことが示されました[33]．しかしながら，本試験では持続投与とボーラス投与では3日間の試験薬投与期間における投与総量にかなり差があり（持続480 mg，間欠592 mg），これだけの量の違いのある群間での比較は，問題を感じざるを得ません．

さらに，ヘンレ・ループより遠位のNa再吸収の増強を抑えるため，サイアザイド系利尿薬を併用することも考えられます．しかし，ループ利尿薬やサイアザイド利尿薬では心不全症状を改善する可能性があっても，生命予後改善効果は現在まで証明されておらず，逆に，心不全の病態の中心でもあるRAASなどの神経内分泌ホルモンを亢進させたり，代謝異常（代謝性アルカローシス・低K血症・低Mg血症・高尿酸血症など）から不整脈や虚血・臓器障害を悪化させる可能性もあります[34]．

前述したように，ESCAPE試験など，多くの心不全の大規模疫学研究から**フロセミドの使用量が多くなると予後が悪化する**というデータが報告されています．これを受け，ADHFにおけるフロセミドの高用量と低用量の比較を行ったDOSE試験が最近発表されましたが，予想に反し，高用量と低用量で予後に差がないことが示されました．しかしながら，これにはpitfallがあると感じています．観察研究における高用量群は必要に迫られて（つまり，低用量では体液量がコントロールできないから）高用量を使用しているのに対し，ランダム化比較試験における高用量群はあくまでもランダム割り付けであり，低用量でも十分に体液量がコントロールできる患者が含まれている可能性があることです．さらに，本研究では高用量群ではWRFの率が高かったことも示されています．

2）腎機能温存手段—腎保護的利尿薬を併用する

腎機能を温存する手段として，腎保護的な利尿薬を併用して，ループ利尿薬の使用量を減らすことが考えられます．ここで腎保護的な利尿薬としては，ヒトナトリウム利尿ペプチドやトルバプタンなどが考えられます．Na利尿ペプチドについては前述したとおりです．また，トルバプタンの心不全における有用性は，その効果をみたRCTであるEVEREST試験[35]では長期予後は証明されませんでしたが短期予後は改善する傾向を示し，ループ利尿薬に多いWRFを認めなかった点で，逆に注目されるべきであると個人的に

●フロセミド
経口投与でのoral bioavailabilityは個人差が非常に強い．

↓

心不全での使用は，経静脈投与や持続/頻回分割投与が確実．

●トルバプタンの心不全への有用性
・短期予後改善．
・腎機能悪化を認めない．
・血圧低下が少ない．
・腎血流やGFRを維持する．
・低Na血症を改善．

は考えています．さらには，トルバプタンの使用が非代償性心不全において腎機能の悪化を抑制したという本邦からの報告も出てきています[36]．トルバプタンの利点としては血圧低下が少なく，また，RAAS系や交感神経系を亢進させないことで，腎血流やGFRを維持する点が指摘されますが，もう一つの重要なポイントは，**重症心不全に合併頻度の高い低Na血症を改善する点です**．心不全において，低Na血症は頻度の高い合併症であると同時に，予後を悪化させる因子であることが知られています[37]．これは，あくまでも相関関係であり，因果関係があるのかは現在まで明確ではありません．しかし，心不全における少量高張食塩水投与による低Na血症の改善が心不全の予後を改善させることがランダム化比較試験で示されています[38]．低Na血症は，心筋細胞浮腫を起こすことで心筋収縮力を低下させる可能性があり，この是正により心収縮力が改善する可能性が指摘されています[38]．実際に，EVEREST試験のサブ解析では，全体では有意差が出なかったトルバプタンの予後改善効果が，低Na血症群では認められたことから，トルバプタンは特に低Na血症を合併する場合は良い選択肢となることが示唆されます．

2．血液浄化法（限外濾過）

利尿薬で効果が出ない場合には，血液浄化法（限外濾過）を行うことを検討します．血液浄化療法は透析用カテーテルなどの血管アクセスを必要としたり，施行中に低血圧をきたしやすいなど侵襲的な治療として，過去においては腎不全が高度でない限りは避けられる傾向にありました．しかしながら，最近はその有用性の報告が相次ぎ，注目されています．RAPID-CHF（the Relief for Acutely Fluid-Overloaded Patients with Decompensated Congestive Heart Failure）試験では，非代償性AHF40例に対してRCT（限外濾過vs利尿薬）を行い，**短期的な体液量減少効果が限外濾過群で優っていること**を示しました[39]．同じく，限外濾過と利尿薬を比較したRCTであるUNLOAD（Ultrafiltration versus Intravenous Diuretics for Patients Hospitalized for Acute Deconpensated Heart Failure）試験[40]では，限外濾過群が利尿薬群に比較して，腎機能悪化をきたすことなく，より多くの除水量を達成し，心不全による入院期間の短縮と再発による再入院率の減少を得たことが示されました．しかし，この試験を受けて行われた大規模RCTであるCARRESS試験[41]では，結論としては利尿薬のほうがWRFのリスクが少ないという結果でした．しかし，この論文の2nd authorであるSteven R Goldsmith博士によれば，血清クレアチニンでは有意差を認めるものの，eGFRやシスタチンCでは有意差が出ないほどの僅差であり，中には限外濾過のほうが良い患者もいると確信しているとのことでした（Goldsmith SR. Personal communication）．DOSE研究と同様，対照患者がWRFの高リスク群ばかりでは必ずしもなかったことが，それまでの限外濾過の有用性を示

check!
- トルバプタンは，低Na血症を合併している症例には良い適応となる．
- 利尿薬で効果がない場合には，血液浄化法（限外濾過）を検討する．

したUNLOAD試験と結果が異なった原因とみることもでき，この試験だけで限外濾過法の評価を下げなくてもよいのかもしれません．

[文　献]

1) Metra M, Cotter G, Gheorghiade M et al : The role of kidney in heart failure. Eur Heart J 33 : 2135-2143, 2012
2) Ronco C, Happio M, House AA et al : Cardiorenal syndrome. J Am Coll Cardiol 52 : 1527-1539, 2008
3) Ismail Y, Kasmikha Z, Green HL et al : Cardio-renal syndrome type 1 : Epidemiology, pathophysiology, and treatment. Semin Nephrol 32 : 18-25, 2012
4) Ronco C, Cicoira M, McCullough PA : Cardiorenal syndrome type 1. J Am Coll Cardiol 60 : 1031-1042, 2012
5) Metra M, Davison B, Bettari L et al : Is worsening renal function an ominous prognostic sign in patients with acute heart failure? The role of congestion and its interaction with renal function. Circ Heart Fail 5 : 54-62, 2012
6) Thomas SS, Nohria A : Hemodynamic classification of acute heart failure and their clinical application-an update- Circ J 76 : 278-286, 2012
7) Bellomo R, Giantomasso DD : Noradrenaline and the kidney : friends or foes. Critical Care 5 : 294-298, 2001
8) Abuelo JG : Normotensive ischemic acute renal failure. N Engl J Med 357 : 797-805, 2007
9) Hall JE, Guyton AC, Brands MW : Pressure-volume regulation in hypertension. Kidney Int (Suppl.) 55 : S35-S41, 1996
10) Drazner MH, Hellkamp AS, Leier CV et al : Value of clinician assessment of hemodynamics in advanced heart failure : The ESCAPE trial. Circ Heart Fail 1 : 170-177, 2008
11) Qureshi AI, Palesch YY, Martin R et al : Systolic blood pressure reduction and risk of acute renal injury in patients with intracerebral hemorrhage. Am J Med 125 : 718. e1-718. e6, 2012
12) Badin J, Boulain T, Ehrmann S et al : Relation between mean arterial pressure and renal function in the early phase of shock : a prospective, explorative cohort study. Crit Care 15 : R135, 2011
13) Thooft A, Favory R, Salgado DR et al : Effects of changes in arterial pressure on organ perfusion during septic shock. Crit Care 15 : R222, 2011
14) Deruddre S, Cheisson G, Mazoit JX et al : Renal arterial resistance in septic shock : effects of increasing mean arterial pressure with norepinephrine on the renal resistive index assessed with Doppler ultrasonography. Intensive Care Med 33 : 1557-1562, 2007
15) Nohria A, Hasselblad V, Stebbins A et al : Cardiorenal interactions : insights from the ESCAPE trial. J Am Coll Cardiol 51 : 1268-1274, 2008
16) Mullens W, Abrahams Z, Francis GS et al : Importance of venous congestion for worsening of renal function in advanced decompensated heart failure. J Am Coll Cardiol 53 : 589-596, 2009
17) Mullens W, Abrahams Z, Skouri HN et al : Elevated intra-abdominal pressure in acute decompensated heart failure. J Am Coll Cardiol 51 : 300-306, 2008
18) Sarraf M, Masoumi A, Schrier RW : Cardiorenal syndrome in acute decompensated heart failure. Clin J Am Soc Nephrol 4 : 2013-2026, 2009
19) Friedrich JO, Adhikari N, Herridge MS, Beyene J : Meta-analysis : low-dose dopamine increases urine output but does not prevent renal dysfunction or death. Ann Intern Med 142 : 510-524, 2005
20) De Backer D, Biston P, Devriendt J et al : Comparison of dopamine and norepinephrine in the treatment of shock. N Engl J Med 362 : 779-789, 2010
21) Dickstein K, Cohen-Solal A, Filippatos G et al : ESC guidelines for the diagnosis and treatment of acute and chronic heart failure 2008. Euro J Heart Fail 933-989, 2008
22) Arnold JM, Howlett JG, Dorian P et al : Canadian Cardiovascular Society Consensus Conference recommendations on heart failure update 2007 : Prevention, management during intercurrent illness or acute decompensation, and use of biomarkers. Can J Cardiol 23 : 21-45, 2007

23) Sackner-Bernstein JD, Skopicki HA, Aaronson KD：Risk of worsening renal function with nesiritide in patient with acutely decompensated heart failure. Circulation 111：1487-1491, 2005
24) Riter HG, Redfield MM, Burnett JC, Chen HH：Nonhypotensive low-dose nesiritide has differential renal effects compared with standard-dose nesiritide in patients with acute decompensated heart failure and renal dysfunction. J Am Coll Cardiol 47：2334-2335, 2006
25) O'Connor CM, Starling RC, Hernandez AF et al：Effect of nesiritide in patients with acute decompensated heart failure. N Engl J Med 365：32-43, 2011
26) Hata N, Seino Y, Tsutamoto T et al：Effects of carperitide on the long-term prognosis of patients with acute decompensated chronic heart failure：the PROTECT multicenter randomized controlled study. Circ J 72：1787-1793, 2008
27) Nigwekar SU, Navaneethan SD, Parikh CR, Hix JK：Atrial natriuretic peptide for management of acute kidney injury：a systematic review and meta-analysis. Clin J Am Soc Nephrol 4：261-272, 2009
28) Shlipak MG：Pharmacotherapy for heart failure in patients with renal insufficiency. Ann Intern Med 138：917-924, 2003
29) Yancy CW, Lopatin M, Stevenson LW et al：Clinical presentation, management, and in-hospital outcomes of patients admitted with acute decompensated heart failure with preserved systolic function：a report from the Acute Decompensated Heart Failure National Registry (ADHERE) Database. J Am Coll Cardiol 47：76-84, 2006
30) Nadeau-Fredette AC, Bouchard J：Fluid management and use of diuretics in acute kidney injury. Adv Chronic Kidney Dis 20：45-55, 2013
31) Hasselblad V, Gattis Stough W, Shah MR et al：Relation between dose of loop diuretics and outcomes in a heart failure population：results of the ESCAPE trial. Eur J Heart Fail 9：1064-1069, 2007
32) Salvador DR, Rey NR, Ramos GC et al：Continuous infusion versus bolus injection of loop diuretics in congestive heart failure. Cochrane Database Syst Rev 2005；3：CD003178.
33) Felker GM, Lee KL, Bull DA et al：Diuretic strategy in patients with acute decompensated heart failure. N Engl J Med 364：797-805, 2011
34) Gupta S, Neyses L：Diuretic usage in heart failure：a continuing conundrum in 2005. Eur Heart J 26：644-649, 2005
35) Konstam MA, Gheorghiade M, Burnett JC Jr et al：Effects of oral tolvaptan in patients hospitalized for worsening heart failure：the EVEREST Outcome Trial. JAMA 297：1319-1331, 2007
36) Matue Y, Suzuki M, Seya M et al：Tolvaptan reduces the risk of worsening renal function in patients with acute decompensated heart failure in high-risk population. J Cardiol 61 (2)：169-174, 2013
37) Bettari L, Fiuzat M, Felker GM, O'Connor CM：Significance of hyponatremia in heart failure. Heart Fail Rev 17：17-26, 2012
38) Liszkowski M, Nohria A：Rubbing salt into wounds：hypertonic saline to assist with volume removal in heart failure. Curr Heart Fail Rep 7：134-139, 2010
39) Boerrigter G, Costello-Boerrigter LC, Abraham WT et al：Cardiac resynchronization therapy improves renal function in human heart failure with reduced glomerular filtration rate. J Cardiac Fail 14：539-546, 2008
40) Konstam MA, Gheorghiade M, Burnett JC et al：Efficacy of Vasopressin Antagonism in Heart Failure Outcome Study with Tolvaptan (EVEREST) Inbestigators：Effects of oral tolvaptan in patients hospitalized for worsening heart failure：The EVEREST Outcome Trial. JAMA 297：1319-1343, 2007
41) Bart BA, Goldsmith SR, Lee KL et al：Ultrafiltration in decompensated heart failure with cardiorenal syndrome. N Engl J Med 367：2296-2304, 2012

好評発売中

容疑者を絞り込め！
－名探偵の臨床推論を身につける－

塩田　星児
大分大学医学部付属病院　総合内科・総合診療科

頻度の高い疾患をもつ症例（事件）に、各人が探偵となり、その病名（容疑者）を絞りこんでゆく。ユニークな診断学テキスト！

- 研修医が診断をつける力がつくようになることを目標に書かれたテキスト！
- 頻度の高い症状から想起すべき病名をいくつか挙げ、その中から徐々に絞り込んでいける力を身につけられる一冊！

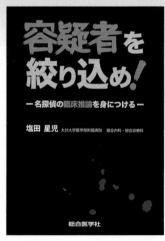

A5判　185頁
定価（本体3,000円＋税）
ISBN978-4-88378-877-4

総合医学社　〒101-0061　東京都千代田区三崎町1-1-4
TEL 03(3219)2920　FAX 03(3219)0410　http://www.sogo-igaku.co.jp

VI その他の身近な疑問

29 心疾患に相性の良い糖尿病治療薬

国際医療研究センター病院 糖尿病・代謝・内分泌科/
東京医科歯科大学 医学部　能登　洋（のと　ひろし）

ここがポイント！

- ☑ 心疾患急性期には，インスリンによる血糖管理が望ましい．
- ☑ 虚血性心疾患の一次予防・二次予防には，メトホルミンの効果が実証されている．
- ☑ 心不全急性期ではピオグリタゾンは禁忌であり，メトホルミンは投与中止が好ましい．
- ☑ 心疾患急性期・慢性期とも緩徐な血糖管理を目指す．

Q 虚血性心疾患に適切な糖尿病治療薬を教えてください

A 日本で現在処方可能な経口糖尿病治療薬とインスリン製剤に関して，薬剤ごとに説明しましょう（表1）．

● メトホルミンの主な特長
- 虚血性心疾患の一次予防・二次予防効果．
- 体重増加をきたさない．
- 単剤で低血糖をきたしにくい．
- 拡張期血圧降下作用．
- 脂質改善作用．

1．ビグアナイド薬

　メトホルミンは，虚血性心疾患の一次予防・二次予防（日本人・中国人を含む）効果が実証されています[1〜6]．また，体重増加をきたさず，単剤では低血糖をきたしにくい特長があり，拡張期血圧降下作用や脂質改善作用もあり

表1　糖尿病治療薬の特徴

作　用	種　類	虚血性心疾患合併時の安全性	心不全疾患合併時の安全性	心血管疾患予防効果
インスリン抵抗性改善	ビグアナイド薬	△	△	＋＋
	チアゾリジン薬	○	×	－
インスリン分泌促進	スルホニル尿素薬	△	△	＋
	グリニド系薬	△	△	＋
食後高血糖改善	α-グルコシダーゼ阻害薬	○	○	－
その他	DPP-4阻害薬	○	○	出版エビデンスなし
	インスリン	○	○	＋

○：安全，△：処方中止が望ましい，×：禁忌．
＋＋：実証されている（日本人も含む），＋：示唆されている，－：有効性は実証されていない（国内研究も含む）．

> **糖尿病治療薬 「メトグルコ」（一般名：メトホルミン）に関する注意事項**
>
> 特長
> - インスリンの効きを良くします．
> - 体重増加を来たしません．
> - 血糖値を低下させ，網膜症・腎症・心疾患を減少させることが実証されています．
>
> 注意点
> - 服用開始後数日は軽度の下痢・腹部不快感を生じることがありますが，自然に軽快します．症状が改善しない場合は服用を中止してください．
> - 造影剤を使用する際（CT・心臓カテーテルなど）や手術を受ける際は3日前に一旦服用を中止してください．（腎臓関連の副作用発生の危険性があるため）
> - 服用開始後気になる症状がありましたら報告してください．

図1 メトホルミン服用に関する注意書き
※メトホルミンによる乳酸アシドーシスを極力防ぐために，私は上記のようなわかりやすい注意書きを患者さんに直接手渡しています．

ます．適正使用下では乳酸アシドーシスのリスクが増えないことも実証されており[7~9]，基本的には虚血性心疾患急性期・慢性期とも投薬が好ましい薬剤です．ただし，特に急性期は心臓血管造影をする頻度が非常に高いため，乳酸アシドーシスのリスクを減らすために投与しないほうが安全でしょう．**血清クレアチニン1.2 mg/dL以上または年齢80歳以上では投与しません**．血管造影時や全身手術時は施術前に投与を中止し（緊急の場合を除く），施術後48時間は投与を再開しません（**図1**）．服用中の緊急血管造影・手術時には，乳酸アシドーシスのリスクの可能性を念頭に対応準備をしておくことが重要です．

2．スルホニル尿素（SU）薬・グリニド薬・インスリン

いずれも血糖降下作用が大きい薬剤です．血中インスリン濃度が高まるため，理論的には動脈硬化が進行する可能性がかつては懸念されていましたが，臨床的には虚血性心疾患リスクの増加は否定的で[10~12]，むしろ予防効果が示唆されています[10,13~17]．低血糖リスクが増大するため，急性期，特に摂食量不安定時にはSU薬・グリニド薬は投与中止し，**インスリン管理とすることが望ましい**でしょう（インスリン管理法については推薦書①を参照）*．ただし，急性期の厳格な血糖管理は，特にICU/CCU入院患者の予後を悪化させる危険性もあるため，**緩徐な管理を目指します**（**表2**）．

3．チアゾリジン薬

ピオグリタゾンはPPAR-γを活性化させ，末梢組織でのインスリン抵抗性を改善し，単剤では低血糖を起こしにくい薬剤です．抗動脈硬化作用が期待されていますが，実際には日本人を対象とした一次予防[18]でもヨーロッパ人を対象とした二次予防[19]でも，心血管疾患の**予防効果は実証されていませ**

- ●メトホルミン使用時の注意事項
  - ・急性期には投与を控えたほうがよい．
  - ・血清クレアチニン1.2 mg/dL以上では投与しない．
  - ・80歳以上は投与しない．
  - ・待機的血管造影や手術の前後は48時間ずつの休薬が必要．
  - ・緊急血管造影や手術時は乳酸アシドーシスのリスクを考慮．

*インスリン管理法の例（推薦書①より）
- ・スライディングスケール法は極力避ける．
- ・SU薬やグリニド薬は中止する．
- ・体重1 kgあたり1日0.2単位を3等分し，各食前に（超）速効型インスリンで皮下注射する．
- ・（超）速効型インスリンは1～2日ごとに2～4単位ずつ増減する．
- ・食前血糖値140 mg/dL前後を目安に緩徐に血糖管理をする．
- ・1型糖尿病では，基礎インスリンを決して中止しない．

表 2　血糖管理目標値

[入 院]
- ICU 入院または重症例：140〜180 mg/dL（インスリン持続静注が望ましい）
- 一般病棟：食前血糖値 100〜140 mg/dL
　　　　　　随時血糖値 100〜180 mg/dL

[外 来]
　血糖値　HbA1c（NGSP）　　　6.9%〔HbA1c（JDS）6.5%〕未満
　空腹時血糖値　　　　　　　　130 mg/dL 未満
　食後 2 時間血糖値　　　　　　180 mg/dL 未満

ん[20]（妥当性の極めて低いエビデンス[21]も少なくありません．詳細は推薦書②参照）．動脈硬化層の肥厚などを評価した研究もありますが，検査値は代用的なマーカーに過ぎず，**臨床的イベントとは必ずしも相関しない**ことに気をつけましょう．効果消失に数ヵ月かかるため，心不全発症リスクが高い場合には早期に中止します．

4．α-グルコシダーゼ阻害薬

体重増加をきたさず，単剤では低血糖をきたしにくい特長がありますが，虚血性心疾患予後改善・予防効果は現時点では不詳です[22]．

5．DPP-4 阻害薬

内因性のインクレチン・GLP-1・GIP を不活性化させる酵素を阻害することで血糖値依存的なインスリン分泌促進やグルカゴンの分泌抑制や胃内容排泄遅延をひき起こします．体重増加をきたさず，単剤では低血糖をきたしにくい特長がありますが，虚血性心疾患予後改善・予防効果は現時点では不詳です．

心不全に安全な糖尿病治療薬を教えてください

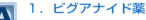 1．ビグアナイド薬

心不全急性期には低酸素症の頻度が高まり，その結果，乳酸アシドーシスのリスクも高まる可能性があります．アメリカの能書では心不全は禁忌条件から外されましたが，現時点では心不全急性増悪期や入院管理には投与しないほうが安全でしょう．**慢性期では，死亡率低下効果と安全性が示されています**[23]．

2．スルホニル尿素（SU）薬・グリニド薬・インスリン

心不全を悪化させる危険性はありませんが，急性期は摂食量不安定になることが多く，低血糖のリスクが増大するため，SU 薬・グリニド薬は投与中止

check!
- ビグアナイド薬は，心不全急性増悪期には投与を控えたほうが安全である．

急性期の管理：「インスリン管理法の例」（p 474）を参照．

し，インスリン管理とすることが望ましいでしょう（インスリン管理法については推薦書①を参照）．ただし，急性期には**緩徐な血糖管理を目指します**（表2）．

3．チアゾリジン薬

体液貯留の副作用が大きく，**心不全では禁忌**です．効果消失に数ヵ月かかるため，すでに服用している場合は即刻に中止します．

4．α-グルコシダーゼ阻害薬・DPP-4阻害薬

心不全に対する効果・弊害は現時点では不詳です．

Q 糖尿病治療薬は不整脈疾患に影響がありますか？

A 経口糖尿病治療薬・インスリン製剤とも，不整脈に対する影響はありません．虚血性心疾患や心不全を合併していなければ，いずれの薬剤も安全に使用できます．

おわりに

糖尿病における心血管疾患予防には血糖管理だけでなく治療薬選択や他のリスクファクター[24]（**表3**）管理も重要です．

高血糖は心血管疾患・死亡のリスクファクターではありますが，急性期の厳格な血糖管理による予後改善のエビデンスは乏しく，過度の血糖管理によりリスクが増加する可能性すらあるため[25]，外来管理時には表2に示す目標値が妥当です．さらに，目標値の個別化も重要で[26]，心血管疾患の既往がある場合や高齢者などではHbA1c目標値を7.0～8.0％程度にやや高めに設定したほうが安全です．低血糖を起こしやすい症例やβブロッカー服用者（低血糖症状の不顕性化・遷延のリスクが増します）でも血糖管理目標値は高めにしましょう．

また，薬物ごとに予防効果の実証が異なります（表1）．国際医療研究セン

●急性期の過度な血糖管理はリスクを増加させる可能性がある．

●血糖の目標値設定時の注意
・個別化が重要．
・既往のある患者や高齢者は高めに設定．
・低血糖を起こしやすい症例やβブロッカー服用者も高めに設定．

表3 糖尿病での虚血性心疾患リスクファクター

順　位	リスクファクター	ハザード比（$p<0.05$）
1	LDL-C	2.26
2	低 HDL-C	1.82
3	収縮期血圧	1.82
4	HbA1c	1.52
5	喫　煙	1.41

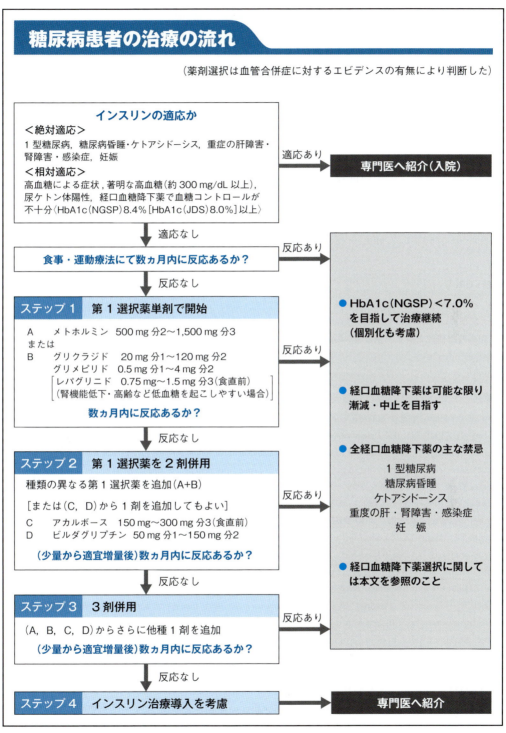

図2 糖尿病治療法
(国立国際医療研究センター病院 糖尿病標準診療マニュアル [一般診療所・クリニック向け] http://ncgm-dm.jp/renkeibu/index.html より引用)

表4　糖尿病管理項目のABCDE

	生活習慣	検　査
A	<u>A</u>lcohol（飲酒）	Hb<u>A</u>1c（血糖）
B	<u>B</u>ody weight（体重）	<u>B</u>lood pressure（血圧）
C	<u>C</u>igarette（喫煙）	<u>C</u>holesterol（脂質）
D	<u>D</u>iet（食事）	
E	<u>E</u>xercise（運動）	

ター病院では，血管合併症に関するエビデンスに基づいた治療法を推奨しています（図2）．

さらに，心血管疾患を予防するためには血糖管理だけでは不十分なので，他のリスクファクターも同時に包括的に管理することが重要です（表4）．

[推薦図書・URL]

①能登　洋：糖尿病診療〈秘伝〉ポケットガイド．南江堂，2012
②能登　洋：やさしいエビデンスの読み方・使い方──臨床統計学からEBMの真実を読む．南江堂，2010
③国立国際医療研究センター病院　糖尿病標準診療マニュアル［一般診療所・クリニック向け］http://ncgm-dm.jp/renkeibu/index.htm

[文　献]

1) Effect of intensive blood-glucose control with metformin on complications in overweight patients with type 2 diabetes（UKPDS 34）. UK Prospective Diabetes Study（UKPDS）Group. Lancet 352：854-865, 1998
2) Rao AD, Kuhadiya N, Reynolds K, Fonseca VA：Is the combination of sulfonylureas and metformin associated with an increased risk of cardiovascular disease or all-cause mortality?：a meta-analysis of observational studies. Diabetes Care 31：1672-1678, 2008
3) Rosenstock J, Brown A, Fischer J et al：Efficacy and safety of acarbose in metformin-treated patients with type 2 diabetes. Diabetes Care 21：2050-2055, 1998
4) Inzucchi SE, Maggs DG, Spollett GR et al：Efficacy and metabolic effects of metformin and troglitazone in type II diabetes mellitus. N Engl J Med 338：867-872, 1998
5) Hong J, Zhang Y, Lai S et al：Effects of Metformin Versus Glipizide on Cardiovascular Outcomes in Patients With Type 2 Diabetes and Coronary Artery Disease. Diabetes Care 2012
6) Roussel R, Travert F, Pasquet B et al：Metformin use and mortality among patients with diabetes and atherothrombosis. Arch Intern Med 170：1892-1899, 2010
7) Bodmer M, Meier C, Krahenbuhl S et al：Metformin, sulfonylureas, or other antidiabetes drugs and the risk of lactic acidosis or hypoglycemia：a nested case-control analysis. Diabetes Care 31：2086-2091, 2008
8) Salpeter SR, Greyber E, Pasternak GA, Salpeter EE：Risk of fatal and nonfatal lactic acidosis with metformin use in type 2 diabetes mellitus：systematic review and meta-analysis. Arch Intern Med 163：2594-2602, 2003
9) Salpeter SR, Greyber E, Pasternak GA, Salpeter Posthumous EE：Risk of fatal and nonfatal lactic acidosis with metformin use in type 2 diabetes mellitus. Cochrane Database Syst Rev 2010：CD002967
10) Intensive blood-glucose control with sulphonylureas or insulin compared with conventional treatment and risk of complications in patients with type 2 diabetes（UKPDS 33）. UK Prospective Diabetes Study（UKPDS）Group. Lancet 352：837-853, 1998

11) Gerstein HC, Bosch J, Dagenais GR et al : Basal insulin and cardiovascular and other outcomes in dysglycemia. N Engl J Med 367 : 319-328, 2012
12) Frye RL, August P, Brooks MM et al : A randomized trial of therapies for type 2 diabetes and coronary artery disease. The New England journal of medicine 360 : 2503-2515, 2009
13) Schramm TK, Gislason GH, Vaag A et al : Mortality and cardiovascular risk associated with different insulin secretagogues compared with metformin in type 2 diabetes, with or without a previous myocardial infarction : a nationwide study. Eur Heart J 32 : 1900-1908, 2011
14) Holman RR, Paul SK, Bethel MA et al : 10-year follow-up of intensive glucose control in type 2 diabetes. N Engl J Med 359 : 1577-1589, 2008
15) Holstein A, Plaschke A, Egberts EH : Lower incidence of severe hypoglycaemia in patients with type 2 diabetes treated with glimepiride versus glibenclamide. Diabetes Metab Res Rev 17 : 467-473, 2001
16) Stratton IM, Adler AI, Neil HA et al : Association of glycaemia with macrovascular and microvascular complications of type 2 diabetes (UKPDS 35) : prospective observational study. Bmj 321 : 405-412, 2000
17) Gangji AS, Cukierman T, Gerstein HC et al : A systematic review and meta-analysis of hypoglycemia and cardiovascular events : a comparison of glyburide with other secretagogues and with insulin. Diabetes Care 30 : 389-394, 2007
18) Kaku K, Daida H, Kashiwagi A et al : Long-term effects of pioglitazone in Japanese patients with type 2 diabetes without a recent history of macrovascular morbidity. Curr Med Res Opin 25 : 2925-2932, 2009
19) Dormandy JA, Charbonnel B, Eckland DJ et al : Secondary prevention of macrovascular events in patients with type 2 diabetes in the PROactive Study (PROspective pioglitAzone Clinical Trial In macroVascular Events) : a randomised controlled trial. Lancet 366 : 1279-1289, 2005
20) Richter B, Bandeira-Echtler E, Bergerhoff K et al : Pioglitazone for type 2 diabetes mellitus. Cochrane Database Syst Rev 2006 : CD006060
21) Lincoff AM, Wolski K, Nicholls SJ, Nissen SE : Pioglitazone and risk of cardiovascular events in patients with type 2 diabetes mellitus : a meta-analysis of randomized trials. JAMA 298 : 1180-1188, 2007
22) Van de Laar FA, Lucassen PL, Akkermans RP et al : Alpha-glucosidase inhibitors for type 2 diabetes mellitus. Cochrane Database Syst Rev 2005 : CD003639
23) Aguilar D, Chan W, Bozkurt B et al : Metformin use and mortality in ambulatory patients with diabetes and heart failure. Circ Heart Fail 4 : 53-58, 2011
24) Turner RC, Millns H, Neil HA et al : Risk factors for coronary artery disease in non-insulin dependent diabetes mellitus : United Kingdom Prospective Diabetes Study (UKPDS : 23). Bmj 316 : 823-828, 1998
25) Finfer S, Chittock DR, Su SY et al : Intensive versus conventional glucose control in critically ill patients. The New England journal of medicine 360 : 1283-1297, 2009
26) Ismail-Beigi F : Clinical practice. Glycemic management of type 2 diabetes mellitus. N Engl J Med 366 : 1319-1327, 2012

VI その他の身近な疑問

30 心疾患に相性の良い呼吸器改善薬，呼吸器疾患に相性の良い循環器薬

Tufts University School of Medicine
Maine Medical Center　福永真由子

ここがポイント！

- ☑ 心不全と COPD を合併する患者の予後は悪い．
- ☑ 心疾患による呼吸不全と呼吸器疾患による呼吸不全を判別するのは，時として難しい．
- ☑ BNP と肺エコーを従来の診察，診断法に加えると診断の精度が良くなる．
- ☑ β遮断薬は COPD 患者では禁忌はない．喘息患者では注意して使おう．

Q 肺疾患と心疾患を併発する患者への診断について教えてください

A 北米のデータによると，心不全患者の半数近くが慢性閉塞性肺疾患（chronic obstructive pulmonary disease：COPD）を合併しており，逆に COPD 患者の 5 人に 1 人が心不全を合併しています[1]．心不全と COPD を合併する患者は，一方の疾患だけをもつ患者に比べると，入院回数も多く，死亡率も高いです[2]．原因としては，**①患者の容態が悪化した際，両疾患の鑑別が困難なため，適切な治療が早期に開始されていない可能性**，**②一方の疾患の治療薬による副作用によりもう一方の疾患が増悪する可能性**，**③両疾患を合併することによりケアが複雑化し，さらには治療へのコンプライアンスが下がる可能性**などが考えられます．

check!
●心不全・COPD 合併患者の重篤化，死亡率の高さの要因
・鑑別が困難なため適切な治療が早期に開始されない可能性
・一方の疾患の治療薬による副作用で他方が増悪する可能性
・合併によりケアが複雑化し，治療へのコンプライアンスが下がる可能性

1．肺疾患と心疾患──鑑別を決定づける所見はない？

呼吸不全の治療においては**早期診断**，**早期治療**が大切です．しかし心疾患と肺疾患による呼吸苦を鑑別することは，時として困難です．

呼吸不全の診断では，まずは当然，病歴，身体所見，一般的な検査所見を用います．Wang らは肺疾患を伴う患者においての心不全の診断に役立つ項目を探しました（**表1**）[3]．この結果を見ると，鑑別を決定づける所見は存在しません．

では，救急医が抱くいわゆる「直感」はどうでしょうか．救急医が「心不全の可能性が高い（80％以上）」と判断した症例では，陽性尤度比が 9.9（95％信頼区間 5.3〜18.0）と高くなります．一方，救急医が「心不全の可能性が

表1 肺疾患を伴う患者の心不全診断に役立つ項目

所見		感度	特異度	陽性尤度比（95%信頼区間）	陰性尤度比（95%信頼区間）
救急医の診断		0.37	0.96	9.9（5.3〜18）	0.65（0.55〜0.77）
病歴	心房細動	0.32	0.92	4.1（2.5〜6.6）	0.74（0.63〜0.85）
	CABG	0.13	0.95	2.8（1.3〜5.8）	0.92（0.84〜0.99）
	心筋梗塞	0.25	0.88	2.2（1.4〜3.5）	0.84（0.74〜0.96）
症状	起座呼吸	0.7	0.44	1.3（1.1〜1.5）	0.68（0.48〜0.95）
	倦怠感	0.74	0.34	1.1（0.96〜1.3）	0.79（0.54〜1.2）
身体所見	S3	0.17	1	57.0（7.6〜425）	0.83（0.75〜0.91）
	頸静脈怒張	0.41	0.9	4.3（2.8〜6.5）	0.65（0.54〜0.78）
	下肢浮腫	0.69	0.75	2.7（2.2〜3.5）	0.41（0.30〜0.57）
	ラ音	0.71	0.73	2.6（2.1〜3.3）	0.39（0.28〜0.55）
胸部X線	肺水腫	0.34	0.97	11.0（5.8〜22.0）	0.68（0.58〜0.79）
	心拡大	0.49	0.93	7.1（4.5〜11.0）	0.54（0.44〜0.67）
BNP＞100 pg/mL		0.93	0.77	4.1（3.3〜5.0）	0.09（0.04〜0.19）

（文献3より引用）

中等度（21〜79％）」と判断した症例では32％が，「心不全の可能性が低い（20％以下）」と判断した症例でも9％が，最終的に「心不全」と診断されました．救急医の「直感」だけでは心不全を適切に除外できませんでした．

2．BNPを活用して心不全の診断精度を上げる

これらの診断のつかない症例に役に立つのが**脳性ナトリウム利尿ポリペプチド（brain natriuretic peptide：BNP）**です．**BNP 100 pg/mL以下であれば，心不全の診断を除外するのに役立ちます**．McCulloughらは，BNPを病歴，身体所見，心電図，胸部X線，血液検査をもとにした救急医の臨床診断に加えると，心不全の診断の精度が74％から81％に向上することを示しました[4]．さらに，Muellerらは，救急部での従来の診断法にBNPを加えることにより，より早く診断をつけ適切な治療を開始でき，救急部での滞在時間，一般病棟への入院数，ICUへの入院数が減少することを示しました．また，在院日数も減少し，コストも低下しました（**表2**）[5]．

3．肺エコーを診断に役立てる

もう一つ診断に役に立つ手軽な検査としては，**肺エコー**が挙げられます．肺エコーは心エコーに比べると技術的にも容易で，施行にも時間がかかりません．肺エコーは，肺水腫，肺炎，気胸，それ以外の喘息，COPDなどの呼吸器疾患を判別するのに役立ちます．

肺水腫の肺エコーの所見は両側前胸部のB-line（**図1**）もしくはcomet-tail signです．B-lineは胸部X線上でのkerley B signに対応しており，肺

●BPN活用のメリット
・心不全除外診断に役立つ．
・心不全診断の精度が向上する．
・早期診断が可能になり，早期治療に結びつくことで入院数，在院日数減少につながる

●肺エコー活用のメリット
・心エコーに比べ，技術的に容易で施行に時間がかからない．

表2 救急部での診断法におけるBNPの有効性

	BNPグループ (n=225)	コントロールグループ (n=227)	p value
治療開始までの時間（min）	63（16〜153）	90（20〜205）	0.03
退院までの期間（day）	8.0（1.0〜16.0）	11.0（5.0〜18.0）	0.001
入院	169（75%）	193（85%）	0.008
ICU入院	33（15%）	54（24%）	0.01
ICUでの治療コスト（$）	874（423〜1,324）	1,516（989〜2,043）	0.07
治療コスト（$）	5,410（4,516〜6,304）	7,264（989〜8,227）	0.006
入院中死亡率	13（6%）	21（9%）	0.21
30日以内の死亡率	22（10%）	28（12%）	0.45
30日以内の再入院	26（12%）	23（10%）	0.63

（文献5より引用）

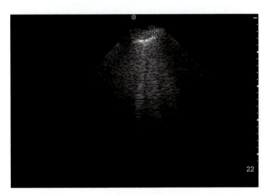

図1　B-line

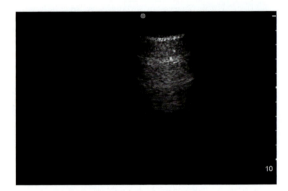

図2　A-line

間質にたまる水分により生じます．一方，喘息，COPDなどの呼吸器疾患では，正常肺を示すA-line（図2）が認められますが，両側前胸部でB-lineは認められません．肺炎では，肺浸潤影が認められます．

　Lichtensteinらは，急性呼吸不全の診断に肺エコーを用い，肺エコーの肺水腫の診断感度は97%，特異度は95%と非常に高く，急性呼吸不全の診断に極めて有用な検査であることを示しました[6]．Prosenらは，さらに肺エコーによる肺水腫の所見とNT-proBNPの精度を比較しました．その結果，肺エコーによる肺水腫の診断はNT-proBNPよりも有用であり，さらに両者を用いると診断の精度をさらに高めることを示しました[7]．B-lineの数は肺動脈楔入圧，New York Heart Association functional class，diastolic dysfunction（拡張機能障害），systolic dysfunction（収縮機能障害）の重症度とも相関しており[8,9]，心不全の診断だけではなく，治療開始後のモニターにも使用できます[10]．肺エコーは，X線では判別の難しい肺水腫と肺炎の判別にも役に立ちます．

●肺エコーが有用であるのにそれほど普及していないワケ
肺エコーに関する論文は2002年頃から次々と発表されている．肺エコーはその他のエコーと違い，肺そのものを写し出しているのはなく，アーティファクトを写し出し診断を行う．コンセプトに慣れるまでに少し時間がかかるかもしれない．

＊　　＊　　＊　　＊　　＊

　このように近年，BNP，NT-proBNP などの血液検査，肺エコーなどの新しい検査が加わり，以前に比べると呼吸不全の原因疾患の診断が早期に適切に行われるようになっています．

Q 肺疾患と心疾患を併発する患者への治療

A 　心疾患と肺疾患を合併する患者では，β遮断薬とβ刺激薬の両者を併用することがあります．β遮断薬を投与することにより呼吸状態の悪化，もしくはβ刺激薬を投与することにより心疾患を増悪することはないのでしょうか．

　アドレナリン受容体（adrenergic receptor：AR）はアドレナリン，ノルアドレナリンをはじめとするカテコールアミン類によって活性化される G 蛋白共役型の受容体です．AR には α 受容体と β 受容体があり，β 受容体はさらに $β_1$，$β_2$，$β_3$ 受容体に分類されます．$β_1$ 受容体は心臓に発現し，刺激により心収縮力，心拍数を増大，拡張能の亢進を起こします．$β_2$ 受容体は，心臓にも存在しますが，主には気管支，血管の平滑筋に存在し，刺激により，血管，気管支を収縮させます．

　β遮断薬を表に示しました．β遮断薬は，$β_1$ 受容体に主に作用する選択性β遮断薬と $β_1$ と $β_2$ の両方に作用する非選択性β遮断薬に分けられます．さらには内因性交感神経刺激作用（intrinsic sympathomimetic activity：ISA），α遮断作用の有無により分類されます（**表3**）．

check!
● β遮断薬
・選択性遮断薬：$β_1$受容体に作用
・非選択性遮断薬：$β_1$受容体と $β_2$受容体の両者に作用

表3　β遮断薬の分類

非選択性 $β_1$＋$β_2$ 遮断薬		選択性 $β_1$ 遮断薬	
ISA なし	ISA あり	ISA なし	ISA あり
プロプラノール（propranolol）	ピンドロール（pindolol）	アテノロール（atenolol）	セリプロロール（celiprolol）
チモロール（timolol）	カルテオロール（carteolol）	メトプロロール（metoprolol）	アセブトロール（acetabutolol）
ナドロール（nadolol）	ラベタロール（labetalol）（＋α-block）	ビソプロロール（bisoprolol）	xamoterol（日本未承認）
ソタロール sotalol		エスモロール（esmolol）	
カルベジロール（carvedilol）（＋α-block）		nebivolol（日本未発売）	
		プラクトロール（practolol）（日本未承認）	

1. 心疾患を伴う患者への気管支拡張薬の投与は安全か？

COPD，喘息患者に使われる呼吸器改善薬としては短時間作用性β刺激薬（short-acting β agonisit：SABA），長時間作用性β刺激薬（long-acting β agonist：LABA），抗コリン性気管支拡張薬（anticholinergic：Ach）が挙げられます．β刺激薬は気管支の$β_2$受容体を刺激し，気管支の平滑筋を弛緩させ，気管支を拡張します．一方，Ach は副交感神経系を経由して気管支を拡張させ，さらに炎症，肺線維化，痰の産生を抑える作用がある可能性も示唆されています[11]．

残念ながら，心不全患者への気管支拡張薬の影響についての前向き臨床試験は，現在のところ行われていません．COPD や喘息患者への気管支拡張薬の臨床試験を行う際には，心不全の既往のある患者が除外されます．そのため，現時点であるデータは，これらの呼吸器疾患への気管支拡張薬の臨床試験で認められた循環器の副作用の情報か，心不全の臨床研究のデータベースを用いた後ろ向き観察研究によるものです．

経口$β_2$刺激薬を心不全患者に投与した中規模無作為試験で死亡率上昇が認められました[12]．続く COPD 患者における LABA の臨床研究，TORCH study では LABA による全死亡率，循環器疾患による死亡率，また副作用の増加は認められませんでした．しかし TORCH study では，心疾患の既往のある患者は除外されています[13]．Hawkins らは心不全患者における CHARM program において，気管支拡張薬を使用している患者ではβ遮断薬の服用率が低いこと，気管支拡張薬の使用は全死亡率，循環器疾患による死亡率，心不全による入院回数，心疾患による adverse event と関連していると報告しました．気管支拡張薬自体が原因か，それとも気管支拡張薬を必要とする呼吸器疾患が原因か，または病態が悪いために気管支拡張薬が処方されたのかをこの研究から結論することはできません[2]．

Ach については，初期のメタ分析で Ach の服用は心筋梗塞の罹患率，循環器疾患による死亡率と関連しているといわれました[14]．しかし，tiotropium の randomized study である UPLIFT trial では全死亡率に有為差はなく，さらに tiotropium 使用群では心筋梗塞，心不全の罹患率が低いと示されました．さらに Oba らは UPLIFT trial を前述のメタ分析に加えると心疾患による死亡率，全死亡率にも有為差がなくなったことを報告しています[15]．しかしながら UPLIFT trial では，心不全により1年以内に入院を必要とした患者は除外されています．

COPD 患者において tiotropium と salmeterol を比較無作為試験の PO-ET-COPD 試験では，両者の安全性に有為差はなく，tiotropium のほうが salmeterol より COPD の急性増悪を防ぐことができることが示されました[16]．

check!
- ●COPD，喘息患者に使用される呼吸器改善薬
- ・SABA：短時間作用性β刺激薬
- ・LABA：長時間作用性β刺激薬
- ・Ach：抗コリン性気管支拡張薬

＊　＊　＊　＊　＊

　以上の結果をまとめると，COPDを合併する心不全患者では，経口β刺激薬の使用は避け，LABAではなくAchの選択が望ましいということになります．

2．肺疾患を併発する患者へのβ遮断薬の投与は安全か？

　それでは逆に，喘息やCOPDの既往のある心不全患者へのβ遮断薬の投与は安全なのでしょうか．β遮断薬の投与により，呼吸機能が低下し，呼吸器症状が悪化することはないのでしょうか．また，β遮断薬の投与によりβ刺激薬への反応が低下することはないのでしょうか．さらに，選択性もしくは非選択性β遮断薬では違いがあるのでしょうか．

1）喘息患者への影響は？

　1970年代，propranololの投与により，喘息が悪化し死亡する症例報告が相次いでいました[17]．そのため，β遮断薬の喘息患者への投与は気管支収縮を起こすために禁忌とされていました．しかし，その後，選択性β遮断薬は，$β_2$受容体に比べて$β_1$受容体に強い親和性があることがわかり，理論上，気管支攣縮を起こす危険が少ないのではないかと思われました．その後のメタ分析では，軽度から中等度の喘息患者に選択性β遮断薬を投与すると，初回投与後にはFEV_1が減少しましたが，症状の悪化は認められず，さらに投与を継続するとFEV_1の低下は認められなくなりました[18]．現在では，喘息は選択性β遮断薬の禁忌ではなく，少量から慎重投与可能となっています．

2）COPD患者への影響は？

　COPD患者においては，propranololやoxprenololなどの非選択性β遮断薬はFEV_1を低下させ，β刺激薬の気管支拡張作用を抑制し，呼吸症状を悪化させますが，atenololやceliprololなどの選択性β遮断薬ではこのような作用は現れませんでした[19]．22の無作為盲検化試験を含むメタ分析では，COPD患者へのβ遮断薬の投与は，プラゼボに比べてFEV_1，呼吸器症状，またβ刺激薬への反応にも有意差は認められませんでした．しかし，このメタ分析に含まれた11の臨床試験は，β遮断薬の一回投与の試験であり，さらに最も長い介入期間も4週間であり，現実の臨床状況とはかけ離れています[20]．

　それでは，carvedilolはどうでしょうか．Carvedilolは非選択性β受容体遮断薬であり，α受容体への刺激作用があります．COPDを併発する心不全患者において，bisoprolol, metoprolol, carvedilolを比較すると，carvedilolにおいてbisoprololと比較すると有意なFEV_1の低下が認められたものの，症状には差がありませんでした[21]．

　さらに心筋梗塞後，冠動脈バイパス術前の患者，そして急性心不全で入院

してきた患者のデータベースをもとにしたいくつかの観察研究によると，COPDと心不全を併発する患者において，β遮断薬を投与されている患者のほうが，死亡率が低いことが報告されています[22〜24]．

さらには後ろ向き観察研究とメタ分析から，β遮断薬はCOPD患者において，合併する心疾患への効果だけではなく，COPDの急性増悪のリスクを低下させ，COPDの死亡率を低下させる可能性があるのではないかと示唆され[25,26]，さらなるランダム化比較試験による解明が期待されます．

＊　　＊　　＊　　＊　　＊

以上の研究に基づき，The American College of Cardiology/American Heart Associationの心不全の治療ガイドラインは，喘息などの**Reactive airway disease**を伴う患者においては**β遮断薬の投与は慎重に行うこととし，多くのCOPD患者にはβ遮断薬を忍容可能**と示しています[27]．一方，European Society of Cardiologyの心不全のガイドラインでは，COPDはβ遮断薬の禁忌ではないとし，少量から投与し，徐々に投与量を増やしていくように薦めています[28]．

[文　献]

1) Hawkins NM, Petrie MC, Jhund PS et al：Heart failure and chronic obstructive pulmonary disease：diagnostic pitfalls and epidemiology. 2009
2) Hawkins NM, Wang D, Petrie MC et al：Baseline characteristics and outcomes of patients with heart failure receiving bronchodilators in the CHARM programme. Eur J Heart Fail 12（6）：557-565, 2010
3) Wang CS, FitzGerald JM, Schulzer M et al：Does this dyspneic patient in the emergency department have congestive heart failure? JAMA 294（15）：1944-1956, 2005
4) McCullough PA：B-Type Natriuretic Peptide and Clinical Judgment in Emergency Diagnosis of Heart Failure：Analysis From Breathing Not Properly（BNP）Multinational Study. Circulation 106（4）：416-422, 2002
5) Mueller C, Scholer A, Laule-Kilian K et al：Use of B-Type Natriuretic Peptide in the Evaluation and Management of Acute Dyspnea. N Engl J Med 350：647-654, 2004
6) Lichtenstein DA：Relevance of Lung Ultrasound in the Diagnosis of Acute Respiratory Failure＊：The BLUE Protocol. Chest 134（1）：117, 2008
7) Prosen G, Klemen P, Strnad M, Grmec Š：Combination of lung ultrasound（a comet-tail sign）and N-terminal pro-brain natriuretic peptide in differentiating acute heart failure from chronic obstructive pulmonary disease and asthma as cause of acute dyspnea in prehospital emergency setting. Critical Care 15（2）：R114, 2011
8) Agricola E, Bove T, Oppizzi M et al："Ultrasound comet-tail images"：a marker of pulmonary edema：a comparative study with wedge pressure and extravascular lung water. Chest 127（5）：1690-1695, 2005
9) Frassi F, Gargani L, Gligorova S et al：Clinical and echocardiographic determinants of ultrasound lung comets. European Journal of Echocardiography 8（6）：474-479, 2007
10) Volpicelli G, Caramello V, Cardinale L et al：Bedside ultrasound of the lung for the monitoring of acute decompensated heart failure. The American Journal of Emergency Medicine 26（5）：585-591, 2008
11) Bateman ED, Rennard S, Barnes PJ et al：Alternative mechanisms for tiotropium. Pulm Pharmacol Ther 22（6）：533-542, 2009
12) Xamoterol in severe hart failure study group：xamoterol in severe heart failure. Lancent 336：1-6, 1990

13) The TORCH Study Group : The TORCH (TOwards a Revolution in COPD Health) survival study protocol. European Respiratory Journal 24 (2) : 206-210, 2004
14) Singh S, Loke YK, Furberg CD : Inhaled anticholinergics and risk of major adverse cardiovascular events in patients with chronic obstructive pulmonary disease. JAMA 300 (12) : 1439-1450, 2008
15) Oba Y, Zaza T, Thameem DM : Safety, tolerability and risk benefit analysis of tiotropium in COPD. Int J Chron Obstruct Pulmon Dis 3 (4) : 575-584, 2008
16) Vogelmeier C, Hederer B, Glaab T et al : Tiotropium versus salmeterol for the prevention of exacerbations of COPD. N Engl J Med 364 (12) : 1093-1103, 2011
17) Shawartz S et al : Life-thretening cold and exercise-induced asthma potentiated by administration of propranolol. Chest 78 : 100-101, 1980
18) Salpeter SR, Ormiston TM, Salpeter EE : Cardioselective beta-blockers in patients with reactive airway disease : a meta-analysis. Ann Intern Med 137 (9) : 715-725, 2002
19) Fogari R, Zoppi A, Tettamanti F : Comparative effects of celiprolol, propranolol, oxprenolol, and atenolol on respiratory function in hypertensive patients with chronic obstructive lung disease. Cardiovasc Drugs Ther 4 (4) : 1145-1149, 1990
20) Salpeter SR, Ormiston TM, Salpeter EE : Cardioselective beta-blockers for chronic obstructive pulmonary disease : a meta-analysis. Respiratory Medicine 97 (10) : 1094-1101, 2003
21) Jabbour A, Macdonald PS, Keogh AM et al : Differences between beta-blockers in patients with chronic heart failure and chronic obstructive pulmonary disease : a randomized crossover trial. J Am Coll Cardiol 55 (17) : 1780-1787, 2010 doi : 1016/j. jacc. 2010. 01. 024
22) Chen J, Radford MJ, Wang Y et al : Effectiveness of beta-blocker therapy after acute myocardial infarction in elderly patients with chronic obstructive pulmonary disease or asthma. J Am Coll Cardiol 37 (7) : 1950-1956, 2001
23) Angeloni E, Melina G, Roscitano A et al : beta-Blockers Improve Survival of Patients With Chronic Obstructive Pulmonary Disease After Coronary Artery Bypass Grafting. Ann Thorac Surg 95 : 525-531, 2013 doi : 10. 1016/j. athoracsur. 2012. 07. 080
24) Hawkins NM, Huang Z, Pieper KS et al : Chronic obstructive pulmonary disease is an independent predictor of death but not atherosclerotic events in patients with myocardial infarction : analysis of the Valsartan in Acute Myocardial Infarction Trial (VALIANT). Eur J Heart Fail 11 (3) : 292-298, 2009
25) Short PM, Lipworth SIW, Elder DHJ et al : Effect of beta blockers in treatment of chronic obstructive pulmonary disease : a retrospective cohort study. BMJ 342 : d2549, 2011
26) Etminan M, Jafari S, Carleton B, Fitzgerald JM : Beta-blocker use and COPD mortality : a systematic review and meta-analysis. BMC Pulm Med 12 : 48, 2012 doi : 10. 1186/1471-2466-12-48
27) Abraham WT, Chin FMH, Feldman AM et al : ACC/AHA 2005 guideline update for the diagnosis and management of chronic heart failure in the adult. J Am Coll Cardiol 46 : e1-e82, 2005
28) Authors/Task Force Members, Dickstein K, Cohen-Solal A et al : ESC Guidelines for the diagnosis and treatment of acute and chronic heart failure 2008 : The Task Force for the Diagnosis and Treatment of Acute and Chronic Heart Failure 2008 of the European Society of Cardiology. Developed in collaboration with the Heart Failure Association of the ESC (HFA) and endorsed by the European Society of Intensive Care Medicine (ESICM). European Heart Journal 29 (19) : 2388-2442, 2008

索引

あ

悪性高血圧　37
亜硝酸薬　122
アスピリン　67, 92
アダラート®　41
アドレナリン　4, 30
アピキサバン　80
アプレゾリン®　41
アミオダロン　171, 173, 177, 178
アルガトロバン　73
アルテプラーゼ　100
アルドステロン拮抗薬　141
アンジオテンシンⅡ受容体拮抗薬　48
アンジオテンシン変換酵素阻害薬　48

い

インスリン　236, 237
陰性変時作用　138
陰性変力作用　138, 149

う

うっ血　125

え

永続性心房細動　154
エスモロール　40, 63
エピネフリン　25

お

黄色ブドウ球菌菌血症（Staphylococcus aureus Bacteremia：SAB）　199

か

拡張不全　7
カタプレス®　41
カテコラミン作用　4
カルペリチド　188, 227
冠灌流圧　30
間質性肺炎　179
感染性心内膜炎（Infective endocarditis：IE）　191, 195
カンデサルタン　47
冠動脈インターベンション（PCI）　93
灌流圧　223
冠攣縮性狭心症　55

き

器質的冠動脈疾患　56
急性 MR　190
急性冠症候群（ACS）　71, 93
急性心筋梗塞　1
急性腎障害　221
急性心不全患者　21
急性非代償性うっ血性心不全　221
急速投与方法　174
急速投与量　175
強心薬　5, 11
虚血性心疾患　53
虚血性心疾患急性期　57
虚血性心疾患リスクファクター　238
虚血性脳梗塞　99

く

組み換え型Ⅶa因子　119
グリニド薬　236, 237
クレアチニン・クリアランス　168
クロニジン　41
クロピドグレル　92, 110
クロピドグレル抵抗性　96

け

経胸壁心臓超音波（transthoracic echocardiography：TTE）　197
経口アミオダロン　179
経口強心薬　11, 142
経静脈投与　230
経動脈的（選択的）局所血栓溶解療法　101
外科的治療　201, 205
血液浄化法　231
血液培養　199
血液分布異常性ショック　3
血管拡張薬　39, 122
結合・解離動態　167
血栓塞栓　150
血栓溶解薬　99
血栓溶解療法　57
限外濾過　231

こ

抗 MRSA 薬　207
降圧目標　48
抗凝固薬　67
抗凝固療法　75, 145
抗菌薬治療　201
抗菌薬の投与期間　204
高血圧緊急症　37
高血圧性網膜症　38
高血圧切迫症　37
高血圧の基準　121
抗血小板薬　67
抗血栓薬　67
甲状腺機能障害　179
高齢者　167
高齢者への抗凝固療法　82
孤立性発作性心房細動　156
混合静脈血酸素飽和度　192

さ

左心不全　5

し

ジギタリス　142
ジギタリス中毒　143
刺激伝導系障害　189
自己調節能　223
持続性心房細動　154, 156
持続投与　230
至適用量　139
周術期管理　66

周術期短時間作用型β遮断薬　61
循環血液量減少性ショック　3
循環するRA系　140
昇圧薬　4, 6
硝酸薬　48
静注アミオダロン　179
静注強心薬　11, 12
静注血管拡張薬　123
静注降圧薬　38
初期蘇生　23
除細動　152
ショック　2
ショックの治療　3, 7
初発心房細動　154
徐脈作用　55
シロスタゾール　110
腎移植周術期　21
腎うっ血　133, 225
心エコー　200
腎灌流圧低下　225
新規抗凝固薬　109
新規抗凝固療法　114
腎虚血　225
心筋虚血　7
心筋梗塞　68, 69, 72
神経内分泌ホルモン　230
心原性ショック　3
心原性ショックの治療　5
心室期外収縮　165
心室（性）不整脈　165, 179
腎障害合併例　142
心腎症候群（cardiorenal syndrome：CRS）　221
心臓再同期療法　140
心停止（VF/無脈性VT）　172
心不全　209
心不全の定義　210
心房細動　163
心抑制　166

す

ステント血栓症　94, 112, 114
ステント再狭窄　112
ストレプトキナーゼ　101
スルホニル尿素（SU）薬　236, 237

せ

正常血圧性虚血性急性腎障害　223, 228

そ

臓器うっ血　222
臓器灌流圧低下　222
僧帽弁逆流　151
組織RA系　140
組織灌流　2
組織親和性　140

た

体液量過剰　229
大動脈解離　42
大動脈バルーンパンピング（ポンプ）（IABP）　186, 194
大動脈弁狭窄症　183
ダビガトラン　77
ダプトマイシン　207

ち

チアゾリジン薬　236, 238
チクロピジン　110
中大脳動脈塞栓性閉塞　101
治療効果の判定　204
治療方針　181

て

低K血症　134
低Na血症　135, 231
低分子ヘパリン　84
低用量ドパミン　10
テネクテプラーゼ　101
天井量　229

と

糖尿病性腎症　142
糖尿病治療薬　235
動脈硬化　56
ドパミン　1, 4, 7, 187, 226
ドパミン神話　17
ドパミン神話崩壊　19
ドブタミン　5, 11, 13, 14, 15, 185, 187, 227
トランデート®　41
トルバプタン　135, 230

に

ニカルジピン　40, 49, 50
ニトプロ®　39, 123
ニトロール®　122
ニトログリセリン　39, 227
ニトロプルシド　39, 123, 193
ニフェカラント　177
ニフェジピン　41
ニモジピン　47
乳頭筋不全，断裂　191

の

脳灌流圧　48
脳血管障害　65
脳血管障害急性期の血圧上昇　44
脳梗塞　45, 145
脳梗塞急性期　99
脳出血　45, 48
ノルアドレナリン　1, 4, 7, 17, 185, 188
ノルエピネフリン　226

は

肺エコー　243
敗血症性ショック　23
肺血栓塞栓症急性期　103
肺塞栓　151
肺超音波検査　218
肺動脈カテーテル　217
肺の超音波検査　209
バゾプレ（ッ）シン　26, 30, 32
抜歯　110

ひ

ビグアナイド薬　235, 237
非侵襲的陽圧呼吸　194
ビタミンK　117

ヒドララジン　41
ピルシカイニド　162
頻拍徐拍症候群　152
頻拍性心室不整脈　171

ふ

不安定狭心症　68, 69
フェニレフリン　4
副作用　173
腹部コンパートメント症候群　225
不明熱　200
ブレビブロック®　40
プロカインアミド　175
フロセミド　131
プロトロンビン複合体　118

へ

ベアメタルステント（BMS）　110, 111
ペースメーカー　152
ヘパリン　67
ヘパリン起因性血小板減少症　72
ペルジピン®　40, 122
ヘルベッサー®　40
弁周囲感染症　206

ほ

房室結節アブレーション　153
房室伝導遮断薬　148
発作性心房細動　154

ま

慢性 MR　190

み

未分画ヘパリン　84
ミリスロール®　39, 122
ミルリノン　11, 12, 13, 14, 15, 227

め

メトホルミン　235
メナンブラ　45

も

モンテプラーゼ　104

や

薬剤溶出（性）ステント（DES）　56, 94, 110, 111

ゆ

輸液　5, 209, 211

よ

用量依存性　139
用量調節　63

ら

ラベタロール　40, 47
ランジオロール　63

り

リシノプリル　47
リズムコントロール　154
リドカイン　172
利尿薬　131
利尿薬抵抗性　133, 229
リバーロキサバン　79

る

ループ利尿薬　41, 229

れ

レートコントロール　141, 148, 154
レニベース®　41

わ

ワルファリン　72, 77, 109

A

A-line　218, 244
abdominal compartment syndrome（ACS）　225
ACE 阻害薬　41, 137
ACLS　171
acute kidney injury：AKI　221
AFFIRM 試験　149
afterload mismatch　127
ANZICS 試験　19
APTT　71
AS　183
AS 急性心不全　184

B

B-line　218, 244
Bad Medicine　20
BNP　243
bridging therapy　112, 113, 114, 116

C

CAT Study　25
CATS study　26
Ca 拮抗薬　39, 48, 54
CHADS$_2$DS$_2$-VASc スコア　75
CHADS$_2$ スコア　75, 76, 145
clevidipine　40
comet-tail sign　243
congestion　222
COPD　242, 247

D

de-escalation　202
DES　109
DOSE study　132
DPP-4 阻害薬　237, 238
dual antiplatelet therapy：DAPT　111

E

EBM の 3 要素　77
EGDT（early goal directed therapy）　28, 224

empiric therapy 199, 202
enoxaparin 88

F
FFP 118
fondaparinux 89

G
Guytonの圧利尿曲線 223

H
HAS-BLEDスコア 82
Hypertensive Crisis 37
hypertensive emergency 37
hypertensive urgency 37

I
IEの治療 198
Ifチャネル遮断薬 140

J
J-RHYTHM試験 165

L
Low perfusion 222
low-molecular-weight heparin：LMWH 84

M
Massive PE 103
Modified Duke Criteria 195

N
Naチャネル 167
Naチャネル遮断薬 162
nesiritide 227
Nohriaらによる心不全の臨床4分類 229

nutritionally variant streptococci（NVS） 205
NVE 197, 202

P
PCC 119
PCI 69, 71, 112
PDE III阻害薬 12, 13, 14, 15
PDE阻害薬 193
PICO 180
Pill-in-the-Pocket 163
prasugrel 95
preserved EF 227
Prosthetic valve endocarditis（PVE） 197, 206

Q
QRS幅延長 166
QT延長 166, 178

R
r-F VIIa 119
RAAS抑制薬 228
renal-dose dopamine（ドパミン） 18, 226
rt-PA 45, 100

S
Sicilian Gambitによる薬剤分類 163
SSCG 2012 24
ST上昇心筋梗塞 96
Submassive PE 103
surviving sepsis campaign guideline 20

T
therapeutic drug monitoring（TDM） 204
ticagrelor 95
Torsades de pointes 178
Transesophageal echocardiography（TEE） 197

U
unfractionated heparin：UFH 84

V
vasodilator 227
VASSTトライアル 26
Vaughn-Williams Class 150
VerifyNow 97
v波 192

W
warm or cold 222
Wide QRS complex 146
worsening renal function：WRF 133, 221
WPW症候群 146

数字・ギリシャ文字
4分類 222
I群抗不整脈薬 162
α-グルコシダーゼ阻害薬 237, 238
α作用 4, 30
β作用 4, 9, 31
β遮断薬 48, 53, 137

ER・ICUで必要な **循環器薬の知識と使い方**
—日米のエビデンスの狭間で—［新装版］

| 2013年4月24日発行 | 第1版第1刷 |
| 2015年1月31日発行 | 第1版第1刷（新装版）Ⓒ |

編　集　香坂　俊
　　　　（こうさか　しゅん）

発行者　渡辺　嘉之

発行所　株式会社　総合医学社
　　　〒101-0061　東京都千代田区三崎町1-1-4
　　　電話 03-3219-2920　FAX 03-3219-0410
　　　E-mail：sogo@sogo-igaku.co.jp
　　　URL：http://www.sogo-igaku.co.jp

Printed in Japan　　　三報社印刷株式会社
ISBN978-4-88378-884-2

・本誌に掲載する著作物の複製権・翻訳権・上映権・譲渡権・公衆送信権（送信可能化権を含む）は株式会社総合医学社が保有します．
・ JCOPY ＜（社）出版者著作権管理機構 委託出版物＞
本誌を無断で複製する行為（コピー，スキャン，デジタルデータ化など）は，「私的使用のための複製」など著作権法上の限られた例外を除き禁じられています．大学，病院，企業などにおいて，業務上使用する目的（診療，研究活動を含む）で上記の行為を行うことは，その使用範囲が内部的であっても，私的使用には該当せず，違法です．また私的使用に該当する場合であっても，代行業者等の第三者に依頼して上記の行為を行うことは違法となります．複写される場合は，そのつど事前に，JCOPY（社）出版者著作権管理機構（電話 03-3513-6969，FAX 03-3513-6979，e-mail：info@jcopy.or.jp）の許諾を得てください．